子どもの外来看護

病院・診療所における外来看護の役割をめぐって

監修 及川郁子 聖路加看護大学

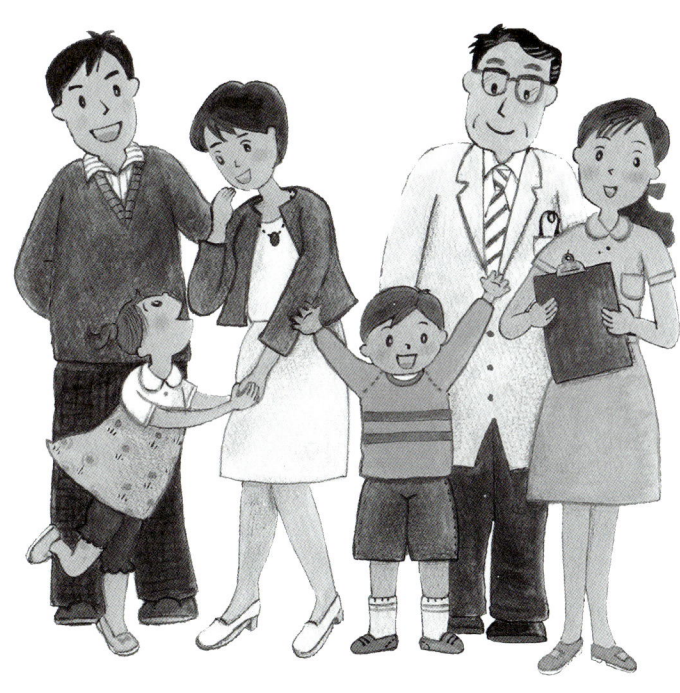

へるす出版

● 監修にあたって

　少子高齢社会とともに医療環境が大きく変化するなか，外来看護の重要性が高まっている。これまであまり語られることのなかった外来看護について文献なども増え，ようよう，「外来看護が動き出している」そんな実感のもてる時代となってきた。

　外来は医療の縮図であるとよくいわれるが，子どもたちの外来医療は子どもたちの生活が見える窓口でもある。子どもの疾病状況やそれに伴う診療内容の変化のみならず，受診する子どもたちの様子からは，子どもの生活状態，家族の状況，地域の様子が伝わってくる。それは，そのまま社会の様子や変化をも映し出している。

　「子どもたちは生き難く」，「親にとっては育て難い」この時代に，子どもたちが健やかに育ち，自分自身の力で心身の健康を維持・増進できるように支援する小児看護の果たす役割は大きいものがある。そして，これまで重要と囁かれながらもまだまだ未開拓の領域であった外来看護が，その役割の多くを担う時代になっていることをあらためて痛感する。

　本書は，このような時代背景を踏まえ，「子どもの外来看護」と題し，診療所や病院の外来を訪れる子どもたちやご家族に看護する際に必要と思われる，基本的な知識や支援内容についてまとめたものである。

　内容は2部構成で，総論と各論からなっている。総論では，診療所と病院のそれぞれの役割や特徴を理解したうえで，子どもの権利を尊重した関わりについてまとめている。また，医療の場として重要な危機管理対策や診療記録，今後ますます必要となってくる外来でのチーム医療，外来での継続教育についても取り上げ，直接看護ケアに携わる看護師の方々のみならず，外来を運営する看護管理者の方々にも参考にしていただけるようにした。

　各論では，日常診療で使える子どもや家族とのコミュニケーションや接し方のポイント，診察や検査，処置の介助のコツなどを示している。ここでは，たくさんある検査や処置の一つひとつの手順を示すことはせず，どのような場面であっても子どもや親の力を伸ばし，主体的に医療に参加できるようにすることを意図して記載いただいた。外来看護の中で多くをしめる相談や健康指導，第一義的業務であるトリアージや救急処置については，できるだけ具体的に記載するようにした。また，継続看護や在宅ケアについても取り上げ，病院のみならず診療所での関わりなどを，事例を踏まえて説明している。

執筆者のほとんどは，第一線で活躍している看護師の方々である．日々の実践をもとに書かれており，診療所や病院の外来に勤務する看護師のみならず，外来看護実習を行っている看護教育者や学生の方々，また外来勤務する他職種の方々にも参考にしていただけるものと考える．しかし，本書の作成過程でも医療状況は変化し，また個々の疾病とその看護ケア，検査手順などは省いているため，必要時，他の文献なども参照しながら活用していただきたい．

　子どもたちを取り巻く医療や社会環境が複雑化しても，来院する子どもたちの姿は，今も昔も変わらない．不安そうにしている子，泣き続けている子，動き回っている子，おとなしく待っている子，などなど．できるだけ子どもに苦痛のないように，親御さんにちょっとでも話し掛けたいと思っていても，必ずしもそうできない現場の歯がゆさと格闘しながら，外来業務が過ぎて行く．そのようななかで，バイバイといって病院から帰るときの子どもの笑顔と自信に満ちた顔，親の安心感は，日々の外来看護の一番の評価であろう．それに応える実践のために，本書が役立つことを願っている．

　最後に，本書の発刊に向けてご理解とご尽力をいただいたへるす出版編集部の皆様に御礼申し上げる．かつて参考文献もほとんどなく，手探りのなかで外来看護を実践していたとき，雑誌『小児看護』で「外来看護」を特集していただいたことはとても心強く，4半世紀を経てやっと書籍が発行できたことに心より感謝申し上げる．

2009年7月　　及川郁子

執筆者一覧（執筆順）

及川　郁子	（聖路加看護大学）
萩原　綾子	（神奈川県立こども医療センター看護局）
長田　暁子	（横浜市立大学附属市民総合医療センター看護部）
長谷川桂子	（岐阜県立看護大学）
石井　由美	（つばきこどもクリニック）
山元　恵子	（春日部市立病院看護部）
平山　知子	（埼玉県立小児医療センター看護部）
大井　洋子	（大分こども病院看護部）
近藤美和子	（埼玉県立小児医療センター看護部）
細井　千晴	（埼玉県立小児医療センター看護部）
立川　美保	（大分こども病院看護部）
梅田　久美	（大分こども病院看護部）
久東美奈子	（大分こども病院看護部）
井阪久美子	（神奈川県立こども医療センター看護局）
渡辺　智子	（神奈川県立こども医療センター看護局）
春口千賀子	（神奈川県立こども医療センター看護局）
田中奈々江	（神奈川県立こども医療センター看護局）
関　京子	（外房子どもクリニック）

（所属等は執筆当時のもの）

目 次

[総 論] — 1

Ⅰ 外来医療 — 2

    1　外来の現状と課題（及川郁子）　2
    2　外来の機能（及川郁子）　3

1 病院の外来　5

① 小児専門病院の外来（萩原綾子）　5
    1　小児専門病院とは　5
    2　小児専門病院の外来とは　5
    3　小児専門病院の環境とは　7

② 地域医療支援病院や一般病院の小児外来（長田暁子）　8
    1　小児専門でない病院の特徴　8
    2　「特定機能病院」における子どもの外来　8
    3　地域の中核病院における子どもの外来　8
    4　治療や看護の環境および医療者の特徴　9

2 診療所の外来（長谷川桂子）　10
    1　病院との違い　10
    2　かかりつけ医としての役割　11
    3　病診連携　13

Ⅱ 外来看護の役割（及川郁子） — 16

1 外来看護とは　16

2 子どもたちのための外来看護　18
    1　ヘルスプロモーション　18
    2　子どもへの健康教育　20
    3　専門的看護の提供　20
    4　ケースマネジメント　21

        5　子どもの権利擁護　　22
        6　外来看護の評価　　23

Ⅲ　外来看護の範囲と内容 （長谷川桂子） …………………………………………………　25

❶ 外来看護の領域　　25
        1　小児専門病院　　26
        2　地域医療支援病院，一般病院　　27
        3　診療所　　28
❷ 活動内容　　30
        1　プライマリ・ケア（一般外来）　　30
        2　予防活動（健康診査・予防接種）　　31
        3　救急外来　　32
        4　専門外来　　34
        5　訪問看護　　35
        6　保育所や学校などのヘルスサービス　　36
❸ 外来看護の内容　　38

Ⅳ　外来を訪れる子どもや家族の心理と倫理的配慮 …………………………………　42

❶ 診療所・救急外来を受診する子どもと家族 （石井由美）　　42
        1　見慣れない医療という場での子どもの心理　　42
        2　子どもの権利を尊重するための関わり　　45
        3　子どもと共に外来を訪れる家族の心理　　47
        4　子どもの権利を尊重するための家族への関わり　　48
        5　外来におけるケアの特殊性　　50
        6　個人情報の保護とプライバシーの保持　　50
        7　子どもや家族の心理を踏まえたうえでの倫理　　51
❷ 病院の専門外来を受診する子どもと家族 （長田暁子）　　52
        1　専門外来を受診する子どもと家族の心理　　52
        2　専門外来における倫理的配慮　　56

Ⅴ 外来の環境 ·· 63

1 人的環境（山元恵子） 63
1 医療法に基づく医療従事者の配置　63
2 看護師の役割　64
3 各専門職の役割と連携　67
4 外来看護師とチーム医療の参画　71

2 物理的環境（平山知子） 72
1 設　備　74
2 小児の安全　77
3 小児の安楽　78
4 年齢の特性　78
5 スタッフの服装　78

Ⅵ 安全と危機管理（山元恵子） ·· 80

1 環境整備　80
1 建物の構造・設備　80
2 備品やベッド，ベビーカー　81
3 施設内の遊具や玩具の点検　81

2 システム　82
1 トリアージ　82
2 コードブルー　82
3 虐待防止　83
4 インシデント報告　85
5 医療メディエーション　86

3 感染対策　87
1 感染の基本　87

Ⅶ 外来患者管理システムと看護記録（山元恵子） ··············· 92

1 診療情報の基本　92
1 看護記録の法的位置づけ　92

2　診療情報に関する指針　93
　　　3　インフォームド・コンセント（informed consent）　93
　　　4　診療情報の提供　93
　　　5　医療従事者の守秘義務と個人情報保護法　94
　　　6　診療記録の開示　95
- **2 外来における具体的な記録**　96
　　　1　問診と診察前の情報　96
　　　2　外来の診療録　96
　　　3　電子カルテシステムにおける記録　98
　　　4　標準診療ガイドライン（クリニカルパス）　101
- **3 看護記録と小児看護の評価**　102
　　　1　看護記録の構成要素　102
　　　2　小児看護の実践の評価　104

Ⅷ　外来保育士の活動と連携（大井洋子）　106

- **1 小児を取り巻く状況**　106
　　　1　家庭環境　106
　　　2　病院環境　107
- **2 外来保育士の現況**　109
- **3 外来における保育士の役割**　110
　　　1　外来のアメニティ作り　110
　　　2　待ち時間の保育　110
　　　3　遊びを通して行う情報収集　112
　　　4　在宅支援（地域に向けた活動）　113
　　　5　他職種との連携　113
- **4 保育上の留意点**　115
　　　1　保育士の関わり　115
　　　2　医療知識　115
　　　3　記　録　116

IX 外来における教育的関わり（及川郁子） ················· 117

1 学生の実習指導　117
　　1　看護基礎教育における外来実習の位置づけ　117
　　2　外来実習での教育内容　118
　　3　実習指導　119
2 スタッフの継続教育　121

［各　論］ ——————— 123

I 外来看護での基本的技術 ················· 124

1 子どもや親への接し方（近藤美和子）　124
　　1　外来の特徴　124
　　2　接し方のポイント　124
2 各診療科の診療介助の特徴とコツ（近藤美和子）　128
　　1　診療介助の特徴とコツ　132
3 外来で多い検査や処置時の看護援助（近藤美和子）　133
　　1　子どもや親にとっての検査や処置　133
　　2　検査や処置を受ける子どもや親への援助　133
　　3　外来で鎮静薬を使用するときの援助　138
4 トリアージ（細井千晴）　139
　　1　トリアージとは　139
　　2　トリアージの利点　139
　　3　トリアージの過程　141
　　4　トリアージを行う際の注意点　142
5 救急処置（細井千晴）　143
　　1　救急処置が必要な状態に陥りやすい子どもの特徴　143
　　2　救急処置が行われる子どもと家族へのケア　143
　　3　救急処置時の看護のコツと留意点　146
　　4　転院搬送時における留意点　146

            5　日頃からの準備　147
    ６　相談業務（細井千晴）　152
            1　日常業務のなかでの相談　152
            2　時間と場所が確保できる相談　153
            3　小児救急の電話相談　154

Ⅱ　健康教育　156

    １　家庭での症状への対処（大井洋子）　156
            1　発　熱　156
            2　熱性けいれん　158
            3　脱　水　160
    ２　育児指導（大井洋子）　164
            1　健診や受診時の指導　164
            2　出産前後保健指導　165
            3　育児支援活動「わいがや」　166
    ３　事故防止（大井洋子）　176
    ４　健康診査と生活指導（立川美保，石井由美）　180
            1　乳幼児健康診査の実施時期　181
            2　乳幼児健康診査における保健指導　182
            3　健康診査における看護師の役割　185
    ５　服薬指導（梅田久美，久東美奈子，石井由美）　187
            1　小児外来における服薬指導の特徴　187
            2　家庭での服薬　187
    ６　予防接種（立川美保，石井由美）　193
            1　意義・目的　193
            2　予防接種の変遷　193
            3　集団接種と個別接種　193
            4　予防接種を行っていくうえでの保護者や家族への支援　194
            5　定期接種と任意接種　195
            6　予防接種とその対象疾患（定期接種）　195
            7　予防接種とその対象疾患（任意接種）　206
            8　ワクチンの種類と特徴　208

  9 予防接種を受けに行くとき，接種後の生活について 209
  10 予防接種に関する知識を理解してもらううえでの工夫 213

Ⅲ 継続看護 …………………………………………………………………… 215

1 継続看護とは（萩原綾子） 215
 1 病院の中での継続看護（病棟から外来へ） 215
 2 病院から地域の継続看護 216

2 入院から退院後までのケア 218
 1 入院・転院時のケア（井阪久美子） 218
 2 退院時のケア（井阪久美子） 220
 3 退院後の確認と指導・ケア（渡辺智子） 222

3 キャリーオーバーへの対応（春口千賀子） 225
 1 キャリーオーバーとは 225
 2 キャリーオーバー患者への看護 225
 3 ケアのポイント 226

4 クリティカルパスを用いた関わり（田中奈々江） 228

5 在宅療養指導（萩原綾子） 231

Ⅳ 地域連携と協働 ……………………………………………………………… 236

1 育児支援（石井由美，関京子） 236

2 保育所や学校との連携（石井由美，関京子） 241
 1 感染症対策 241
 2 気になる子どもたちの地域支援 242
 3 慢性疾患の子どもたちの集団生活への支援 242
 4 学校や保育所とのこれからの連携のあり方 244

3 訪問看護（関京子，石井由美） 245
 1 事例紹介 245
 2 訪問看護の問題点 246
 3 まとめ 248

4 虐待事例への関わり（関京子，石井由美） 249
 1 みつけられない看護師・みつけたくない看護師 249
 2 他機関との連携 250
 3 地域全体の支援力を高めること 252

● 参考文献 254
● 索　引 256

子どもの外来看護

[総 論]

- I 外来医療
- II 外来看護の役割
- III 外来看護の範囲と内容
- IV 外来を訪れる子どもや家族の心理と倫理的配慮
- V 外来の環境
- VI 安全と危機管理
- VII 外来患者管理システムと看護記録
- VIII 外来保育士の活動と連携
- IX 外来における教育的関わり

I 外来医療

1 外来の現状と課題

　わが国の病院の始まりは奈良時代までさかのぼることができるが，西洋医学を取り入れた医療が始まったのは明治以降である．西洋医学の普及とともに医学校附属の病院が設立され，それとともに医師が行う外来診療が始まった．当初は外来のみであったものが，重症患者が入院する施設をもつようになり現在のような病院となっていった．それでも戦前までの多くの人々は，身近にある開業医を受診し，重症の場合は自宅での往診が一般的な形態であったといわれている[1]．

　1948年（昭和23年）に医療法が制定され，医療施設としての病院と診療所が定義された．医療法第1条の5において，「病院」とは，医師または歯科医師が，公衆または特定多数人のため医業または歯科医業を行う場所であって，20人以上の入院患者を入院させるための施設を有するものである，としている．また，第1条の5の2において「診療所」とは，医師または歯科医師が，公衆または特定多数人のため医業または歯科医業を行う場所であって，患者を入院させるための施設を有しないものまたは19人以下の入院患者を入院させるための施設を有するもの，と定められている[2]．診療所のことを，「クリニック」「医院」などとよぶことがあるが，これは各施設の命名の仕方であり医療上の区別ではない．

　入院に対して外来は，患者の地域生活を中心に外来診療を提供する場としてその役割を担ってきた．しかし，病院と診療所の機能分化が明確でないために，患者が自由に診療所や病院外来を選択できるメリットがある反面，患者がより専門的な診療を求めて大病院や専門病院に集中する傾向にあり，小児においては小児救急拠点病院に訪れる小児科患者の約9割は軽症であることが指摘されている．また，患者の側からは，医療供給体制が地域の実情によって異なることに留意しながらも，①医療の情報が少なく，地域の医療供給体制がわかりにくい，②地域の急性期を担う医療機関の体制が弱まっている，③夜間や休日など身近な場所での医療に不安がある，④在宅での療養生活を選択することが難しい，などがあげられている[3]．実際，少子化などの影響により小児科を標榜する一般病院は減少傾向にあり（図I-1）[4]，患者のニーズと実態がマッチしない現状になっている．

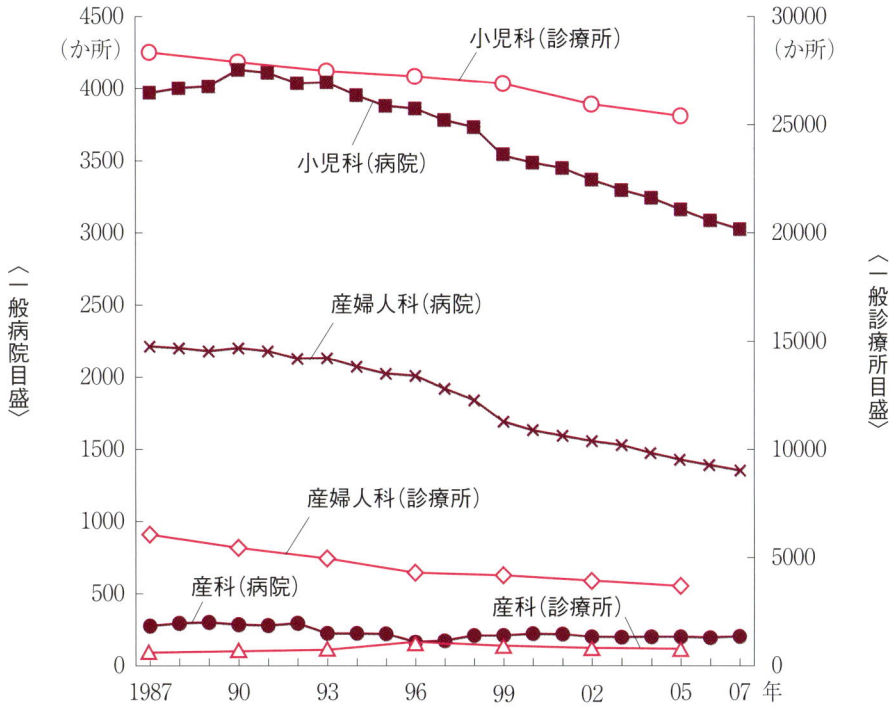

図Ⅰ-1　小児科・産婦人科・産科を標榜する施設数の推移
[資料：厚生労働省大臣官房統計情報部「医療施設（動態・静態）調査」]
[日本子ども家庭総合研究所，日本子ども資料年鑑2009，p.22]

　　このような状況に対し，2007年（平成19年）4月から施行されている改正医療法においては，「患者の視点に立った質が高く効率的な医療供給体制の構築」という基本理念が示された。その中には，医療計画制度の見直し等を通じた医療機能の分化・連携の推進（急性期から回復期を経て自宅に戻るまでの患者が一貫した治療方針のもとに途切れのない医療を受けることができるように地域医療を見直すことなど）や，地域や診療所による医師不足問題への対応等の措置を講ずることが示され，小児医療（小児救急医療を含む）の確保に関する事業も進められている[5]。

2　外来の機能

　　外来は，患者が通院して診療などを受けるところである。これまでは一般診療と専門科別診療，救急治療などに区分けされていたが，今日の医療制度改革の変化のなかで，「機能分化」「集約化」「病診連携」をキーワードに外来の機能のあり方が取り上げられている[6]。武藤は，病院外来機能の分化として，診

療体系に応じた①総合外来（一般外来）と②専門外来，来院する患者属性による③急性疾患対応型（救急外来）と④慢性疾患対応型，機能の方向性として⑤外来の病棟機能化（病棟機能型外来）と⑥地域機能型外来に分化が進むと考える，と述べている[7]。子どもたちにとっても，診療のニーズに応じた機能分化は望ましいことと考える。特に専門性の高い治療を必要とするような子どもや家族においては，病院外来の情報や対応に戸惑いをもっていることもあり[8]，機能分化が進むことでより開かれた外来になることが望まれる。

　一方，小児医療にはプライマリ・ケアという概念が広くいきわたっている。塙[9]は，プライマリ・ケアという言葉は小児にとってこそ当てはまる概念であるとし，プライマリ・ケアは，誰でも，いつでも，どこでも，継続的，包括的なものであるとしている。そしてプライマリ・ケアをプライマリ・ヘルス・ケア（保健領域）とプライマリ・メディカル・ケア（治療領域）に分け，小児に必要なプライマリ・ケアは，ヘルス・ケアを十分含めたものであるとしている。また，日本外来小児科学会は，外来診療の目的は，「急性疾患の診断と治療，慢性疾患や心身障害児の継続的なケア，予防と健康増進，発達的・行動的・教育的問題の相談」とし[10]，小児科医の包括的な役割を明記している。

　子どもたちが成長する過程において，病気やけがをしないということはほとんどない。子どもの病気やけがの多くは一時的なものであり，通院や家庭療養によって短期間に治癒していく。しかし，生まれたときから病気とともにある子ども，生涯にわたる慢性疾患をかかえている子ども，事故により障がいをかかえてしまった子どもたちもいる。どのような状況にある子どもたちにとっても，生まれたときから将来にわたり，健康も疾病も含めて保健・医療が担保される外来が身近にあることは，子どもや家族にとっては心強いことである。

〔及川　郁子〕

1 病院の外来

1 小児専門病院の外来

1 小児専門病院とは

　　小児専門病院は,「こども病院」「小児医療センター」「母子総合医療センター」などの名称でよばれており，新生児から18歳程度の小児を対象としている病院をさす。最近では周産期センターも併せもち，妊産婦と胎児が対象に含まれることも多い。また，小児専門病院のほとんどは，小児総合医療施設である。1965年にわが国初めての小児総合医療施設として国立小児病院（現国立成育医療センター）が設立されてから，地方自治体を中心にして小児総合医療施設が設立され，小児医療の中核施設としての役割を担っている。1971年に全国で2番目の小児総合医療施設として神奈川県立こども医療センターが設立され，現在では全国29か所が小児総合医療施設として登録されている。小児総合医療施設[11]とは，「小児・青年の高度で包括的な医療を目的として設立され，その設立の目的に従って，運営される施設をいい，その使命を遂行するため，適切な組織，機構，運用細則，建物，施設，人員および財源を確保，維持しなければならない」としている。近年の全国的な小児科の縮小・閉鎖の傾向のなかで，小児の専門病院は，小児に関して高度で専門的な医療処置のある子どものケアを提供するとともに，その目的を遂行するための研究や条件の充足などに関しても，先駆的役割を担っている。

　　当センターの概要を**表Ⅰ-1**に示し，その役割の例をあげる。

2 小児専門病院の外来とは

　　小児専門病院に通院する子どもは，何らかの障害や疾患によって家庭でのケアの継続が必要であることが多い。子どもの成長発達の過程のなかで遭遇する様々な課題についての看護ケアも外来通院のなかで実施する必要がある。このような小児専門病院の外来の特徴について以下に述べる。

(1) **対象者**：新生児・乳児から幼児・学童・思春期，青年期，いわゆるキャリーオーバーとよばれる成人期と幅広い成長発達段階の患者と，それを支える家族である。子どもは，先天性疾患や難病，障害によって，長期にわたっての治療・ケアが必要であり，臨床症状も多岐にわたるために複数科の通院が必要な場合が多い。疾患や特定の症状に着眼するのではなく，総合的・包括的

表Ⅰ-1　例：神奈川県立こども医療センター施設概要

1．病院の位置づけ：
神奈川県の子ども専門病院（地方自治体・公立）。肢体不自由児施設・重症心身障害児の施設を併設した小児総合医療・福祉施設。また敷地内に県立養護学校がある。患者，家族は県内全域に及んでおり，近年では県外からの受診，転院希望者も多い
2．入院に関して：
病床数は419床。病院のみの平均在院日数は14.6日（平成20年度）である。病棟は，内科系病棟，外科系病棟，こころの診療病棟，ICU，HCU，NICU，クリーン，中央手術室に分かれている。治療内容や病状等に合わせて，病棟を転棟することがある
3．外来に関して：
診療科は，総合医療部門（3科），内科系専門医療部門（8科），外科系専門医療部門（14科），こころの医療部門，周産期医療部門などがある。紹介率96.1％（平成20年度），外来患者数は約600名／日であり，新患のほとんどは紹介患者であり，以後の通院は，予約制の専門外来である
4．その他：
1996年から周産期医療部（産婦人科・NICU），2002年から小児救急医療（3次）が開始され，2004年から地域医療支援病院としての役割を担っている

に対象者を捉えて医療を提供する必要がある。

(2) **医療処置のある子どものケア**：子どもに実施する医療処置の多くは，長期にわたって継続を必要とし，また複数にわたることが多い。医療処置のある子どものケアは，人工呼吸療法や在宅酸素療法などの呼吸・循環を支えるもの，CAPD，導尿などの排泄を支えるもの，経管栄養や胃瘻からの注入療法や中心静脈栄養療法などの栄養に関するものなど，24時間休むことなく日常生活に必要なケアや，内服，自己注射，吸入などの確実な管理が必要な薬剤に関するケアなどがある。これらを家庭で継続するにあたっては，子どものみならず家族の介護負担が重い状況が認められており，子どもと家族への支援が重要である。

(3) **在宅医療の重要性**：子どもの療養環境を考えるうえで，子どもが最大限，家族と過ごすことができるような配慮の必要性はいうまでもない。近年の在院日数の短縮化を受けて，疾病や障害のある子どもたちの在宅療養の場は，病院から家庭に移行している。子どもが両親やきょうだいと過ごすためには家庭で成長発達することが重要であり，安心して家庭で過ごせるような支援が必要である。そのためには，小児専門病院だけでなく地域の医療機関との連携も行わなければ不十分である。したがって，その体制には在宅に関する支援室などのシステムを併設していることが多い。これは，複雑で高度な個別的ケアや地域との調整に関して専門的に関わる存在が必要だという認識に

基づいている。最近は，在宅支援室や地域医療連携室などに看護師が配置されることも多く，在宅療養を支える支援体制は病診連携を活用した継続看護も重要だと認識されている。

(4) **家族支援**：小児専門病院は少なく，したがって，子どもや家族の居住先が遠方であることも多い。子どもの療養を支える家族には幼いきょうだいがいる場合も多く，また働き盛りの父親も介護に協力できにくい状況がある。近年，核家族化が進み，かつ，支援体制が不十分な状況のなかで，在宅療養しているといえる。

(5) **キャリーオーバーと成育医療**：小児専門病院の多くは，新生児から中学校卒業程度を対象年齢としていることが多い。しかし，実際にはキャリーオーバーといわれる成人に近い対象者も通院，入院している。最近では，国立成育医療センターのように，成育医療を「ライフサイクルとして捉えた医療体系，すなわち，受精卵から出発して胎児，新生児，乳児，幼児，学童，思春期を経て生殖世代となって次世代を生み出すというサイクルにおける心身の病態を包括的・継続的に診る医療」[12]という考え方に基づいて対処している小児専門病院もみられている。

3 小児専門病院の環境とは

(1) **受診の方法について**：初診の患者は，あらかじめ紹介医から送付された紹介状をもとに，外来受診の診療科，担当医，受診日が決定する。完全予約制の専門外来は，スムーズな外来受診のために診察の前に必要な検査をあらかじめ実施しておく場合が多い。患者，家族も必要な検査，処置などを熟知していることが多く，外来診察時には必要な情報がそろった状態で臨むことができる。

(2) **スタッフ等（人的）**：外来看護師の人員は診療報酬上，患者30人に看護師1人の体制である。それは，小児専門病院のようにすべて専門外来である場合でも，同様である。したがって，すべての事例に十分に対応することは難しいが，看護師は小児医療の領域の専門的な臨床経験を経ているので，小児看護経験の豊富な看護スタッフが多く，対応に関する工夫を重ねている。病院によっては，チームナーシング体制やプライマリ制をとり，より専門的に個別性を重視した看護ケアを提供するための工夫を行っている。

［萩原　綾子］

② 地域医療支援病院や一般病院の小児外来

1 小児専門でない病院の特徴

小児から成人までを対象に複数科の診療を行う病院のうち，大学病院など高度医療を提供する「特定機能病院」は，重症または難治性の疾患のある子どもに対する高度医療を担い，紹介患者中心の医療と救急医療を提供する「地域医療支援病院」や「一般病院」の多くは，地域の中核的病院として幅広い小児医療を担っている。病院の規模や地域の医療事情により，期待される救急医療や専門医療の内容に違いがあるが，病院全体の設備やシステムが成人との共用であり，子ども専用ではないという点が大きな特徴である。

2 「特定機能病院」における子どもの外来

大学病院や一部の国立病院が承認を受けている「特定機能病院」では，他の病院や診療所での治療が難しい疾患のある子どもに対して，「小児科」，「小児外科」，「小児精神科」などと標榜される科で先進的・専門的な医療を行う。小児科医の人数や専門分野により，各病院がもつ専門外来の種類は異なるが，**表Ⅰ-2**に示すような専門外来がある。限られた病院で広域の高度医療をカバーするため，遠方から長時間かけて外来通院する子どもと家族も多い。

3 地域の中核病院における子どもの外来

主に内科疾患を扱う「小児科」では，「一般外来」として様々な疾患に伴う

表Ⅰ-2 小児科における専門外来

臓器・疾患別の外来
神経外来（てんかん，熱性けいれん，精神運動発達遅延，神経筋疾患，重症心身障害など）
心臓・循環器外来（先天性心疾患，不整脈，川崎病，心筋症など）
アレルギー外来（喘息，食物アレルギー，アトピー性皮膚炎など）
未熟児・新生児・発達外来（低出生体重児・病的新生児の発達フォローなど）
腎臓外来（先天性の腎奇形・機能の異常，後天性の腎疾患，尿路感染症など）
内分泌・代謝外来（糖尿病，肥満，やせ，低身長，性腺発達異常，甲状腺疾患，代謝疾患など）
感染・免疫外来（重症感染症，不明熱，リウマチ，膠原病，川崎病など）
血液・腫瘍外来（白血病，小児悪性腫瘍など）
遺伝（先天異常の診断，遺伝相談など）
乳幼児保健，発達に関する外来
予防接種外来
乳幼児健診
思春期外来（第二次性徴に伴う心身の異常，心身症，不登校，摂食障害など）

突発的な症状や感染症などの診療を行い，小児科医の専門性に応じて設置された「専門外来」で，慢性疾患や入院治療後の専門的な診療を行う病院が多い。乳幼児健診や予防接種など小児医療行政のニーズに応じた診療も行っている。

外科疾患については，成人と子どもが同じ診療科で診察される病院がほとんどである。子どもと家族は症状のある器官に応じて，泌尿器科，脳神経外科，整形外科，皮膚科，眼科，耳鼻科，歯科口腔外科などで診療を受ける。

救急医療に関して，地域中核病院は初期・二次救急医療を担っており，救命救急センターをもつ病院では近隣の特定機能病院と連携しながら三次救急医療を担っている。

4　治療や看護の環境および医療者の特徴

病院の設備については，夜間・休日の急病に対応する「救急外来」や，画像検査・生理検査を行う「検査部門」が，子ども専用の施設ではなく成人と共同利用する病院が多い。ただし，子どもが泣く声や感染症，また子どもの恐怖感に配慮して，成人とは別の個室で待機や診察を行う病院もある。また，子どもの採血には医療者の人手や技術が必要なことから，低年齢の子どもの採血に限っては小児科外来で行う病院もある。

病院「小児科」における外来診療は，常勤の小児科医が一般外来と専門外来を行い，非常勤の小児科医が月に数回程度の専門外来のみを行う体制をとる病院が多い。特定機能病院など多くの専門外来をもつ病院では，診察室ごとに異なる専門外来が同時進行で行われる場合もある。

診療を支える看護体制も病院により様々で，①小児科のみを担当する，②他の成人診療科を掛け持つ，③小児病棟と小児科外来を掛け持つ場合などがある。小児専門病院でない病院では，小児看護の未経験者が異動により小児科外来に配属されることもある。最近では，非常勤の看護職員を外来に配置する病院も増加しており，病院での看護経験がない外来看護師も存在する。したがって，子どもの成長や発達を考慮した支援，慢性疾患のある子どもの専門的支援，入院治療を受けた子どもの継続支援や，それらを同時進行で行うことに難しさを感じる看護師も少なくない。

さらに，外科部門では，医師も看護師も，多くの成人に混じった少数の子どもに関わることとなる。使用する医療機器や診療材料，介助の方法などに特別な配慮を要し，不慣れな医療者にとっては難しい面がある。

［長田　暁子］

2 診療所の外来

　診療所とは医療法で，「『診療所』とは，医師又は歯科医師が，公衆又は特定多数人のため医業又は歯科医業を行う場所であって，患者を入院させるための施設を有しないもの又は19人以下の患者を入院させるための施設を有するものをいう。」と定義されている[13]。**表Ⅰ-3**に示したように診療所は年々増加傾向にあり，平成17年度の調査では約97,400施設ある。そのうち有床診療所の占める割合は14％程度で，年々減少傾向にある[14]。小児科を標榜している診療所は2番目に多く約25,300施設で，診療所総数の26％を占めている。しかし，2002年の調査結果と比べると500施設以上減少し，年次推移でみても減少している[15]。そして，小児科を標榜している施設のすべてに小児科医がいるわけではない。

　ここでは，病床を有しない小児の無床診療所の外来を想定して論を進める。

1 病院との違い

　病院と診療所にどのような違いがあるのか。診療所には入院のための病床がなく，開いている診療科が単科または複数科であっても，地域医療支援病院や一般病院，専門病院などに比較すると少ないという違いがある。調査によると地域医療支援病院や一般病院，小児専門病院が開いている小児に関わる専門外来数は最大41である[16]。医療の進歩に伴う細分化が進んでいる結果といえる。しかし，診療所は医師が実現したい医療を行うために開設すると考えられ，単科であることが多い。

　診療所は，開設した地域社会に根ざして診療を行っている。どの医療機関に通院するにしても，子どもは地域で生活をしているので，地域を抜きにしての援助は考えることができない。茂本らの調査[17]によれば，診療所と受診する

表Ⅰ-3　診療所数等の年次推移　　　　　　　　　　　　　　　　　各年10月1日現在

			平成5年	平成8年	平成11年	平成14年	平成17年
診療所（総数）			84,128	87,909	91,500	94,819	97,442
	内訳	無床	61,745	67,457	73,013	78,641	83,965
		有床	22,383	20,452	18,487	16,178	13,477
小児科標榜診療所			27,370	27,095	26,788	25,862	25,318
病　院			9,844	9,490	9,286	9,187	9,026

〔平成5年，8年，11年，14年，17年医療施設調査病院報告（全国編）資料による〕

子どもの居住地との距離は1km以内が最も多く約45％，2km以内を合わせると70％くらいである。この状況から，診療所は専門病院や地域医療支援病院や一般病院に比較して，より地域社会に密着しているといえる。それを考慮した子どもへの援助を考えることが求められる。

　診療所を構成する職種は，通常，医師，看護師，事務職員である。時には，技師（放射線や臨床検査技師など）や薬剤師，理学療法士，臨床心理士などで，診療所の目的とする医療を実現するのに必要な職種が加わる。診療所を開設した医師の考えにより，構成員は決定される。

　地域医療支援病院や一般病院などには様々な診療科があり，選択をして専門的な治療を受けることができる。しかし，診療所は1人の医師が1つの科，または，その医師の専門に関連した複数科を標榜する。内科医が小児科も標榜したり，小児科医が内科も標榜したりして診療を行うので，保護者は診療科などを考慮して診療所を選択する必要がある。診療所の医師は受診するすべての子どもを1人で診療し，職員もすべてに対して援助をしなければならない。小児科の診療所には小児科の範疇にとどまらず，眼科，耳鼻科などに関わる疾患も含め，多種多様な疾患に罹患した子どもが受診する。職員は受診するすべての子どもに対応できる，幅広い力量が求められる。

　しかし，診療所では受診する子どものあらゆる状況に対応できるとはいえない。例えば，重症で入院治療の必要性の高い状況や，医師の専門外については十分な対応ができない。診療所で対応できる範囲を職員は理解し，対応が可能かどうかの判断をしなければならない。対応ができないと判断したときには，対象の子どもに適した医療機関をあらゆるネットワークを活用して紹介することが重要である。病診連携をしている医療機関は紹介先の候補のひとつになる。

　診療所の外来と地域医療支援病院や一般病院などの外来には役割上に違いがある。総合病院などは高度医療・専門医療を役割として担い，診療所は日常的疾患（common disease），すなわち呼吸器感染症や消化器感染症などに関わる発熱・腹痛などへの対応を担うことが多い。診療所は医療機器などの設備や検査体制からも高度医療や専門医療を提供するには限界がある。

2　かかりつけ医としての役割

　「かかりつけ」とは，広辞苑によれば「病気などでいつも特定の医者や病院にかかっていること」と記載されている。このことからかかりつけ医は，病気などでいつも受診する医師や医療機関をさすと考えられる。乳幼児の保護者を

対象にした調査[18]によると，保護者の70％は診療所をかかりつけ医とし，8％が小規模個人病院，24％が総合病院で，20％は複数のかかりつけ医を使い分けていた。

　かかりつけ医を決めていると回答した保護者は，岐阜県の調査[19]によると乳児で55.6％，3歳児で79.3％である。中村らの調査[20]でもかかりつけ医を決めている乳児の保護者は，幼児に比較して少なかった。平成17年度に実施された患者調査[21]で，乳児の外来受療率は人口10万対で6,276人，1〜4歳児で6,477人と報告されている。乳児と1〜4歳児の外来受診をした割合に大差はないが，保護者がかかりつけ医を決めている割合には違いがみられる。保護者は乳児期の受診経験を踏まえて，かかりつけ医を決めていると思われる。

　保護者は医療機関の職員（医師や看護師などその施設に勤務する職員）に，かかりつけ医としてどのような役割を果たすことを求めているのか。岐阜県の報告[22]によると保護者がかかりつけ医として大切だと考えていることは，「病状についての説明」や「薬についての説明」「小児科医である」「休日・夜間でも相談に応じてくれる」「看護師などスタッフの対応がよい」「自宅から近い」「適切な専門病院を紹介してくれる」などであった。

　かかりつけ医は子どもの成長の過程を把握できる立場にある。その立場を活かし，かかりつけ医は子どもの心と体の健康を守り，疾病の予防と早期発見および回復に力を尽くし，健全育成に向けて支援ができる。地域との密着度の高い診療所は，かかりつけ医として子どもと保護者の身近な存在である。診療所は，子どもが成長の過程で罹患した疾患やその治療・成長に伴って起きた問題などを熟知した，子どものよき理解者（治療や成長発達などに関わる相談に対応できる）になれる。これは医師ひとりの力でできることではなく，看護師を含む職員全体の支援によりかなえられる。診療所は子どもの健康上の問題のみならず，子育てや成長過程で生じる悩みや困り事などについても，子どもと保護者に対応できる。そして，十分な対応ができないと判断したとき，適切な機関を紹介することが重要である。しかし，保護者は子どもの成長や子育てに関わる問題などへの対応を，かかりつけ医に求めているわけではない。健康問題が生じたそのときに，その問題に対して素早く，そしてわかりやすい対応をしてくれることを保護者は求めている。

　子育ての不安や家族についての悩みや相談に，かかりつけ医を利用する保護者が10％に満たない，かかりつけ医から子育てについてのアドバイスを受けていない保護者が64％に及んだ，という報告[23]がある。少子化のなか，多く

の職種が保護者の子育てを支援しているが，診療所もかかりつけ医としてその一翼を担っている．かかりつけ医は担う役割を再認識するとともに，果たす役割を保護者に伝えていく必要がある．保護者が気軽に相談をしたりアドバイスを受けたりできる状況を診療所の職員全体で考えなければならない．

　子どものきょうだいは特別な事情のない限り，同じかかりつけ医を受診する．そのため診療所は，きょうだいのことも理解する立場にある．対象である子どもの援助は，きょうだいを含む家族全体のことも視野に入れ，保護者の抱える問題や発揮できる力を理解して援助する必要がある．保護者の身近な存在である診療所が，子どもを健全に育てられるように支えることは重要である．

3　病診連携

　地域医療連携は，1997年12月に第3次医療法の改正により地域支援病院が制度化[24)]され，厚生労働省が進める事業である．その目的は，地域の各医療機関の機能分担や専門化を進めてその機能を有効活用し，地域の全医療機関が相互に円滑な連携をはかることにより，住民が適切な医療を継続的に受けられるようにするものである．

　具体的には，風邪や腹痛などの日常的な疾患に罹患したときや，慢性的な症状で内服治療を継続する必要などがある場合には，身近にある診療所などのかかりつけ医を受診する．入院治療による高度な医療や検査を必要とするような場合には急性期病院が対応をする．急性期病院の治療により症状が安定した後も，継続的な入院治療やリハビリテーションが必要な場合には慢性期病院が対応をする．各医療機関がそれぞれの役割を十分に理解して，症状に応じた医療を適切な場で継続的に受けられるよう連携することが，地域医療連携である．

　病診連携とは，地域医療連携の中核になる地域支援病院と診療所の連携をさしている．かかりつけ医である診療所は受診した子どもに適切な治療を提供できないと判断したとき，適切な治療を提供できる地域支援病院へ紹介をする．そして，地域支援病院での治療により症状が軽快した後は，紹介を受けたかかりつけ医である診療所に紹介して，必要な治療を継続できるようにする．これが病診連携である．

　子どもが適切な治療を途切れることなく受けられるように，地域の医療機関は相互に連携をとる体制を整えている．診療所と地域支援病院間では，連携による不利益を子どもに及ぼさないようにお互いに情報を共有し，スムーズに治療を継続できるようにしている．医療機関によっては，かかりつけ医の紹介で

入院治療を受けることになった子どもに対して，かかりつけの医師が病院へ出向き，病院の医師と相談して治療するシステムをとっている．

　かかりつけ医は治療を必要とする子どもの状況から，自施設も含めてどの医療機関で治療を受けることが適切であるかの判断をすることが重要である．かかりつけ医として継続してみてきた子どもの場合は，生育歴を含めた経過からその判断を行うことができるが，継続してみてこなかった場合は，そのときの状況からだけの判断となり，難しい選択を迫られる．

　病診連携を効果的に進めるには，適切なかかりつけ医を保護者が選択する必要がある．保護者は小児科を標榜しているすべての診療所に小児科医がいない場合があることや，大きな病院でみてもらうほうが安心と考える風潮から，診療所をかかりつけ医にしないこともある．診療所の職員は，地域の医療機関が役割分担をしていることを啓発していく必要がある．

〔長谷川　桂子〕

●引用文献

1) 高橋政祺：病院管理概論，医学通信社，東京，1991，pp.1-9.
2) 門脇豊子，清水嘉与子，森山弘子：医療法，看護法令要覧平成21年版，日本看護協会出版会，東京，2009，p.484.
3) 厚生労働省：医療政策の経緯，現状および今後の課題について（計画作成に当たる都道府県職員向け参考資料）．インターナショナルナーシングレビュー，30(3)：130-142，2007.
4) 厚生労働省：平成19年度医療施設（動態）調査・病院報告の概況，平成20年12月．
5) 厚生統計協会・編：国民衛生の動向．55(9)：164-168，2008.
6) 特集／外来機能はどうあるべきか．病院，65(5)：365-389，2006.
7) 武藤正樹：変化する外来機能と看護，外来看護の新しい発想と取り組み，日総研，名古屋，1997，pp.6-9.
8) 難病のこども支援全国ネットワーク，ネットワーク電話相談平成19年度活動報告書，2008.
9) 堺嘉之：日本のこどもの健康と医療，文光堂，東京，1988.
10) 日本外来小児科学会・編：これからの小児科クリニック；よりよい診療と運営のために，医歯薬出版，東京，2001，p.1.
11) 小児総合医療施設協議会　http://www.crn.or.jp/~JaCHRI/index.html
12) 柳澤正義：成育医療の概念とその背景．小児看護，25(12)：1568，2002.
13) 前掲書2).
14) 厚生統計協会・編：国民衛生の動向，財団法人厚生統計協会，2007，pp.192-193.
15) 厚生労働省大臣官房統計情報部・編：平成17年医療施設調査（静態・動態）・病院報告（全国編），財団法人厚生統計協会，2007，pp.46-54.
16) 長谷川桂子，濱中喜代，及川郁子，他：小児看護学における外来実習受け入れ病院・診療所の外来看護の現状と課題，第54回日本小児保健学会講演集，2007，p.242.
17) 茂本玲子，中米由美子，川村和久：親は何を媒体としてクリニックを選んでいるのか〈第2報〉ホームページの効果は？．外来小児科，6(2)：160-162，2003.
18) 中村敬：子育て中の親はかかりつけ医に何を求めているのか．愛育ねっと（子ども家庭情報提供事業）解説コーナー2002年9月．http://www.aiiku.or.jp/aiiku/jigyo/contents/kaisetsu/ks0209/ks0209.html

19) 岐阜県健康福祉環境部児童家庭課：岐阜県母子保健計画策定に関わる県民ベースライン調査結果報告書．2002, p.36.
20) 中村敬, 長坂典子, 上石晶子：親のかかりつけ医とプレネイタルビジットに関する意識調査. 多田裕, 厚生労働科学研究 育児不安軽減のための小児科医の役割とプレネイタルビジットの評価に関する研究, 平成14年度報告書, 2003, pp.216-222.
21) 厚生労働省大臣官房統計情報部・編：平成17年患者調査（全国編）上巻, 財団法人厚生統計協会, 2007, p.61.
22) 前掲書19).
23) 前掲書18).
24) 前掲書14).

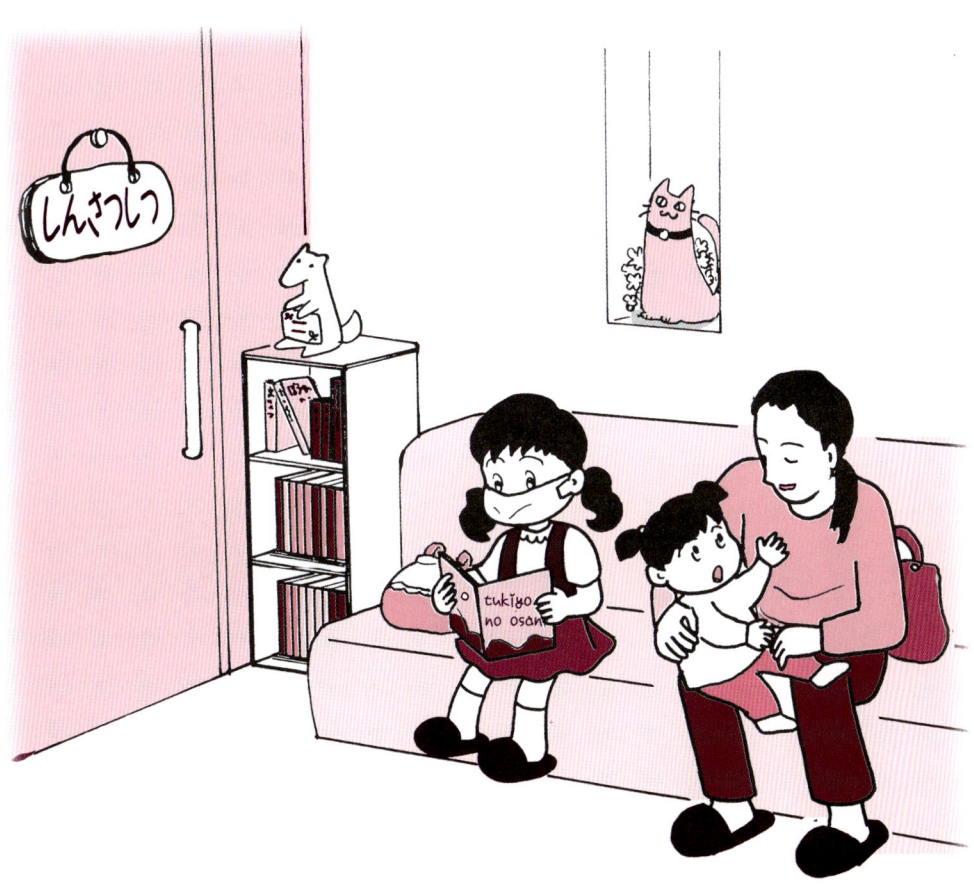

Ⅱ 外来看護の役割

1 外来看護とは

　外来看護とは何かと問われたとき，その明確な定義は見当たらない。外来は，医師を中心とした診療科別の構成となっており，どのような診療内容になるかは病院外来や診療所によって異なっている。そのようななかで行われてきた外来・診療所での看護業務は，診療の介助を中心としたものであった。保健師助産師看護師法の第5条[1]によると，「この法律において『看護師』とは療養上の世話または診療の補助を行うことを業とするもの」とされている。外来では，療養上の世話は患者の生活基盤である家庭で行われるため，看護師の役割は診療の補助に多くの時間が費やされているのが実情であった。

　しかし，1948年（昭和23年）に制定された当時からみると今日の外来医療の変化はめざましく，外来が様々な形で機能分化しようとしているとき，外来看護は従来の診療の補助のみならず院内や地域との調整や連携のコーディネーターとして，外来機能のプランナーとしての役割変化が期待されている[2]。また，今後の看護の役割や機能を拡大・強化するためには，予防の重視と安心・信頼の医療に看護がいかに貢献するか，そのための高度な知識や技術による看護実践が不可欠であるとされている[3]。

　American Academy of Ambulatory Care NursingとAmerican Nurses'

表Ⅱ-1　外来看護の定義

①外来看護は，実践，管理，教育，研究活動を含む
②外来看護師は，健康増進（ヘルスプロモーション），健康維持，健康問題に対する探究を患者と共に行っていく
③外来患者は，自分のケアについては自分で備える，または家族やその他の重要なケア提供者を確保する
④外来看護の出会いは一時的でありその時間は24時間以内である。出会いは単発のこともあれば，数日，数週，数か月，数年と続くこともある
⑤外来看護の場は，病院，学校，仕事場，家庭など地域を基本としている
⑥外来看護での出会いは，直接対面であったり，電話であったり，他のコミュニケーション方法であったりする
⑦外来看護サービスは，病気や障害を予防し，最大限よい状態にするための経済的効果に焦点が当てられる
⑧また，外来看護サービスは，慢性疾患のある患者のマネジメントをサポートするが，幸せな死までも含めた生涯を通しての積極的な健康を支援する

Associationは，1997年にこれからの外来看護として8項目の外来看護の定義を示している（**表Ⅱ-1**）。

また，Haasらは外来看護の枠組みを提示し，外来看護は健康促進や維持，疾病予防，早期診断と効果的な治療や最善の機能回復と合併症予防に向け，対象となる外来患者（健康な人から終末期の人まで）と外来看護の役割（臨床的役割，組織的／システム的役割，専門的役割）がダイナミックに展開されるものであるとしている[4]。臨床的役割は直接的患者ケアに関わる内容で，患者教育，患者擁護，ケースマネジメント，アセスメント・スクリーン・トリアージ，電話相談，協働／資源活用，などが含まれている。組織的／システム的役割とは，外来の組織や文化などを視野にいれ，働く人や場をサポート・管理するものである。専門的役割とは，エビデンスに基づいた実践やスタッフの能力開発，倫理観の養成など，スタッフ自身の向上を目指しているものである。

［及川　郁子］

2　子どもたちのための外来看護

　医療状況が変化し病院の外来や診療所の機能が変わろうとも，外来看護は，子どもたちの健やかな成長を健康（保健・医療）の側面から支援することに変わりはない。しかし，医療や社会の変化が子どもたちの健康にどのような影響を及ぼしているか，子どもたちにとってどのようなケアが必要とされているかを見極めなければ，よい看護にはならない。検査の介助ひとつ行うにも，子どもの権利を知り子どもの立場を尊重することができるなら，医師の指示をそのまま実行するのではなく，声のかけ方，説明の仕方，介助の仕方は変わってくるだろう。また，働く母親や，片親家庭の場合には，子どもの世話が家庭のみでは難しい。そのような場合には，親のみならず子どもを取り巻く周りの人たちも看護の範囲（対象）になっていく。外来で実践される看護内容の広さと深まり（質）は急激に変化してきており，そこにどう向き合うかで，これからの外来看護の価値が試されるといえるだろう。

1　ヘルスプロモーション

　ヘルスプロモーションは，1986年にオタワ憲章で提唱されたもので，地域保健活動においては重要な概念のひとつである。ヘルスプロモーションとは，「人々が自らの健康をコントロールし，改善することを増大させようとするプロセスである」と定義され，ヘルスプロモーションの目標達成（すべての人々の健康の享受）のためには，特定の病気に焦点を当てるのではなく日常生活を営んでいるすべての人々に目を向けること，住民参加を基本とすること，プライマリ・ヘルス・ケアの分野における保健医療の専門家の役割発揮に大きく依存していることなどを認識し，それに基づく実践が必要であるとしている。さらに，ヘルスプロモーションの活動として，①健康的なライフスタイルの推進（個人技術の開発），②健康を支援する環境づくり，③地域活動の強化，④ヘルスサービスの方向転換，⑤健康的な公共政策づくりの5つがあり，それらが有機的に連携した活動を行うことが重要であるとしている[5]。

　この考え方は，地域の中で生活する子どもたちの健康促進においても重要であり，外来看護はまさにこのヘルスプロモーションの実践であるといえる。小児保健・医療の中でヘルスプロモーションが取り上げられたのは，2000年の「健やか親子21」推進事業においてである。「健やか親子21」の基本理念によると，ヘルスプロモーションは，妊娠・出産や育児を通じて人間として成長し

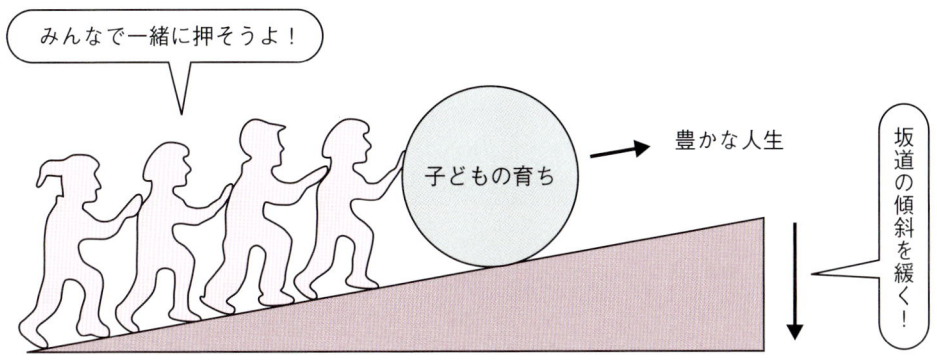

図Ⅱ-1　子どものヘルスプロモーション
[健やか親子21検討会報告書：母子保健の2010年までの国民運動計画，2000年11月，p.3．より引用]

ながら，親子が「豊かな人生」を送れるように，子どもの育ちに関して個々の親子を支援するとともに，地域・社会の構成員が一緒に「子どもの育ち」の玉を押せるように支援し，さらに坂道の傾斜を緩やかにしようとするものである（図Ⅱ-1）[6]。「子どもの育ち」の玉を押す力を強くすることは，子ども一人ひとりが健康的なライフスタイルをつくるための知識や技術を身に付け実践することである。子どもが一人でできないところは，親や家族が補いつつ子ども自身の力を強めていく。そのためには，親・家族自身の知識や技術を高めることも必要である。また，坂道の傾斜を緩やかにする取り組みは，健康的な環境づくりをすることである。具体的には子どもたちの生活環境改善に取り組んだり，様々な社会資源を整えたりすることで，健康な子どもから病気・障がいのある子どもたちが，安全で快適な生活を築くことができるようにすることである。そして，子どもやその家族がより高いQOL（豊かな人生）を送ることができるように，社会全体が取り組むことである。

「健やか親子21」推進事業による中間報告が出されているが，少しずつ改善されているものの，まだまだ課題も多い[7]。これからの外来看護では，一人ひとりの育ちの玉を押す力を強めるとともに，坂道の傾斜を緩くする関わりにも積極的に取り組んでいくことが求められている。そのためには，診療所や病院外来のある地域を知る，子どもたちの住んでいる町を知ることである。その町の歴史，人口動態，世帯の様子，地域における健康への取り組みや意識，医療施設や福祉施設など様々な情報を得ることで，個々の子どもや家族のニーズのみならず，子どもや家族の健康に関わる地域のニーズも発掘し，地域の人々

（他の職種や住民も含め）と協力しながら自分たちにできる取り組みにつなげていくことが大切ではないだろうか。

2　子どもへの健康教育

健康教育大事典によると（Green,L.W.,& Kreuter,M.W."Health Promotion",1991），「健康教育とは，健康に通じる自発的な行為を促進するために計画された学習経験の組み合わせである」とし，健康教育の目標は，知識の習得による態度や行動変容だけではなく，主体の力量形成（エンパワーメント）にまで拡大している[8]。

これまでも病院の外来や診療所では，疾病予防，事故予防など子どもに多い健康問題を取り上げ，親を対象とした健康教育や広報活動が行われてきている。しかし，昨今の子どもたちのおかれた社会的状況や心身の状態を考えると，子どもが社会の中で健康に生き抜く力を幼いころから少しずつ積み上げていくことが重要であると考えられる。子どもの健康教育は，学校で行われる保健教育（保健学習と保健指導）や保育所・幼稚園で行われる健康指導とも関連する。保育士や幼稚園・学校教諭は，子どもの発達に即した指導のノウハウをもち，看護師は健康に関する最新の知識や技術をもっている。子どもたちの生活する地域で，お互いの専門性を活かした企画や運営をできることは，子どもたちにとっても一番よい健康教育といえるのではないだろうか。またこのような取り組みは，ヘルスプロモーションの理念にも通じるものである。

3　専門的看護の提供

慢性疾患や医療依存度の高い患者の自立的な療養生活を支援するために，看護外来の開設に取り組む病院が増えている。看護外来の定義はないが，「医師とは異なる立場で看護の専門的視点から患者の心身の状態をアセスメントし，適切な援助を行うことである」といえるだろう。川村は，看護外来は急性期医療と在宅医療を結ぶ重要な連携ポイントであると同時に，看護の専門性や独自性，新たな可能性を模索し確立していく場でもあると述べている[9]。看護外来という名称をもたずとも，看護相談（室）などの形で看護師による専門的看護の提供を行っているところもある。いずれにしても外来の機能分化に伴い，より高度な知識と技術をもった看護の提供は不可欠である。それはまた，どのようなエビデンスに基づいた看護であるか，その効果を明確に示していくことでもある。

小児医療の場では，在宅療養支援などにおいてその専門性を発揮しているところもある。しかし，それはまだ一部にとどまっており，提供される範囲も限られている。日帰り手術や複雑な化学療法も外来で行われる時代である。また，被虐待児や発達障害のある子どもたちの増加，育児不安の強い親への対応，学童・思春期の子どもたちのメンタルヘルスなど，専門的な看護を継続的に必要としている人たちは増えている。子どもや家族が自宅に戻ったときに，自分たちでケアできる力を養うには，短時間に子どもや家族のニーズを的確に判断し対応できなければならない。また，一方では，子どもや家族の気持ちに寄り添い，十分な時間をかけたコミュニケーション術も必要である。

　どのような力を身に付けていかなければならないかは，それぞれのおかれた看護師の状況によって異なるだろう。必要な知識や技術を獲得していくために，医師からの教育的関わりを積極的に受ける，また外部の研修を受けるなど自分を高める努力も一方では重要である。

4　ケースマネジメント

　専門的看護を提供していくうえでは，ケースマネジメントの展開も必要となってくる。ケースマネジメントは，①どのような患者にケースマネジメントを行うか決め，②個々の患者のアセスメントと診断を行い，③ケアプランの作成と調整（適切な資源配分と内部・外部資源との連携・調整）を患者と共に行い，④計画を実行し，⑤持続的モニタリング，評価・再評価を行う一連のプロセスである。外来においてプライマリ・ナーシングや受け持ち制をとって，具体的看護展開をはかっているところも多い。実施された看護は，必ず看護記録として書面に残すことが重要である。そしてどのよう看護が実践されたか，子どもや家族にどのような効果や影響（良い点，悪い点を含め）があったかを吟味・評価していくことが必要である。そうすることで自分たちの行っている看護を積み上げていくことが，看護の標準化やスタンダードケアを作成していくことにつながっていく。

　最近は看護ケースマネジメントを拡大し，入院－外来－地域を包括したディジーズマネジメントの考えも紹介されるようになっている[10]。看護ケースマネジメントが個別ケースを対象としたものであれば，ディジーズマネジメントは集団を対象として標準化された最適な教育・治療プログラムを提供し，その結果を測定，評価するものである。小児領域においては，看護プログラムとして標準化されたガイドラインはみられないが，小児気管支喘息の診療ガイドラ

インや予防接種ガイドラインなどはおおいに参考となる。
　疾病管理，保健予防活動にマネジメントの考えを取り入れ，看護の展開をはかっていくことも期待される時代になるだろう。

5　子どもの権利擁護

　子どもが保健・医療を受ける主体であることが認識されるようになったのは，「児童の権利に関する条約（以下，子どもの権利条約）」が批准されてからであろう。それまでは，医療者は子どもの訴えや意思にあまり耳を傾けず，子どもの理解力や判断力を吟味することなく，医療者主導で医療が進められていたといっても過言ではない。現在，外来診療の場においても，子どもの権利条約の考え方が少しずつ浸透し始め，プレパレーションの実践などが行われるようになっている。しかし，短時間のなかで多くの患者を診療しなければならなかったり，子どもに慣れていない医療者は子どもへの接し方に戸惑ってむしろ不安を増強させてしまったりと，難しい場面は決して少なくない。また，今日の医療状況の高度化や複雑化は外来診療にも影響を及ぼし，診断方法や治療の選択，そのための説明の仕方など様々な倫理的課題もある。しかし，外来看護師は，医師が子どもや家族に説明している場面に同席できるほどの時間的・人員的余裕もなく，子どもや家族の思いを理解することも容易なことではない。

　1999年に日本看護協会は，子どもの権利条約を参考にして小児看護業務基準（表Ⅳ-1，p.43参照）を著した。外来看護としての明記はないものの，子どもの権利を尊重した関わりを確認するうえでは参考となる。看護師のみが評価するのではなく，外来医療に携わる医療スタッフが共に確認し合い，チーム医療としてどのように取り組むか検討することが必要である。

　それとともに，子どもの権利や主体性を尊重するとはどのようなことか，医療者は親・家族をも含めて，さらに理解を深めていくことが必要と考える。永井らは，子どもの権利主体を認めていく手続きとして，子どもの意見表明権（「自己の見解をまとめる力のある子どもが，自己に影響を及ぼすすべての事柄について自由に見解を表明する権利」）の保障が必要であるとしている。また，その権利を養っていくには，おとなは，子どもであるがゆえに保護され保障される権利を認識し，子どもが失敗を繰り返すなかで学ぶことができる存在であることを理解することであるとしている[11]。保健・医療の場に限らず，おとなの子どもに対する日常の理解と関わりが重要であり，そのことを通して育まれる子どもの主体性が，医療という場でも発揮されるものであろう。病院外来や

診療所に訪れることから始まり，終わって帰宅した後までも含めた場面一つひとつで，子どもが主体的に関わることができているか（失敗体験も含め），その見直しも必要であろう。短時間の限られた関わりのなかで，子どもの気持ちや感情に寄り添いつつ，子どもなりにできた体験や感覚を大切にしていくことが，次の診療にもつながっていくものと考える。

6　外来看護の評価

　　現代は評価の時代である。医療分野においても自己評価や第三者評価により業務内容の点検と改善を行い，質を保証することが求められている。医療評価については，日本医療評価機構による第三者評価が行われている[12]。その内容は，①病院組織の運営と地域における役割（病院の基本方針と計画的な組織運営や病院全体の管理体制，情報管理機能，地域における役割と連携，健康増進活動と地球環境への配慮，継続的な質の改善活動などについて），②患者の権利と医療の質および安全の確保（患者の権利の尊重や患者との診療情報共有と診療への参加促進，患者の安全確保の体制，チーム医療の推進と診療の質の向上等について），③療養環境と患者サービス（来院者への案内機能，患者・家族の医療相談の体制やプライバシー確保への配慮，療養環境の整備等について），④医療提供の組織と運営〔診療，看護，コメディカル，手術・麻酔，救急，診療録管理や外来など，院内の各部門（機能）の組織運営を「体制の整備」「機能の発揮」「質の改善」等の面から評価〕，⑤医療の質と安全のためのケアプロセス（病棟における医療の方針と責任体制，入院診療の計画的対応，適切なケアサービスの実施，ケアの実施，ケアプロセスにおける感染対策，診療・看護の記録，病棟での薬剤・機器の管理について），⑥病院運営管理の合理性（人事・労務管理，財務・経営管理，施設・設備管理等の合理性と適切性や病院の危機管理への適切な対応等について），などがあげられている。小規模の病院も含め外来についても評価されるようになっている。また，診療所の評価として，患者側の視点から9項目（機能的，情報的，感覚的，心理的，場所的，時間的，経済的，社会的，文化的評価）も示されている[13]。

　　山元は，外来看護の評価のひとつとして小児看護業務基準を基にした評価方法を示している（**図Ⅶ-6**，p.103参照）。それらや病院機能評価項目なども参考にしながら，一度自分たちの外来看護について評価してみることは有用である。そのうえで，具体的な評価内容や方法を検討し，定期的に評価検討していくことが望まれる。

上記の内容を実践に結び付けていくには，高度実践者としての看護師自身の能力開発と人員配置の見直しが必要になってくる．医療法施行規則第9条による外来看護師の配置基準は30：1のままであり，現状に適していない[14]．外来看護の組織をどのように再編成していくか，看護管理者に問われている課題と考える．

　外来看護の内容や範囲については，次章以降に詳しく記載されている．内容は増える一方であるが，子どもや家族にとって必要な看護を見極めつつ，安心と安全と快適な外来環境を提供できるようにしていきたい．

〔及川　郁子〕

● 引用文献

1) 門脇豊子，清水嘉与子，森山弘子：医療法，看護法令要覧平成21年版，日本看護協会出版会，東京，2009，p.3.
2) 武藤正樹：変化する外来機能と看護．外来看護の新しい発想と取り組み，日総研，名古屋，1997，pp.6-9.
3) 永池京子：序章　医療制度改革が看護に与える影響．INR，30(3)：4-9，2007.
4) Haas, S. A.：Ambulatory Care Nursing Specialty Practice, Robinson Joan, Core Curriculum for Ambulatory Care Nursing, W.B.Saunders, Philadelphia, 2001，pp.3-15.
5) 島内憲夫・訳：ヘルスプロモーション；戦略・活動・研究政策，垣内出版，東京，1992，pp.128-136.
6) 健やか親子21検討会報告書；母子保健の2010年までの国民運動計画，2000年11月，p.3.
7) 厚生統計協会・編：国民衛生の動向，55(9)：97，2008.
8) 健康教育大事典編集委員会：健康教育大事典，旬報社，東京，2001，p.527.
9) 片山紀子：これからの看護のかたち　看護外来を軌道に乗せよう，Nursing Business，3(1)：10-15，2009.
10) 森山美知子：新しい慢性疾患ケアモデル　ディジーズマネジメントとナーシングケースマネジメント，中央法規出版，東京，2007.
11) 永井憲一，寺脇隆夫，喜多明人，他：新解説子どもの権利条約，日本評論社，東京，2000，p.7.
12) 日本医療機能評価機構，評価対象領域，2009年7月.
http://jcqhc.or.jp/html/now_ryouiki_v6.htm#pagetop
13) 日本外来小児科学会・編：これからの小児科クリニック；よりよい診療と運営のために，医歯薬出版，東京，2001，p.153.
14) 長谷川桂子，濱中喜代，及川郁子，他：小児看護学における外来実習受け入れ病院・診療所の外来看護の現状と課題，第54回日本小児保健学会講演集，2007，p.242.

Ⅲ 外来看護の範囲と内容

1 外来看護の領域

　子どもが受診する医療機関には小児専門病院,地域医療支援病院,一般病院,診療所などがある。医療機関により,その機能,受診する子どもの特徴,提供される看護に違いがある。

　どの医療機関にも共通している外来看護の特徴は,受診したそのときにしか対応する時間がなく,病棟に比較して短時間の関わりのなかで,対象に必要と考えられる援助をしなければならないことである。そして,外来受診対象の生活基盤は家庭,すなわち地域社会にあり,そこでの生活を継続するのに対象とその家族が困らないように,看護援助をしなければならないことである。

　また,対象は基本的には子どもで,新生児から学童・思春期までの発達段階・発達途上にある子どもである。対象の特徴から,子どもだけで受診することは少なく,ほとんどが家族とともに受診する。受診の目的は様々だが,あらゆる健康レベルにある子どもが受診し,感染性疾患の潜伏期にある子どもや発症している子ども,免疫機能が低下していて感染を受けやすい子どもも受診する。これらの子どもの特徴を理解した外来での看護が必要である。

　受診には,母親や父親,祖父母などが単独で付き添うこともあるが,複数で付き添うこともある。帰宅後に家族が家庭で子どもに援助することを考えて,家族の状況も理解して援助を考える必要がある。また,受診する子ども以外のきょうだいを連れて受診することもよくある。健康なきょうだいが受診によって疾患に罹患するなどのリスクもあるので,きょうだいへの援助も考える必要がある。

　子どもの外来受療率は,2005年に厚生労働省が実施した患者調査[1]結果によると,0歳や1〜4歳までの子どもでは高い。受診する子どもの多くは入院治療を必要としない日常的疾患（common disease）,すなわち日常よくみられる感染性の呼吸器疾患,消化器疾患などである。

　患者の平均在院日数は短縮傾向にあるが[2],その理由のひとつとして高度医療が病棟のみならず,外来でも提供できるようになったことがあげられる。外来で高度医療（治療や検査）の提供ができるようになり,患者は通院での治療が可能になったが,外来看護の業務内容が拡大し,その重要性は増している。

しかし，外来看護師数は1948年に制定された医療法で外来患者30人に看護要員1人と示された基準のままである。

急速な少子化が進み家庭や地域の育児機能が弱まるなか，外来は育児不安をもつ家族に対する育児支援や育児相談への対応も求められている。

このような状況に外来はあるが，小児専門病院，地域医療支援病院，一般病院，診療所にそれぞれ外来があり，担うところなどに違いがある。

1 小児専門病院

小児専門病院といわれる小児総合医療施設は1965年に国立小児病院がはじめて開設され，40年以上が経過した。2007年現在，全国に29か所ある。5県は県内に2施設を保有しているが，その他の県は1施設で[3]，小児専門病院を保有しない県が約半数ある。そして国立小児病院は，2002年国立成育医療センターと名称を変更した。名称変更は小児を取り巻く社会環境などの変化から生じる問題や，これまでの小児・周産期の治療や看護では対応できない問題，例えば生涯にわたり医療を必要とする子どもやハイリスク妊娠・出産に関わる問題に，医療・看護が継続的に援助を求められたことが背景にある[4]。小児医療の課題[5]は，専門分化の統合，救急医療体制の破綻，子どもたちの心の危機，年齢の枠を越えた小児医療，高度先進医療・臨床研究の推進などであると報告され，外来看護も対応を求められている。

小児専門病院は規模にもよるが，子どもの疾患のほとんどに対応できる。受診する対象は子どもだが，時には子どもの頃に発症した疾患の治療や，経過観察を必要とするキャリーオーバーといわれる成人も含まれる。外来に受診する対象はキャリーオーバーも含めて考えると年齢の幅はかなりになる。今後の医療の発展を考えるとさらに多くの，そして高い年齢のキャリーオーバーの対象が受診を継続すると推測できる。

小児専門病院には小児科以外に，眼科，耳鼻科，外科，整形外科などのほか，様々な外来がある。小児科ひとつをとっても小児の内科が細分され，施設により複数科の専門外来がある。専門外来は主に医師の専門分野に分かれ，調査[6]によると最大41にもなっている。専門分化によって起こる弊害をなくす努力が外来の看護には求められている。

小児専門病院では他の医療機関からの紹介患者のみを対象とし，一般の受診者を受け入れない施設もある。多くは他の医療機関を受診して，適切な治療を行えない場合などに紹介される。このような場合，小児専門病院を受診すれば

治療が開始され，病気は治るという思いで受診する家族もいる。また，紹介された医療機関で子どもの疾患について説明は受けているが，希望の光を見つけたい思いでセカンドオピニオンを求めて受診する場合もある。外来においては，受診する家族の思いを十分に理解した対応が求められる。また，検査などにより外来で診断がつき，医師から説明をされるときは，良い診断結果が説明されるとは限らない。医師の行う説明を聞く家族や子どもを支え，十分に理解するためにわからないところを聞き直したり，質問をしたりできるようにすることは重要である。親が落ち着いてインフォームド・コンセントを受けられるように支え，子どもの発達を考えたインフォームド・アセントを受けられるように，子どもの意思や権利を支えていく役割が外来看護にはある。

　難病といわれる疾患に罹患した子どもが診断や治療を受けるために，遠方から小児専門病院を受診する場合もある。また，専門医による診断や治療を期待して，同じような疾患の子どもが小児専門病院に集まる場合もある。疾患の治療には長期間の入院治療を必要としたり，長期の入院を必要としなくても，長期間の継続した外来治療を要する場合もある。同じような疾患の子どもが集まることから，子どもの親が親の会などを作り，助け合いネットワークを構築することがある。外来はそれを助ける役割がある。難病の子ども支援全国ネットワークが行っているピアサポート活動[7]は，2施設の小児専門病院でしか行われていない。このような支援を支えるのも外来看護の役割のひとつである。

　小児専門病院を受診する子どもは，外来通院での治療や継続観察を行う場合もあるが，治療などのために入院することもある。いずれにしても入院期間を除き，継続的に長期間にわたり外来でフォローされることが多い。外来フォローは，対象が在宅生活において疾患の悪化などを招かないようにコントロールし，より良い状態で社会生活を円滑に継続できるようにする必要があり，外来看護の重要性は増している。小児の慢性疾患は長期にわたる治療を要し，子どもは成長発達に伴って起こる問題を抱えながら成長する。このことを視野に入れ，子どもと家族へ支援をする必要がある。

2　地域医療支援病院，一般病院

　地域医療支援病院，一般病院の小児科には一般外来と専門外来のあることが多い。一般外来には日常的な疾患で受診する子どももいるが，他の医療機関から日常的な疾患で入院治療を検討する必要のある重症化した子どもを紹介される。また，難病や慢性疾患を疑う子どもなども受診し，入院などにより治療を

受けたり，他の専門機関に紹介したりする。日常的な疾患で継続的に受診することは少なく，受診する子どもは新たな事例が多く，そこへの対応も看護師には求められる。

　また，医療機関のもつ人的資源に合わせて，専門外来を開いている一般病院もある。慢性疾患で継続的に受診する場合もある。例えば気管支喘息などで定期的に専門外来を受診し，発作などにより入院治療を受ける子どももいる。入院をしないで社会生活が送れるように，継続的な健康管理が子どもと家族でできるように看護師は支援することが重要である。入院治療が必要になった場合には，外来での継続的な健康管理に関する情報が入院の場でうまく活用できるように，また，反対に入院で得た情報がその後の外来での継続的な健康管理に反映できるように看護師は考える必要がある。

　地域医療支援病院，一般病院では小児科以外の科，例えば眼科や耳鼻科，外科，整形外科などに子どもが受診することがある。受診者の多くは成人で，診察を待つ環境は子ども用には作られていないので，おとなしく待つことは子どもにとって苦痛である。小さな子どもは泣いたり，動き回ったり，暴れたりと成人とは異なる行動をする。成人の体調不良の患者には，子どもの泣き声などはうるさく感じられるものである。また，子どもに付き添う家族も子どもが泣いたりするとどうしたらよいかわからず，つらい思いをする場合もある。看護師は子どもが受診のために待っているということを考えて，援助をする必要がある。

　地域医療支援病院，一般病院は小児専門病院や小児科診療所などとは違い，環境そのものが成人向けに作られている。子どもにとっては危険につながるものがある。家族は付き添ってはいるが，目を離すこともあると考え，常に安全への配慮をしなければならない。

3　診療所

　診療所は地域に密着した医療機関である。小児科標榜の診療所の医師が小児科医であるとは限らないが，小児科専門として開業している診療所をよく目にする。小児科診療所を受診する子どもの多くは日常的疾患に罹患している。子どもの訴える主な症状は呼吸器感染症や消化器感染症などに関わる発熱，腹痛，嘔気・嘔吐，下痢，脱水などである。そして1回か2回程度の受診で軽快し，継続的に受診することは少ない。しかし，厚生労働省の調査[8]によれば4歳までの子どもの外来受療率は高く，かかりつけ医である地域の診療所に，子ども

が繰り返し受診することが考えられる。繰り返す受診の経過のなかで，医師や看護師は対象の特徴や成長発達を捉えることが可能である。このことを十分に理解して，子どもと家族への援助を考える必要がある。

　家族は，発熱や腹痛など子どもの苦痛症状に対して，家庭で援助をしなければならない。家庭での援助を家族が安心してできるよう，情報提供を含む援助が看護師には求められる。家族は苦痛を感じている子どもへ，どのように援助をしたらよいか戸惑っていることもある。家族の理解を見極め，家族が必要とする援助を提供できるようにすることが重要である。そして，受診の機会を活かして，家族が子どもの突然の発熱など，子どもに起こりやすい症状に対する家庭での対応を教える役割が看護師にはある。

　受診する子どもの疾患に対する最適な援助が，診療所の設備では十分に行えないこともある。そのような場合，適切な医療機関を紹介し（病診連携など），より良い医療と看護を受けられるようにする役割が診療所にはある。看護師は紹介される家族が困らないように支援する必要がある。

　少子化・核家族化のなか，子どもに接した経験の少ない家族は，子どもを育てることに問題を感じていることもある。子育てについての家族の抱える困難を理解し支えることも，日常的な疾患で何度も受診を繰り返す可能性のある診療所の看護師として必要なことである。子どもが育っていく時間経過のなかで家族と同じ目線で子どもを見て，看護師としての専門的な眼で捉えなおして，家族への支援を行う必要がある。

　かかりつけ医である診療所は，日常的疾患での受診を繰り返す子どもが，予防接種や健康診査のために受診することがある。そのような場合，子どもが健康に育つことができるように，子どもへの健康教育にも目を向けることが可能である。子どもがより健康に育つことができるように，子どもや家族と一緒に考えながら援助していくことも重要である。

〔長谷川　桂子〕

2 活動内容

　これまで,小児専門病院,地域医療支援病院,一般病院,診療所などの特徴を含めて,施設による外来看護の違いを述べてきた。それぞれの医療機関で行われている看護活動には,健康上の問題が生じて初めて医療機関と関わりをもつ,初期医療といわれるプライマリ・ケア,子どもが健康に育つことを支援する活動,継続的に健康管理を必要とする子どもを支援する活動などがある。

1　プライマリ・ケア（一般外来）

　医療におけるプライマリ・ケアの位置づけを,日本プライマリ・ケア学会は「患者が最初に接する医療の段階である」[9]としている。欧米では,プライマリ・ケアは医療のひとつの専門領域で,プライマリ・ケア専門医が存在し,家庭医（family physician）,一般医（general physician）とよばれている。しかし,日本では現在のところプライマリ・ケア専門医は存在しない[10]。

　ここでは,小児に健康上の問題が生じたとき,最初に医療を行う外来,すなわち初診で受診する外来について述べる。

　小児科は通常0〜15歳くらいまでを対象とした専門の分野である。小児を対象としたプライマリ・ケアを行う外来を通常,小児科外来とよんでいる。プライマリ・ケアを担当する小児科外来は,他の医療機関から紹介された子どもだけを診療する一部の医療機関を除いて,多くの医療機関にある。健康上の問題が特定されない初期の段階で子どもが医療を求めるのは,地域の診療所だけではなく,二次医療を受け持つ病院や時には三次医療を受け持つ小児専門病院などである。なかでも,子どもが診療所をかかりつけ医として受診することはよくあり,プライマリ・ケアについて地域の診療所の果たす役割は大きい。

　規模の大きな病院ではプライマリ・ケアを専門に行う外来（総合外来などと表示しているところもある）をもち[11],新たに健康上の問題が生じたとき,年齢を問わずすべての患者を対象に診療を行い,適切な治療のできる専門外来に振り分けることを役目としている外来もある。

　小児の場合,新たに健康上の問題が生じて受診をするとき,その多くは日常的疾患である。日常的疾患の場合,重症化することは少なく,1〜2回程度の受診で軽快する。看護師としては子どもが受診を終え,家族とともに安心して家庭で過ごせるように援助することが求められる。そのためには,家族が家庭

で子どもの手当てを含む世話ができるように，そして，困ったときに対応できるように支援する必要がある。しかし，時には初診の医療機関では診断や治療が十分に行えず，他の医療機関へ紹介したり，入院したりすることもある。看護師として，家族の抱える不安に耳を傾け，子どもが適切な治療を受けられるように支える必要がある。

2　予防活動（健康診査・予防接種）

外来の役割は，健康上の問題が生じたときに果たすだけのものではない。子どもが健康に育つことを支援する役割のあることは周知のごとくである。健康に育つために外来で主に行われていることは，各種の健康診査や予防接種の実施，育児相談や保健指導などである。

健康診査や予防接種を実施している医療機関には疾患に罹患した子どもも受診する。子どもの場合，感染性の疾患に罹患することが多いので，予防接種や健康診査で受診する子どもへの感染予防は重要である。看護師は疾患の治療のために受診する子どもと，健康診査や予防接種のために受診する子どもが，外来で接触しないような配慮をしなければならない。

子どもが健康診査や予防接種で医療機関の外来を訪れる機会は，子どもが自分の健康を自分で守っていく必要性を理解するよい機会でもある。子どもの発達段階に合わせて，子ども自身が理解できる健康教育に向けた援助も考える必要がある。外来の看護師は子どもが健康に育つための援助を，子どもに向けてする役割もある。

子どもが体調不良に陥ったとき，援助に不安を抱える家族は多い。保護者を対象にした調査[12]は，保護者の学生時代に受けた教育が不十分なため，子どもに適切な看護ができずに病状を悪化させる可能性や，不必要な心配から育児不安を強くしていると報告している。

外来の看護師は家族の知識を補い，安心して子育てができるように支援する必要がある。予防接種や健康診査で受診する機会を活用し，子どもの病気の対応に困らないように援助することは，家族の不安軽減に役立つ。予防接種実施後は急な副反応を観察するため，子どもと家族に看護師の目の届くところで待機するように求めている。このような時間は，子どもと家族への援助を行うよい機会である。

平成12年度幼児健康度調査報告書[13]によると，乳幼児健康診査は集団の場（保健センターなど）で受ける子どもが一番多いが，病院や診療所などの医療

機関で受ける子どもが40％弱ある。健康診査をかかりつけ医療機関で受ける利点は，かかりつけ医療機関が子どもの特徴や成長発達を時間軸の経過を含めて捉え，育児相談や健康教育・保健指導を対象に合わせて個別対応できるところにある。医療機関で健康診査を受ける家族の期待をよく見極めて対応する必要がある。子どもの健康を支える役割をかかりつけ医療機関が果たすことは重要である。

予防接種法（1948年制定）は1994年に見直しが行われ，対象疾患から4種が削除され，新たに1種類を加えて7種類が対象となった。そして，予防接種を受けることは義務規定ではなく，受けるように努めなければならないという努力義務規定に変更された。接種は受ける対象の体質などをよく理解したかかりつけ医が行う個別接種方式を基本にするべきで，接種にあたって事前に十分な問診や診察，および体温測定を行うことが必要であるとした。また，予防接種による健康被害を迅速に救済する保健福祉事業と給付制度の充実をはかった。

2001年にはインフルエンザの予防接種が高齢者に有効であることが確認され，任意の対象疾病となった。また，予防接種法に基づく7種の疾病は集団予防目的に比重を置いて接種を行うもので，一類疾病とされた。インフルエンザなど任意で行うものは，個人予防目的に比重を置いて行う予防接種で，二類疾病とされた。二類疾病は努力義務の対象ではない。2007年には，結核予防法が廃止され，結核（BCG）は予防接種の一類疾病に追加された[14]。

個別接種方式の導入により，ポリオとBCGは保健センターなどで集団接種を実施しているが，その他の予防接種は医療機関に委託され外来で実施している。家族はかかりつけの医療機関などを選択して，受けることができる。

3　救急外来

救急外来は休日診療所や休日夜間のみ開いている時間外診療の外来と，24時間365日稼働している救命救急センターのような外来がある。家族が子どもの救急外来受診時に期待する救急医療は24時間365日稼働し，質の高い専門医から受ける医療である[15]。

小児の年間救急医療受診件数は地域の小児人口の約20％である。子どもの疾病構造から軽症例が多く，入院適応となるものは5％に過ぎず，集中治療の必要なものは，わずか0.1～0.3％である[16]。小児救急は多くの軽症のなかに重症が混在しているので，その初期判断が難しい。夜間や休日は入院施設のあ

る救急外来を受診する家族が多く[17) 18)]，一部に受診者が集中する状況にある。小児救急に対応する小児科医は不足し過酷な労働状況にあるが，受診する家族は不安が強く24時間365日の小児科専門医の受診を求めて，自家用車で30分以上の時間をかけても受診する[19)]現状がある。救急外来では対象が子どもであるがゆえに急激に重症化することもあり，高度の知識と判断が必要とされるが，小児科医が不足していることもあり，看護師に虐待や重症化する事例の見極めや判断できる能力，および質の高いケアを提供できることが求められている[20)]。

大久保らの調査[21)]によると，ある総合病院救急外来の年間取り扱い件数（電話対応を含む）の27％は小児で，そのうちの84％が一次救急例であった。小児救急取り扱い数のうちの36.6％は電話対応のみで受診に至らず，電話対応した事例の約54％は発熱であった。また，家族による電話の相談は子どもによくある症状，例えば発熱に対する対処への判断や，子どもが泣きやまないなどの不安からくる育児相談のこともある[22) 23)]。急変や家族が異常と考える不安に対して，電話による相談で的確に判断することは困難である。

厚生労働省は小児救急電話相談事業を全国で推進し，2009年6月15日現在，未実施は1県である。夜間や休日に，「＃8000」をプッシュすると居住している都道府県の窓口に転送され，看護師や小児科医が子どもの急な症状への対処や，救急外来受診を迷うときなどに相談・対応をしている。都道府県により対応時間の違いや，携帯電話にも対応できるなど違いがある[24)]。この事業では利用者の判断を受容し，適切なアドバイスで家族の不安解消をはかることが重要である。

家族の不安解消をはかる[25)]には，＃8000などからアドバイスをもらうだけではなく，早期に家族が子どもの症状を把握して，対処できるような家庭看護力や育児能力を育てる必要がある。看護師にはこのような力を家族がつけられるよう支援していくことを求められている。子どもが医療機関を受診する機会や，集団健康診査などを受ける機会を活用して，家族の能力を高められるようにする必要がある。

電話による適切なトリアージは必要な患者を適切に受診できるように援助することである。＃8000などの電話相談事業では看護職が相談業務に従事していることが多く[26)]，相談対応者のストレス認知度は高く，家族の語る情報のみでは緊急性の判断に困る[27)]場合も少なくない。医療機関によっては，看護師の相談に対してマニュアルを作成している[28)]。マニュアルを今後さらに充

実させ，困るときにはいつでも小児科医がバックアップできる体制を整えていく必要がある。

4　専門外来

　医学の専門分化に従い細分化が進み，疾患別，臓器別，年代別など，特定分野の専門的な外来診療を行う専門外来がある。専門外来には神経内科，糖尿病外来，腎外来，循環器内科外来，循環器外科外来，内分泌外来，思春期外来，血液外来など種々ある。医療機関によりその表現は異なり，医療機関に所属する医師の専門により決まることもある。また，日帰り手術を専門に行う外来などもある。

　通常，健康上の問題が生じて受診をするのは一般外来である。一般外来での検査・診断・治療や，入院での検査・診断・治療を経てスクリーニングされ，専門外来での継続的な健康管理の必要性が判断される。また，医療機関によっては，他の医療機関からの紹介患者を専門外来で受け入れる仕組みをとっているところもある。

　慢性疾患などで継続的な健康管理を必要とする子どもの受診の目的は，子どもと家族がよりよい状態で日常生活を継続できるように支えることである[29]。継続的に受診を繰り返す期間は長期にわたり，その間も子どもは成長発達を続けるという特徴がある。受診の短い時間に子どもの疾患に関わる問題をできるだけ解決し，次回の受診までをより良く過ごせるように支援するだけが看護ではない。成長発達の過程で訪れる入園や入学などのライフイベントを，無事乗り越えることができるように支えることも重要である。そのために地域の保育所・幼稚園などの学校関係者や保健分野の関係者などとも連携をはかり，支援する必要がある。

　子どもの成長や理解度に合わせて，指導の主体を家族中心から子ども本人に移し，子どもの成長発達を家族と共有して，子どもが自立できるような支援が必要である。子どもが自分の疾患を理解して，自分で疾患をコントロールできるように支えるとともに，家族が子どもの成長を見守れるように支えることは重要である。

　近年，入院をして手術を受ける子どもと家族の負担を減らすための解決策として日帰り手術が増加傾向にある[30]。日帰り手術の対象は，短時間で手術が終了し出血の少ない小手術，例えば鼠径ヘルニア・抜釘・バネ指・停留睾丸・中耳炎のチュービングなどである。日帰り手術を専門に扱う外来が，手術の決

定から術前の家族や子どもへのオリエンテーション，手術当日の管理から帰宅後の問題に対応している。看護師は，日帰り手術の専門外来を受診している間の子どもと家族の援助だけではなく，家庭で行う必要のある子どもの術前や術後の援助を，家族が安心してできるように支える役割がある。

5　訪問看護

　小児医療の進歩に伴って，長期に入院医療を必要とする子どもが在宅で生活を送ることができるようになった。高齢者の在宅医療システムは整備され，在宅生活に必要な医療機器は小型化し，操作も簡単になっている。家族と子どもが希望すれば，在宅で医療を継続して共に生活できる状況にある。しかし，家族と子どもが在宅での生活を希望してもその移行は容易ではない。総合病院や小児専門病院を対象とした調査[31]で，在宅生活支援に関わる外来があるのは，総合病院30.4％，小児専門病院23.4％であった。

　在宅生活へ移行した子どもと家族を支えるのは，医療機関の外来では不十分である。外来の家族への関わりは受診時の短時間のみで，ゆっくり対応する時間の確保は困難である。外来看護師が在宅の場に出向き，子どもと家族の生活を支えることは現状では難しい。そして，在宅での療養生活を家族だけで支えていくには無理がある。家族を実質的に援助するのは訪問看護ステーションに勤務している訪問看護師やその他の在宅生活を支える福祉に関わる施策や人的資源などである。

　しかし，在宅療養を支える訪問看護ステーション[32]のなかには，「小児の看護や医療は特別のもの」という先入観があり，ためらうところも少なくない。小児の訪問看護を行う訪問看護ステーションは少なく，訪問看護を行うのに小児看護の経験の有無が影響をしている[33,34]。このような状況に訪問看護ステーションがあることを理解して，訪問看護師が関わる状況をどのように整えるのかも含め，訪問を依頼した医療機関と訪問看護師が話し合うことが重要である。

　継続的に医療処置を必要とする入院中の子どもの在宅生活への移行を進めるとき，医療機関から訪問看護を依頼することがある。訪問看護ステーションの調査[35]で，訪問看護を円滑に進めるのに，医療機関のスタッフとの連携・情報交換や，退院前の合同カンファレンス，家族の理解などが重要であると報告されている。子どもの退院後のフォローは外来が担当するので，病棟側と訪問看護を担当するステーションなどとの連携場面には，外来看護師も加わることが望ましい。

子どもが継続して受診する外来は，家族を支援している訪問看護師とも連携をとり，訪問看護師の捉えた子どもの状況を医療に反映させ，外来看護師と訪問看護師が協働して，よりよい状況で在宅生活が継続できるように看護を進めていく必要がある。

　相談窓口を有しない医療機関では，家族が相談しやすい体制を作ることが求められている。外来での在宅支援として，専門外来である「看護外来」のシステムを立ち上げ，在宅支援に関わる相談を行っている施設もある[36]。外来の行う在宅支援は在宅で生活を継続している子ども，多くは何らかの医療処置を生涯にわたり継続しなければならない子どもが，日常生活のなかで遭遇する出来事について家族と共に考え，よりよい生活を送れるように支えることである。小児の受診する外来での援助として考える必要がある。

6　保育所や学校などのヘルスサービス

　保育所や学校などは子どもが集団で時間を過ごす場所である。どの子どももすべて健康に育つ権利があり，保障される必要がある。

　集団の場で日々生活する子どもの健康は，学校保健安全法第1条（この法律は，学校における児童生徒等及び職員の健康の保持増進を図るため，学校における保健管理に関し必要な事項を定めるとともに，学校における教育活動が安全な環境において実施され，児童生徒等の安全の確保が図られるよう，学校における安全管理に関し必要な事項を定め，もって学校教育の円滑な実施とその成果の確保に資することを目的とする）の目的にもあるように，守られている。そして，学校保健安全法第23条では，「学校には，学校医を置くものとする。大学以外の学校には，学校歯科医及び学校薬剤師を置くものとする。学校医，学校歯科医及び学校薬剤師は，それぞれ医師，歯科医師又は薬剤師のうちから，任命し，又は委嘱する。学校医，学校歯科医及び学校薬剤師は，学校における保健管理に関する専門的事項に関し，技術及び指導に従事する。学校医，学校歯科医及び学校薬剤師の職務執行の準則は，文部科学省令で定める。」[37]と定められている。学校で唯一養護を専門に担当する養護教諭については学校教育法で定められ，小学校，中学校では置かねばならないとされ，高等学校，幼稚園は養護教諭を置くことができると決められている。ただし，高等学校は養護教諭をほとんどの学校に置いているが，幼稚園では園数に比較して養護教諭は極端に少ないのが現状である[38]。

　このような状況のなかで，外来看護活動はどのようにして集団教育を受けて

いる子どもにヘルスサービスを提供できるのだろうか。看護職は性教育やいのちの教育などを学校に出向いて行ったり，医療処置のある子どもの安定した学校生活を支援するために，学校関係者（担任や養護教諭など）と連携をとったりしている。地域での感染症発症に関する情報を交換して，感染症が広がらないように学校関係者と協力することは可能である。医師が園医・学校医として保育所や学校などを訪問する機会を看護師も活用し，学校関係者と良い関係を作ることはその一歩である。同じ地域にあることを考えて保育所や学校などとの情報交換を今一度見直す必要がある。しかし，このような関係者間での連携は，ごく狭い地域間での情報交換になり，時に個人情報の保護を侵害するような危険性も孕んでいる。個人情報の保護には十分な注意をはらう必要がある。

　外来は地域で子どもが健康障害を受けたとき，健康を回復できるように支える役割があるが，それだけで十分だろうか。子どもが健康に育つことも，外来看護師が担う役割の一部ではないのだろうか。どのようにしたらその役割を担うことができるのかを考える必要がある。子どもが健康に育つには，子どもが自分の健康を自分でコントロールできるような能力をつけていく必要がある。家族や学校関係者が担う部分もあるが，外来看護師も担う役割を見直してもよいのではないだろうか。現実問題として外来の場から外へ出るのは難しいが，園医や学校医をしている医師と協力すれば，外来看護師の可能性はさらに広がっていくだろう。日常的に外来看護の対象となる子どもの集団生活場面状況から健康支援として扱うべき問題を捉えて，専門職の立場から発言をしていくことは可能である。特に，健康管理の専門職のいない幼稚園や保育所では，役割が発揮しやすいのではないか。例えば，看護師から見た手洗いや子どもの安全など，専門職としての役割を果たすことを考えてよいのではないか。

〔長谷川　桂子〕

3 外来看護の内容

　外来を受診する子どもには様々な状況の子どもがいる。健康な子どもから，疾患や障がいと共に生活している子ども，突然の健康障害の発症で緊急に対応を必要とする子どもなどである。また，家族の状況も大きな不安を抱えていたり，不安を表出せずに内に抱えていたり，問題を乗り越えて落ち着いていたりと子どもの家族状況も様々である。それぞれの対象が社会生活を地域で継続していくには何らかの支援が必要である。看護師は医療的な支援のみならず，家庭での看護を無理なく継続できるように，成長とともに変化する親役割に対応できる保育能力を家族がもてるようにするなど，多くの支援を対象に合わせて提供していく必要がある。また，看護師には家族が社会にある福祉に関わるサービスをうまく活用できるような援助も求められている。福祉サービスは社会の変化につれて変更されることが多々あるので，社会状況に目を向けて新しい情報を取り入れていく努力が必要である（表Ⅲ-1）。

　外来を受診する子どもへの援助で必要な看護技術は，基本的に病棟と異なるわけではない。入院をしないことから，日常の生活に関わる援助の機会はごくまれである。しかし，時には家庭での療養生活を考え，家族が無理なく援助できる方法を共に考える必要はある。外来で主に行われることは，受診を待つ子どもの病状判断（トリアージ），診察，検査・処置，家族からの相談などである。受診を待つ子どもの病状判断は，急いで応急的な援助が必要なのかや，診察を集団の場で待つことが本人や他の患者に与える影響はないのか，などである。そして，看護師は子どもと家族の受診状況の全体を通して，家族への援助の必要性を判断して，対象に適した援助をしなければならない。診察，検査処置は子どもの発達状況を把握して，子どもの権利と尊厳を守ることを忘れないで援助をしなければならない。

　外来には突然の健康障害で受診をする子どもと健康障害のため継続的な受診を必要とする子どもがいる。継続的な健康管理を必要とする子どもは健康障害の状況により入退院を繰り返すこともある。また，療養を伴う在宅生活を支援するために，子どもと家族が問題と捉えていることを共に考え，穏やかな苦痛の少ない生活が継続できるような支援が必要である。子どもと家族の抱える問題が大きくて，抱えきれないこともある。必要時，他の専門職者と連携をとり，協働して問題に対処できるようにすることも看護師は求められる。外来看護師は，健康障害とともに子どもが成長をすることを考えて，ライフサイクルのな

表Ⅲ-1 子どもの保健福祉施策の概要　　　　　　　　　　　　　　　　　　　平成19年10月末日

種類			内容	対象など	主な窓口
母子保健関係			妊婦健診 乳児健康診査 1歳6か月児健康診査 3歳児健康診査 幼児健康診査		市町村 保健センター
			就学時健康診査		教育委員会
児童福祉関係	子育て支援	保育	特別保育事業 ①延長保育　②夜間保育 ③一時保育　④僻地保育	0～6歳	市町村
			病児保育	0歳～小学3年生までの病児	市町村（実施施設）
			障害児保育	就学前の障害児	市町村
		ひとり親家庭	子育て短期支援事業	0～18歳	市町村
		児童健全育成	放課後児童健全育成事業（学童保育）	10歳未満の就学児童	市町村
		要保護児童	児童養護施設・乳児院・里親など	0～18歳	都道府県など
	障害児関係		居宅介護（ホームヘルプ） 児童デイサービス 短期入所（ショートステイ） 補装具（修理）費支給 日常生活用具給付等事業		市町村
	相談機関	児童相談所	各種相談・心理判定・一時保護・施設への措置機能 ①発達　②性格・行動・しつけ　③非行など ④子育ての悩み　⑤子どもの虐待 ⑥その他子どものこと		児童相談所 市町村
			家庭児童相談室・家庭児童相談センター・保健所など		
医療保障関係	医療保険		高額療養費制度		各医療保険者
	公費負担		養育医療（未熟児養育医療）	未熟児	保健所
			自立支援医療（育成医療）	0～18歳	保健所
			自立支援医療（精神通院医療費公費負担）		市町村
			乳幼児医療費助成	0歳～小学校就学まで （自治体により上限年齢が異なる）	市町村
			ひとり親家庭医療費（福祉医療）	0～18歳	市町村
			小児慢性特定疾患治療研究事業	0～18歳	保健所
			重度心身障害児医療費助成		市町村
	医療扶助（生活保護による医療扶助）				市町村
所得保障関係	各種手当て		児童手当 児童扶養手当（性別母子家庭） 特別児童扶養手当（重度障害児の養育者） 障害児福祉手当（重度障害児）	0～15歳 0～18歳 0～20歳	市町村
	生活保護				市町村
	その他		母子寡婦福祉資金の貸付		市町村
			生活福祉資金の貸付		社会福祉協議会
手帳 （原則として，福祉サービスを受けるのに必要）			療育手帳（知的障害） 身体障害者手帳（身体障害） 精神障害者保健福祉手帳（精神障害：てんかんなどの脳障害）		市町村（児童相談所） 市町村 市町村（保健所）

主な根拠法：母子保健法，児童福祉法，障害者自立支援法，生活保護法，身体障害者福祉法，知的障害者福祉法，精神保健福祉法など
主な窓口の「市町村」：市福祉事務所または町村役場などをさすが，自治体により表現や対応する窓口が異なるので，事前の確認が必要

かで起こるイベントをうまく乗り越えられるように，看護師のほうから援助の必要性について家族に働きかけることは重要である。そして，子どもが自立できるように子どもと家族を支援する必要がある。

　子どもと家族が良好な健康状態で日々を送ることができるように，必要な知識を提供することは重要である。健康上の問題が生じたとき，子どもと家族が知識を活かして自ら判断できることが望ましい。健康上の問題で受診する機会を利用して，家庭での療養生活をできるだけ安楽に過ごせるような情報提供や，家族が子どもの状態を的確に捉えられるような援助や，子どもが成長発達に応じて自分の状況を家族や他者に伝えられるような援助ができるとよい。この積み重ねが，子どもが健康に育つことを支え，大人としての成長を助長することにもなる。

　健康な子どもが家族に連れられて外来を受診する機会もある。主に健康診査や予防接種の機会であるが，医療機関の外来で受けるメリットを看護の立場から明確にする必要がある。家族がかかりつけ医療機関に期待することは，子どもや家族のことを多少なりとも理解している点にある。継続ではないかもしれないが，何度か受診を重ねていることを活かした援助が，かかりつけ医療機関には求められる。看護師として求められていることを明らかにし，それに応えられるように行動していく必要がある。

〔長谷川　桂子〕

●引用文献

1) 厚生労働省大臣官房統計情報部・編：平成17年患者調査（全国版）上巻，財団法人厚生統計協会，東京，2007，p.61.
2) 厚生労働省大臣官房統計情報部・編：平成15年医療施設調査（動態）・病院報告の概要．http://www.mhlw.go.jp/toukei/saikin/hw/iryosd/03/kekka04.html
3) 日本小児総合医療施設協議会：会員施設一覧．http://www.crn.or.jp/~JaCHRI/contents/contents.html
4) 山元恵子，地蔵愛子，谷川睦子：成育医療における看護の役割．小児看護，25(12)：1571-1577，2002.
5) 柳澤正義：成育医療の概念とその背景．小児看護，25(12)：1567-1570，2002.
6) 長谷川桂子，濱中喜代，及川郁子，他：小児看護学における外来実習受け入れ病院・診療所の外来看護の現状と課題，第54回日本小児保健学会講演集，2007，p.242.
7) 小林信秋，橋本玲子，及川郁子，他：ピアサポート活動2年間の中から，第54回日本小児保健学会講演集，2007，p.222.
8) 前掲書1).
9) 日本プライマリ・ケア学会ホームページ：プライマリ・ケアとは．http://www.primary-care.or.jp/priman/priman.html
10) 伴信太郎：21世紀プライマリ・ケア序説，プリメド社，大阪，2001，pp.7-8.
11) 中村晃，渡辺亮一：病院における外来の機能．馬場一雄，他・編集主幹，外来看護とプライマリ・

ケア(看護MOOK No.14), 金原出版, 東京, 1985, pp.19-24.
12) 田中哲郎, 石井博子, 向井田紀子, 他：子どもの疾病に関する保護者の理解度. 小児科臨床, 54(1)：96-102, 2001.
13) 愛育ねっと（子ども家庭福祉情報提供事業）：平成12年度幼児健康度調査報告書. http：//www.aiiku.or.jp/aiiku/jigyo/contents/kanren/kr0108/kr0108.html
14) 中山美由紀：小児と家族を取り巻く社会. 小児看護学概論 小児臨床看護総論；系統看護学講座専門22 小児看護学[1], 医学書院, 東京, 2007, pp.247-253.
15) 市川光太郎, 山田至康, 田中哲郎：わが国の小児救急医療の現状と問題点. 小児保健研究, 60：611-620, 2001.
16) 山田至康：子どもの診かた. 岡本和文, 他・編, 新臨床研修のための救急診療ガイドライン；小児から成人の救急トリアージと処置, 総合医学社, 東京, 2004, pp.3-6.
17) 前掲書16).
18) 加固正子, 大久保明子, 金井幸子：救急外来看護師が感じている小児看護の課題分析. 外来小児科, 7(1)：53-55, 2004.
19) 衛藤義勝：小児救急医療における患者・家族ニーズへの対応策に関する研究. 平成15年度〜17年度総合研究報告書, 厚生労働科学研究費補助金医療技術評価総合研究事業, 2006.
20) 涌水理恵：小児医療；ケアの視点から. 外来小児科, 10(2)：127-132, 2007.
21) 大久保明子, 加固正子, 藤巻ゆかり, 他：A総合病院救急外来における小児救急の現状と課題, 第36回日本看護学会論文集(小児看護), 2005, pp.262-264.
22) 加固正子：小児救急医療における電話トリアージと外来看護. 外来看護最前線, 12(1)：124-128, 2006.
23) 森麻美：小児科夜間救急外来の実態と外来看護師の役割. 外来看護新時代, 11(2)：128-135, 2005.
24) 厚生労働省ホームページ：小児救急電話相談事業(#8000)について. http：//www.mhlw.go.jp/topics/2006/10/tp1010-3.html
25) 社団法人日本小児保健協会 小児救急の社会的サポートに関する委員会：社会的サポートとしての小児救急の電話相談のあり方について. 小児保健研究, 66：714-719, 2007.
26) 前掲書25).
27) 加固正子, 大久保明子, 藤巻ゆかり, 他：小児救急における電話トリアージに対する救急外来看護師の意識, 第36回日本看護学会論文集(小児看護), 2005, pp.259-261.
28) 加固正子, 大久保明子：子どもの保護者による救急外来看護師の電話対応に対する評価. 看護師による小児救急「電話トリアージ・マニュアル」の有用性, 平成16〜17年度科学研究費補助金, 2007, pp.23-24.
29) 武田淳子：外来受診や入院を必要とする小児と家族の看護. 小児看護学概論 小児臨床看護総論；系統看護学講座専門22 小児看護学[1], 医学書院, 東京, 2007, pp.424-427.
30) 日沼千尋：手術を受ける小児と家族. 松尾宣武, 濱中喜代・編, 健康障害を持つ小児の看護(新体系看護学29小児看護学②), メヂカルフレンド社, 東京, 2003, pp.473-474.
31) 長谷川桂子, 濱中喜代, 及川郁子, 他：小児看護学における外来実習受け入れ病院・診療所の外来看護の現状と課題, 第54回日本小児保健学会講演集, 2007, p.242.
32) 吉野浩之, 吉野真弓, 田中裕次郎, 他：小児の在宅医療の課題と訪問看護師への期待. 訪問看護と介護, 11(2)：113-118, 2006.
33) 前掲書32).
34) 阿部昌江, 伊藤里加, 生方政子, 他：訪問看護ステーションにおける小児の在宅療養サービスについて. ぐんま小児保健, 63：8-9, 2005.
35) 谷口美紀, 横尾京子, 名越静香, 他：小児領域における訪問看護ステーションの活用〈第1報〉訪問看護ステーションから見た実情と課題. 日本新生児看護学会誌, 11(1)：32-37, 2005.
36) 前掲書20).
37) 学校保健安全法. http：//www.houko.com/00/01/S33/056.HTM
38) 文部科学省・平成18年度学校基本調査. http：//www.mext.go.jp/b_menu/toukei/001/06121219/003.html

IV 外来を訪れる子どもや家族の心理と倫理的配慮

1 診療所・救急外来を受診する子どもと家族

　地域の診療所には，発熱や下痢などの日常的な疾患による受診，慢性疾患による受診，健康診査や予防接種など健康増進のための受診など，あらゆる健康レベルの子どもや家族が多様なニーズをもって訪れる。外来という場では，こうした子どもや家族が本来もっている力を十分に発揮し，心身共に健やかに成長発達していけるような支援が必要とされている。

　これまでの小児医療では，医療者と家族が子どもにとって必要だからと子どもの治療や検査などを決定していた。また，実施にあたっても，「子どもなので」と十分な説明が行われなかったり，説明なしに実施されることが多かった[1]。しかし，子どもたちには，発達段階に応じて治療や看護に対する説明を受ける権利や自らの意思を表明する権利がある。そして，看護師は，子どもたちの表明する意思を捉え，それに対応することが求められている[2]。

　子どもの権利については「小児看護領域で働く看護者は，『児童の権利に関する条約』を念頭におき，子どもの権利が守られているかを見極めて看護にあたることが重要である」（表IV-1）と小児看護領域の看護業務基準に記されている[2]。なかでも特に外来では，＜説明と同意＞＜最小限の侵襲＞＜意思の伝達＞といった権利が保障されにくい現状がある。子どものケアに関わる医療者，子ども，家族それぞれの価値観を踏まえ，子どもにとっての最善の利益や方法を模索していくために，どのような配慮が必要なのかを述べる。

1　見慣れない医療という場での子どもの心理

　地域の診療所や救急外来は，子どもや家族が医療者と初めて出会う場になることが多い。子どもにとっては，日々過ごしている家庭での生活とは違う空間での体験である。見知らぬ人に囲まれ，これからどのようなことが起こるかという恐怖や慣れない環境への不安に曝されている。親にとっても症状による子どもの苦痛や子どもの病状・予後などへの不安，初めて出会う医療者とのコミュニケーションがうまくできるかなどの緊張がある。こうした家族の不安や緊張は，子どもの不安や恐怖をよりいっそう大きなものにしていると考えられる。

表Ⅳ-1 小児看護領域で特に留意すべき子どもの権利と必要な看護行為（日本看護協会，1999年）

＜説明と同意＞
① 子どもは，その成長，発達の状況によって，自らの健康状態や行われている医療を理解することが難しい場合がある。しかし，子どもたちは，常に子どもの理解しうることばや方法を用いて，治療や看護に対する具体的な説明を受ける権利がある
② 子どもが受ける治療や看護は，基本的に親の責任においてなされる。しかし，子ども自身が理解・納得することが可能な年齢や発達状態であれば，治療や看護について判断する過程に子どもは参加する権利がある

＜最小限の侵襲＞
① 子どもが受ける治療や看護は，子どもにとって侵襲的な行為となることが多い。必要なことと認められたこととしても子どもの心身にかかる侵襲を最小限にする努力をしなければならない

＜プライバシーの保護＞
① いかなる子どもも，恣意的にプライバシーが干渉されまたは名誉および信用を脅かされない権利がある
② 子どもが医療行為を必要になった原因に対して，本人あるいは保護者の同意なしに，そのことを他者に知らせない。特に，保育園や学校など子どもが集団生活を営んでいるような場合は，本人や家族の意思を十分に配慮する必要がある
③ 看護行為においてもおとなの場合と同様に，身体の露出を最小限にするなどの配慮が必要である

＜抑制と拘束＞
① 子どもは抑制や拘束されることなく，安全に治療や看護を受ける権利がある
② 子どもの安全のために，一時的にやむを得ず身体の抑制などの拘束を行う場合は，子どもの理解の程度に応じて十分に説明する。あるいは，保護者に対しても十分に説明を行う。その拘束は必要最小限にとどめ，子どもの状態に応じて抑制を取り除くよう努力しなければならない

＜意思の伝達＞
① 子どもは，自分に関わりのあることについての意見の表明，表現の自由についての権利がある
② 子どもが自らの意思を表現する自由を妨げない。子ども自身がそのもてる能力を発揮して自己の意思を表現する場合，看護師はそれを注意深く聞き取り，観察し，可能なかぎりその要求に応えなければならない

＜家族からの分離の禁止＞
① 子どもは，いつでも家族と一緒にいる権利をもっている。看護師は，可能なかぎりそれを保障しなければならない
② 面会人，面会時間の制限，家族の付き添いについては，子どもと親の希望に応じて配慮されなければならない

＜教育，遊びの機会の保障＞
① 子どもは，その能力に応じて教育を受ける機会が保障される
② 幼い子どもは，遊びによってその能力を開発し，学習につなげる機会が保障される。また，学童期にある子どもは，病状に応じた学習の機会が準備され活用されなければならない
③ 子どもは多様な情報（テレビ，ラジオ，新聞，映画，図書など）に接する機会が保障される

＜保護者の責任＞
① 子どもは保護者からの適切な保護と援助を受ける権利がある
② 保護者がその子どもの状況に応じて適切な援助ができるように，看護師は支援しなければならない

＜平等な医療を受ける＞
① 子どもは，国民のひとりとして，平等な医療を受ける権利をもつ。親の経済状態，社会的身分などによって医療の内容が異なることがあってはならない
② その子にとって必要な医療や看護が継続して受けられ，育成医療などの公的扶助が受けられるよう配慮されなければならない

不安や恐怖を抱えた子どもたちの反応は様々である。診察室の前で入らないとじっと動かなくなってしまう子どもや泣きながら診察を受けることに抵抗するといった行動は，外来ではよく目にする場面である。
　乳児では，いつもと違う場に来たことへの漠然とした不安により泣き出してしまう。「注射しない？」と繰り返し聞いている幼児は，以前に予防接種で来院しており，医療機関に来るだけでそのことばかりが気になり自分が体験した嫌なことがまた起こらないかと確認している。また，幼児後期以降の子どもたちのなかには，明日の遠足に行けるか，今日のプールに入れるかなど，子どもたちなりの医療機関に受診する目的をもっていることもある。学童後期や思春期の子どもたちでは，信頼関係のできていない医療者とのやり取りを避けたり，親の前にいるために自分の本当の思いや訴えを表現できないこともある。子どもたちは，それまでの様々な体験や知識を通して必死に今の状況を探り，表現しようとしている。過去に外来で経験した診察や注射などのつらい体験の記憶や，さらに説明もなく処置が行われることにより，これから自分に起こる診療全体への不安や恐怖がより大きくなる。そのなかで，家族，医療者に向けて質問をし，周囲の状況を観察しながら，なんとか情報を得て子どもなりに対応しようとしている。言語能力が発達途上である子どもたちであっても表情や態度，行動などのことばだけでないサインで様々な訴えを発している。
　しかし，診療所の外来や救急外来では，こうした子どもたちの発するサインをなかなか読み取れず，早くすませたほうが子どもにとって楽だろうと無理やり喉を見たり，聴診をしたり，子どもへの声かけを行ってはいるものの，必ずしも子どもの反応に合わせたものではなく，おとなのペースで事が進められてしまうことが多い。「何するの？」「どこにいくの？」などの子どもたち自身が発する疑問に対しても「大丈夫」と知りたいことには答えてもらえず，それを表現する場さえ与えられないこともある。学童や思春期の子どもたちが何か言いたそうにしていてもなかなか診療の場で聞いてもらえる機会は多くない。こうした状況では，医療との不本意な関係が形成され，処置が終了してからも，子どもが必要としていた情報を与えられなかったことや家族にうそをつかれたことなどへ抗議するかのように泣き続けることもある。学童・思春期の子どもたちは，自らの訴えを発しないようになっていくことも考えられる。またこの時期の子どもたちは，注射や処置の必要性が理解できるようになっていくが，それでも処置を受けることへの恐怖が強い子どももいる。必要性が理解できているが故に処置を受けることがきちんとできない自分への劣等感を抱くことも

ある。こうした体験が繰り返されることで，痛みを伴う処置だけでなく，外来で行われることすべてに不安や恐怖感を覚え，外来受診という場自体が子どもたちにとって，自分が尊重されない場として認識されてしまうこともある。

2　子どもの権利を尊重するための関わり

　子どもたちがひとりの人間として尊重され，本来もっている力を十分に発揮できるように支援するためには，子どもの訴えや思いなど「子どもの出すサイン」に耳を傾け，きちんと寄り添うことである。キャッチした子どもからのサインに対して，必要な情報を子どもたちが理解できる形で提供することである。医療者と家族は，子どもの理解力や対処能力に応じて，検査や処置，診察が実際にどのように行われるか，年齢によっては必要性も含めて説明しなくてはならない。

　外来では，子どもやその家族と関わる時間が限られている。初めて出会う子どもと短時間のなかで彼らの声やサインをキャッチすることは簡単なことではない。まず，子どもたちは，何を怖いと感じ，不安を抱いているのかを尋ねることから始めることが重要である。また，診察場面に限らず，予診時の様子や待ち時間のなかでの子どもの様子や家族との関わり方なども重要な情報である。一つひとつの情報を断片的なものにせず，総合して子どもからのサインを理解していくことにより，子どもを尊重した関わりの糸口が見えてくる。

　診察室に入るなり泣き始める乳児に，診察を受けている間も「（聴診は）嫌だね。」「よくがんばっているね。」と様々な声かけをしながら，一つひとつのことばかけへの子どもの反応をきちんとみていくと，ふっと泣きやむ瞬間があったりする。このような「痛かったね。」「嫌だったね。」と子どもの感じている感覚を認め，体験を共有し，ことばにすることも支援のひとつになるが，子どもの感じる体験に合っていなければ，反応も乏しいものになる。飯村[3]は，子どもの力を引き出す援助として，どのような小さい子どもでも発達段階に応じた説明は必要であるとし，乳幼児においても情緒的なレベルでこちらが必要だとして行うことや実際に行うことへの声かけが重要であるとしている。つまり乳児では，必要性を十分に理解し，協力することはできないが，子ども自身が感じている苦痛や不快への共感を示したうえで，本人なりのがんばりを認めることが必要である。

　深谷[4]は，非侵襲的処置の場面での幼児への援助として，吸入や聴診の場面を示している。医療者にとって何気ない処置でもどのようなことが行われる

のかの説明もなく，突然に行われることで医療者と子どもとの間で認識のずれが生じていることを述べている。吸入の場面では，医療者や，家族が「けむり（吸入）が出ているだけだから痛くないよ。大丈夫。」と泣いている子どもに声をかけている。しかし，おとなの感じるような痛みではないとはいえ，吸入器の大きな音や嗅いだことのないにおいなど，これからどのようなことが起こるかわからないなかでは不安が強くなる。幼児では，その処置を行う理由よりもどのようなことが行われるかをわかりやすく説明することが必要とされる。自らのおかれている状況が理解できることにより，子どもたちなりの対処の方法を模索するようになる。泣きながらも協力しようと，喉を見るときに口を開けたり，本人なりの方法で取り組んでいる。実際には子どもたちのがまんできる時間は短く，理解しても痛みへの恐怖からなかなか処置を行えないことも多く，親や医療者に固定されながら行うこともある。しかし，きちんとした説明と子どもたちのペースで処置を進めることで，終了後の子どもの反応には違いがみられるようになる。「母に抑えられて行った。」のではなく，「母に抱きしめられながら，がんばれた。」と捉える子どもも多く，予防接種後も自慢気な顔で「痛くなかったよ。」と診察室を後にする子どもをよく見かける。こうした子どもの様子から，家族にも笑顔がみられ，子どものもつ力を再発見し，次の処置時の支援がより強化される。

　学童・思春期の子どもたちへの処置における支援は，これまであまり注目されてこなかった。しかし，処置が暴れずに行えるかの視点でなく，本人が主体的に取り組めるためには，この時期の子どもたちの処置への思いを捉え，支援することも必要なケアのひとつである。

　子どもたちには，発達段階に応じて治療や看護に対する説明を受ける権利や自らの意思を表明する権利があることはすでに述べた通りである。しかし，一般の外来の場では，幼児期，学童・思春期の子どもたちに対してどれだけ症状や受診に関する問いかけを医療者が行っているだろうか？　もちろん，発熱や下痢などの日常的な疾患による受診のすべての状況で子どもにどうしたいか，決定させるということではないが，親と医療者のみが会話するなかですべてが決定されていくことを体験していくことにより，医療の場では子どもの主体性が尊重されないと捉えるようになる可能性がある。したがって，学童思春期の子どもにおいては，子どもたちなりの受診の目的や苦痛，こうしてほしいなどの要望がないか，本人がつらい状況でも子ども自身が主体であることを認識させるような診察や関わりを心掛ける必要がある。またプライバシーの保持も重

要である。本人が周囲に知られたくないと思うことや親に知られたくないと思うことなど，年齢や状況に応じて本人だけから話を聞く場を設けることも必要になる。

　子どもの主体性を尊重する姿勢は，非言語的なものを含めた子どもからのサインを丁寧に受け止めていくことにつながっている。医療者と子どもとのやりとりは，外来に来院するごとに繰り返されることで，その信頼関係を強化し，医療者からのことばに子ども自身が耳を傾けられるようになる。それとともに，自らの症状の訴えや自分の思いも親や家族だけでなく，医療者に向かって表現するようになる。医療の場で行われる様々なことは，常に子どもや親・家族と医療者の共同作業である。発達段階に合わせた適切な説明や子どもの発するサインに丁寧に応えながら進めていくことで，子どもは自分自身が尊重され，大事にされていることを体感し，自らの力を発揮して，自らの健康を守るための行動に取り組み，困難な状況も乗り越えていくことが可能になる。

3　子どもと共に外来を訪れる家族の心理

　子どもたちと同様に親や家族にとっても診療所や外来は，「親として」医療に初めて出会う場となる。熱がある，咳がある，泣きやまないなど，来院のきっかけとなる子どもの症状は様々である。ことばで話すことのできない乳児や自分の症状を正確に表現できない幼児の症状を捉えることは，親にとっても難しいことである。家族は日々，目に見えない子どもたちの状況を推測しながら，子どもとのやりとりのなかで試行錯誤しつつ育児を行っている。子どもの発するサインを手掛かりに確実性が得られにくいなかで子どもの状態を「これでいいのか？」と悩みつつ判断し，医療機関に訪れる。現代は少子化や核家族化の進行もあり，こうした判断をするのに相談する相手もなく，母親や両親がその責任を背負い込んでいる。子どもの風邪のために受診した家族を対象にして行われた研究[5]では，受診前に子どもの病気について気掛かりなこととして，「何の病気か」「どのように対処するのか」「いつ治るのか」「これからどうなるのか」ということをあげている。外来で受診した後も，家庭で病気の子どもをケアする親や家族は，多くの不安を抱えながら帰宅していくことがわかる。また，急病で子どもと共に来院する母親は，子どもの健康管理や救急時の対処が不適切ではなかったか，その病気の発症に自分がなんらかの影響を与えたのではないかと反省し，後悔し，自責の念に駆られている。一方で，インターネットなどの普及による情報の氾濫は，家庭で子どもをケアする親や家族に多くの情報を

もたらすが，かえってその情報に翻弄され，子どもにとっての判断がしにくい状況が生じている。実際に，アレルギーが心配だから血液検査をしてほしい，急性胃腸炎で脱水だから点滴をしてほしいと，明確なニーズをもって来院する親や家族もいる。子どもにとって今，本当に必要なことは何なのかを踏まえた「医療者が考える医療」と「親が求める医療」にずれが生じることもある。

　どんな健康レベルにあっても家族は，子どもにとって今，何が必要なのか，得られた情報をもとに子ども自身の代わりに試行錯誤しつつ，治療や検査の選択を判断している。特に外来では何らかのニーズをもって来院し，診察を受けた後は，家庭で親や家族がケアの中心を担っていくのである。そのために親や家族は短い診察時間のなかで多くの情報を必要としている。しかし，このような心理状態の親や家族は，医療という慣れない場での緊張もあり，必要となる情報を得るための医療者とのコミュニケーションを行うことが難しい。外来という場では，子どもや家族との関わりをもつ時間が短く，子どもたちを支援する看護師にとって難しい場面である。受診に至るまでの経過や受診の動機，子どもの様子や家庭での生活で困っていることなど，必要としている情報は多いが，なかなかすべての情報を得られることは多くない。病気の子どもをもつ親の不安についての調査でも，子どもへのケアを家庭で行うために必要な情報を十分に聞けないでいることが指摘されている[6]。

4　子どもの権利を尊重するための家族への関わり

　地域の診療所では，日常的な風邪などにおいても家族や子ども自身が必要な情報を医療者にきちんと伝えたうえで，今の状態について，家庭でのケアを安心して行うための情報を得られるように支援することが重要である。外来に訪れる子どもへのケアは，実際には家庭で家族により行われる。子どもにとって必要なケアが家庭で適切な形で行われるという「子どもにとっての最善の利益」を追求するためには，家族が必要としている情報や子どもに必要なことを判断していくうえで重要な情報をわかりやすく伝えることが大切である。外来では，忙しい医療者に声をかけることを遠慮している家族が多いので，こちらから意図的に声をかけていくことや声をかけやすい雰囲気を外来全体に作り出すことが必要である。診察を待つまでの時間のなかでは，予診を通して今日の受診目的，子どもの状態，子どもの状態を家族がどのように捉えているのかなどの情報を得ることができるであろう。また診察後には，受診内容の確認や疑問なこと，不安なことがないかを確認する機会をこちら側から作っていくことも必要

である。そのためには診察場面に同席し，医師と子どもや家族がどのようなやりとりをしているのかを観察し，子ども，家族，医療者の間に認識のずれがないかを常に確認することが必要である。そのうえで認識のずれを解消するために，医療者の説明に関する情報や子どもの反応，それを医療者がどのように捉えているかなど，子どもに関する情報などを提供し，これまで家族がもっている情報やその日に期待していた受診目的と合わせて，子どもに必要なことが家庭で行えるような情報として家族が認識できるように支援する。家庭で子どものケアを行っていくうえで必要な情報が得られることで，安心して子どもと過ごすことが可能になる。親や家族の安心感は，家庭で過ごす子どもにとっても重要なものである。

　実際に情報提供を行う際には，子どもへの情報提供と同様に，こちらが必要と考えた情報のみを提供するだけでなく，家族が必要な情報を得られるようにすることが重要である。家庭で病気の子どもが安心して過ごし，親や家族が適切な判断を行うための情報提供を考える際には，十分な配慮が必要となる。医療者が当り前と考えることも，外来を訪れる子どもや家族には理解しにくく，違った形で捉えられることもある。医療者自身がどのような価値観をもっているかを認識し，他者とは価値観が異なることを前提として関わりをもつことが必要である[8]。つまり，子どもや家族の思いを捉え，そのケアが子どもや家族の意向に沿ったものであるのか，家族背景や生活に沿ったものであるのかを確認する必要がある。ほんの些細なケアひとつでも家庭で実際に行えるかどうかは個々の家族により違うものである。

　子どもの権利を尊重した関わりを行っていくうえでは，家族も子どもの権利を尊重することの重要性を理解する必要がある。子どもたちの認知発達については，親も十分に理解していないことがある。子どもが熱を出したり，つらい症状があることによって，親や家族も混乱しており，子どものことが理解しにくい。言ってもわからないからと幼児後期の子どもにどこに行くのかも知らせずに診察に連れてくる。子どもがいつも嫌がり，連れてくるのが大変だからと小学生の子どもに採血が予定されていることを告げずに来院する。幼児期の子どもの親は，これまでに処置の説明をしたときの子どもの反応や診察・処置のときに泣いたり嫌がったりする子どもの行動から，おとなと同じような理解はできない，我慢ができるほどはわからないと考えている[9]。また，煩雑な外来という医療の場への遠慮もあり，泣いたり，暴れたりすることを避けるために，子どもへの情報提供を行わなかったりすることもある。子どものもつ潜在的な

力が見えにくく，同時に子どものできないところにばかり目がいってしまうこともうかがえる。子どもの声やサインを聞くことにより，親が知らなかった子どもの能力に気がつくことも多い。採血の際にきちんと説明し，本人なりのやり方で行うことで暴れることなく実施できたときには，親が子どもの能力に驚くこともある。医療における様々な場面を通して子どもの声やサインへの理解を促し，親や家族が行える支援を示すことで，家族が子どもを尊重し，様々な体験を乗り越える力を引き出す支援が行えるようになる。

5　外来におけるケアの特殊性

　外来でのケアは，短時間であり，その場かぎりの関わりと表現されることが多い。風邪をひいたといって継続的に何回も受診することは多くないし，実際に子どもへ直接的にケアを行うのは親であり，家族である。来生[7]は，救急外来での看護師の関わりについて，子どもの成長過程の一点に関わっているという姿勢でケアを行った結果，子どもにとって，その体験が否定的なものでなく肯定的に捉えられ，自信に結び付くことを述べている。子どもが発達する線のなかの1点であることが感じられるようになると，その関わりは病棟とは違う外来での看護のあり様として考えることができる。成長の様々な場面での関わりは，子どもにとってだけでなく，親の育児を支えるうえでのケアにもつながる。親が子どもの能力を見いだす機会を増やし，外来でのケアが家庭でも継続されるようになる。それにより外来での関わりが，地域のなかで子どもを育んでいくうえで線から面になっていくことを可能にする。すぐに反応があり，結果が明確に出ることは少ないかもしれない。しかし，子どもに誠実に対応し，その思いを尊重し，本来もつ力を信じて支援を続けることで，子どもたちは少しずつ自らの意思で診察や検査に主体的に参加するようになる。こうした変化が見えてきたときに外来での看護の成果が表れてくるのである。

6　個人情報の保護とプライバシーの保持

　地域の診療所では，通院する子どもたち同士も知り合いのことが多く，同じ幼稚園であったり，同じ小学校であったり，集団生活上も一緒の場合も多い。そのために，疾病の流行状況が把握しやすく，診断上に有用な情報も多く得られる。しかし，一方では待合室での関わりも，内容によっては周囲の者に聞かれることを不快に感じる子どもや親もいる。地域のなかにあるからこその強みを活かしつつも，個人情報が流れることで子どもが不利益を被ることがないよ

うに十分な配慮が必要である。親や家族から話を聞くときには，待合室以外の部屋で行うなど，プライバシーの保持に努めていかなければならない。地域の診療所では，医師が園医や学校医の役割を担っていることも多い。こうした集団生活の場の養護教諭や看護師との関わりのなかでも，子どもたちの情報を取り扱うときにはよりいっそう注意深くなければならない。集団生活の場での問題を検討するうえで子どもの情報が必要な場合には，虐待など子どもの最善の利益を考える場合以外は，状況に応じて，親や家族，子どもに確認したうえで情報を取り扱っていくことも重要である。

7　子どもや家族の心理を踏まえたうえでの倫理

　倫理とは，現場で直面している問題に対して何が最善なのかをよく考えて行動することである。医療を提供するなかで子どもにとっての最善の利益を追求していくことが子どもの医療に関わる医療者全体に求められている。今日の医療では科学の進歩，価値観の多様化などにより，子どもにとっての最善の利益を追求していくうえで，様々な選択を迫られることも多い。それは，高度医療を行う大学病院や専門病院という場だけで問題になることではなく，地域の診療所や外来においても日常的に起こっていることである。

　診療所や救急の外来では，限られたマンパワーや時間のなかで，業務の煩雑さや子どもや家族の心理の捉えにくさなどの様々な困難により，倫理的配慮は実践されにくいこととして感じている看護師が多い。しかし，診療所や救急外来は子どもたちにとって医療への入り口であり，その場で関わる医療者の対応によって医療へのイメージは大きく影響を受ける。看護師は外来での子どもや家族への倫理的実践の重要性に対する認識を実践につなげていくべきである。まず，日々行っている看護実践のなかで子どもの思いや家族の思いの両方に目を向けること，子どもの権利を意識して実践する，実践のなかで常に子どもにとっての最善の利益を考えていくことが倫理的配慮を行ううえでの第一歩となるだろう。

〔石井　由美〕

2 病院の専門外来を受診する子どもと家族

1 専門外来を受診する子どもと家族の心理

(1) 初めて訪れる専門外来

　小児専門病院や地域医療支援病院などの専門外来には，より精密な検査や専門的な治療を受けるためにかかりつけ医から紹介された子どもと家族が訪れる。そのため初診の際には，初めて見る施設やシステムに対する戸惑い，診断・治療に対する不安などを抱くことが多い（表Ⅳ-2）。

　また，初診の診察に要する時間が予測できない，専門外来の曜日・時間に都合を合わせて受診しなくてはならないなどの理由で，不便さを感じることもある。

　このような情報不足による戸惑いや不便さについては，初診の受付をする職員や診察前の問診を行う看護師の対応により，ある程度解消することができるだろう。緊張感をほぐすように話しかけたり（自己紹介，病院の印象や病院までの所要時間を聞くなど），受診の流れや外来の特徴を案内したりすることで，疑問をもちながら診察を待つ事態が避けられる。特に，待ち時間への配慮は不可欠で，予測される時間の提示，感染症や多動など子どもの状態に応じた待合場所の選択，飲食や排泄についての案内を行うことで，子どもと家族が不要な我慢をすることなく安心して診察を待つことができる。

　さらに，子ども自身がどのような認識で病院に訪れたのかを会話のなかから把握しておくことは，その後に行われる診察や病状説明の受け止めを支援する際に役に立つ。

表Ⅳ-2　病院の専門外来を初めて訪れる子どもと家族の思い

初めての施設，システムに対する戸惑い
●自宅から病院までが遠い
●受診する科がどこにあるのか迷う
●検査室（採血，レントゲンなど）が診察科と離れていて迷う
●受診システム（受付や予約の方法など）に戸惑う
●初めて会う医療者に緊張する
●医師や看護師が大勢いることに驚く
診断や治療に対する不安
●難しい，恐い病気だったらどうしようと思う
●様々な症状や障がいのある他の子どもたちの様子に驚く
●緊急入院していく他の子どもを見て心配になる
●検査の結果が気になる

(2) 専門外来で通院治療を行う子どもと家族に共通する心理

　専門外来で疾患や障がいの診断を受けた直後の子どもと家族の反応は，確定診断までの過程や疾患の種類，子どもと親のもつ予備知識によって異なる。症状が数か月に及んでおり，数か所の病院で検査を受けてきた場合には，「ようやく診断がついた」「治療法がわかって安心した」と安堵感がみられることもある。しかし，予想外の診断やそうでないことを祈っていた診断であった場合には，「なぜそんな病気になったのか」「どう受け止めればよいのか」と落胆や戸惑いがみられる。いずれの場合にも，治療内容や合併症に対して様々な疑問と不安を抱えている状況にあるため，内容を理解して受け止められるまで十分に訴えを聴き，繰り返し説明をするケアが求められる。

　疾患に対する治療が開始された後には，治療に伴う苦痛や負担感が，多くの子どもや家族から表出される。外科的治療により根治が望める場合を除いては，外来で長期にわたり薬物療法や経過観察を行っていくことになる。子どもには，飲みづらい薬の服用や痛みを伴う注射，面倒な吸入などを毎日続けることへの苦痛や抵抗感が生じやすく，自己中心的な思考が残る学童前期頃までは病気や治療などを「悪いことをした罰」や「いじめ」と捉えることもある[10]。一方で親には，薬剤投与などのほか，食事や生活環境への配慮などが求められるため負担感や困難感を生じやすい。したがって，子どもと家族のつらさに共感し，少しでも意欲が向上するような工夫を一緒に考え，できている面を誉めて励ますケアが重要となる。

　子どもの成長に伴って生じる将来への不安もまた，子どもと家族にとって大きな悩みである。乳幼児期には全面的に親が行っていた療養行動を，学童・思春期になると子ども自身が行わなければならなくなる。そして疾患を抱えながら進学・就職・結婚などのライフイベントを迎えることとなる。また治療が終了した後に長期間経過してから発生する合併症や副作用，さらに成人病の併発なども深刻な問題である。将来訪れるこれらの事態を想定したとき，果たして自分たちはその状況を乗り越えられるのだろうかという不安が生じるのである。慢性疾患のある子どもたちは，**表Ⅳ-3**のようなストレスとコーピングの特徴をもつといわれている。子どもたちが，個々のコーピングによりストレスに対処することができているかを見守り，自己や他者への攻撃性や危険行動がみられるときには，じっくり話を聴くことや精神科のフォローが受けられるように橋渡しするなどの支援が必要である。

　病気の子どもをもつ親に共通する心理としては，症状や治療に伴う苦痛のほ

表Ⅳ-3 慢性疾患児の発達段階によるストレスとコーピングの特徴

	乳児期	幼児期	学童期	思春期
発達に関連したストレス	ニードが満たされないことによる母親への不信感 生理的欲求が満たされないこと	生活習慣の自立に伴う恥や劣等感 積極性と自制心の葛藤 きょうだいへの嫉妬	親から離れて学校生活に適応するためのストレス 友人との仲間関係を築くためのストレス 勤勉感と劣等感の葛藤	友人関係に伴うストレス 学業成績に伴うストレス 親からの自立に伴うストレス 自我の形成に伴うストレス 容姿に対するストレス 異性との関係に伴うストレス
病気に関連したストレス ●疾患や治療の特性 ●治療の場 ●罹病期間などにより異なる	母子分離 身体的苦痛 身体活動の制限 環境の変化	母子分離 身体的苦痛 身体活動の制限 環境の変化 積極性が制限される 再び入院したり，身体的苦痛を伴うことへの不安	身体的苦痛 身体活動の制限 病気や治療に対する恐れ 環境の変化 自己コントロール感の喪失 学校へ行けないこと 友人と同じ行動がとれない ボディイメージの変容 周囲の無理解 将来の進学などの不安 疾患の再発・増悪・合併症・（死）への不安	身体的苦痛 身体活動の制限 病気や治療に対する恐れ プライバシーが保てない 自己コントロール感の喪失 学業の遅れ 仲間との関係が保てない 友達と同じ行動がとれない ボディイメージの変容 周囲の無理解 家族にかけている負担 経済的な不安 将来の進学・結婚・就職などの悩み 疾患の再発・増悪・合併症・（死）への不安
コーピング	感情を表出する 　甘える 　泣く・怒る 　指しゃぶり サポートを求める 　親に助けを求める 気晴らしをする 　身近な玩具で遊ぶ	感情を表出する 　甘える 　泣く・怒る 　指しゃぶり サポートを求める 　親に助けを求める・尋ねる 自分で問題に取り組む 　おとなの言うことを守る，がんばる 気晴らしをする 　好きな遊びをする 逃避的に対処する 　ひとりになる 　弱い者をいじめる	感情を表出する 　甘える・依存する 　泣く・怒る 　親しい者にあたる サポートを求める 　家族と過ごす・相談する 　友達と過ごす・話す 　学校の先生に話す 自分で問題に取り組む 　親や先生の言うことを守る 　自分でがんばろうとする 気晴らしをする 　好きなことをする 　身体活動をする 認知的に対処する 　良い面に眼を向ける 　良いこと，良かったことを考える 逃避的に対処する 　空想にふける 　ひとりになる 　弱い者を攻撃する 　危険行動	感情を表出する 　甘える・依存する 　泣く・怒る 　親しい者にあたる サポートを求める 　家族と過ごす・相談する 　友達と過ごす・相談する 　親密な友人と過ごす・相談する 　学校の先生に相談する 　専門家に相談する 自分で問題に取り組む 　情報収集する 　療養行動を守る 　自分で問題解決に取り組む 気晴らしをする 　好きなことをする 　身体活動をする 認知的に対処する 　良い面に眼を向ける 　良いこと，良かったことを考える 逃避的に対処する 　空想にふける 　引きこもる 　弱い者を攻撃する 　飲酒・喫煙 　性の逸脱行動 　危険行動

［中村伸枝：慢性病児のストレス・コーピングと看護の役割．小児看護，26(8)：985，2003．より引用］

か，友人からの疎外感や劣等感を抱きがちな子どもに対して，「こんな身体に産んでしまった」という深い罪悪感と「代わってやれない」という無力感があげられる。子どもに先天異常がある場合には，疾患の発生原因が母親側にあるとする誤解が世間一般や両親自身にあるため，母親だけが責められ自虐的になる場合があることも指摘されている[12]。このような罪責感は，悲しみや怒りの感情として表出されたり，子どもへの過干渉や過保護として行動化されたりすることもある。そのため，親の行動の根底にあるつらい気持ちに気づき，子どもに対して自信をもった関わりができるよう支援することが求められる。ただし，慢性疾患のある子どもの母親は，子どものニーズを感知して母親なりの基準や条件に沿った「意図的な甘やかし」を行っている[13]との報告もあることから，親の行動の真意を把握して子どもにとって適切な関わりになっているかを見極めることが重要である。また，子どもの身体機能や知能に障がいがある場合には，家族の将来像や価値観を変更せざるを得ない場合も多い。それまで他人事だと思っていた障がい児の問題が，いざ自分の身に降りかかると動揺してしまったり，障がい児に対する漠然とした恐れや嫌悪感が湧いてきて，そのことにも苦しんだりするという複雑な気持ちが生じるという[14]。親にとって，障がいのある子どもをもつことは，将来像や思い描いていた夢の喪失感につながる可能性があることにも配慮が必要である。

　疾患のある子どものきょうだいに注目すると，学齢前期の子どもは，自分のせいできょうだいが病気になったのではという罪悪感や，自分も病気になったり点滴されたりするのではという不安や恐怖，家に取り残された孤独感，疾患のあるきょうだいへの嫉妬や怒りなどを感じるとされる[15]。また，中学生くらいになるときょうだいの障がいのことを友人や周囲から隠そうとするが，高校生後半から大学生くらいになると「実は…」と告白することが増えること，また結婚適齢期に達したときに結婚へのためらいを感じることなども報告されている[16]。疾患のある子どもや親の苦悩の陰で，きょうだいもまた複雑な心理を抱えていることを知り，悩みの解消をはかるケアが求められる。

（3）様々な疾患に特徴的な子どもと家族の心理

　小児専門外来では，様々な小児慢性疾患と発達障害のある子どもの診療が行われる。疾患によって生命予後や治療の経過は様々で，①発症時に集中的な治療を行いその後は再発に注意しながら経過をみる場合，②対症療法を継続することで健康状態を維持できる場合，③治療を行っても病状の進行を抑えることが難しい場合がある。

このような治療経過のパターンや，症状・副作用・合併症の違いにより，子どもと家族の心理にも特徴がみられる（表Ⅳ-4）。

　循環器疾患や血液・腫瘍疾患のある場合には，発症時に生命の危機に対する極度の不安状態に陥ることが多く，手術や化学療法などの入院治療を終えた後にも，合併症や再発への不安を抱えることになる。周囲から「命に関わる怖い病気」と慎重に扱われることから疎外感を感じたりすることもある。近年の医療の進歩により，疾患自体の治療成績は飛躍的に向上したものの，例えば，小児がん治療においては，抗がん薬，放射線照射，手術，輸血などの治療が原因となる晩期障害（二次がん，心疾患，肺疾患など）が問題となっており[13]，生存が保障された後に生じる新たな悩みへの対応が今後の外来ケアの課題といえる。

　腎疾患や内分泌疾患のある場合には，継続的に服薬や自己注射を続けていても，感染やストレス，第二次性徴などの影響で症状が悪化することも多く，コントロール感の喪失に伴う否定的な感情が起こりやすい。しかし，慢性腎疾患のある思春期の子どもの親が，子どもの葛藤や苦しみに共感しつつ，親にできることとできないことを見極め，子ども自身が自分の価値を見いだすよう励ましたり親自身の生き方を自己肯定したりしていることも報告されており[17]，このような親子の関わりを促進し，支持するようなケアが必要である。

　感染・免疫・アレルギー疾患のある場合には，痛みや痒み，呼吸苦などの自覚症状が周囲の人に理解され難く，孤独感や不安をひとりで抱えながら我慢をしてしまうことがある。子ども自身が苦痛や周囲への要望を適切に伝えられるように，成長発達に応じて段階的に支援していくケアが必要だろう。

　神経疾患や発達障害のある場合は，家族の不安や負担感に注目しがちであるが，子ども自身が抱いている怒りや悲しみを把握することも重要なケアとなる。医療処置のある子どものケアが必要な場合やけいれん発作が起こりやすい場合には，学校や社会でも常に親が子どもの状態を観察してケアしなくてはいけない状況があることが報告されており[18][19]，家族が身体的にも心理的にも追い詰められる危険性がある。そのため，具体的な支援策を提案することで負担を軽減しながら，絶望的な心境に陥らないように支え続けるケアが求められる。

2　専門外来における倫理的配慮

　小児専門外来においては，疾患のある子どもが尊厳を保って成長していけるよう支援することが重要な役割となる。18歳未満の子どもの保護と基本的人

表Ⅳ-4　小児専門外来でみられる子どもと親の心理的特徴

主な専門外来	子どもの心理的特徴	親の心理的特徴
心臓・循環器外来	●酸素療法，薬物療法，運動制限，電磁波の回避など治療や制約への拘束感，無力感 ●病状悪化，手術の必要性，突然死への恐怖 ●周囲の心配に対する気兼ねや煩わしさ	●生命の危険に対する不安 ●日常生活上の配慮に対する負担感，過度の心配
血液・腫瘍外来	●病名を告知されない場合の病状説明や治療選択に伴う疎外感，不信感，周囲への気兼ね ●治療によるボディイメージの変化（脱毛，ムーンフェイス，色素沈着，身体部位の欠損など）への抵抗感，劣等感 ●長期入院後の社会生活における不安，劣等感 ●治療後の再発や晩期障害（内分泌・中枢神経・肝・腎・呼吸・消化器・皮膚・骨や歯・感覚器などの障害）に対する不安	●生命の危機に対する不安 ●病名告知に対する迷い，不安 ●長期入院生活に伴う社会的孤立感 ●晩期障害（身体・心理・社会的問題）に対する不安
腎臓外来	●治療によるボディイメージの変化（多毛，脱毛，ムーンフェイス，肥満，にきび，低身長など）への抵抗感，劣等感 ●再燃，長期的薬物療法，食事・運動制限などに伴う落ち込み，挫折感，怒り，負担感	●子どもの劣等感への共感，罪悪感 ●長期に治療を支える負担感 ●再燃に伴う無力感，怒り
内分泌・代謝外来	●長期的薬物療法，食事制限などに伴う負担感，劣等感，疎外感 ●性分化異常や性腺機能異常の治療に伴う羞恥心，劣等感	●長期に治療を支える負担感 ●症状コントロールに対する困難感，無力感 ●性的な話題への抵抗感，躊躇
感染・免疫外来 アレルギー外来	●診断が確定しないことへの不満 ●喘息発作，アナフィラキシー，急性増悪などの不安 ●症状が理解されづらい孤独感，周囲への気兼ね ●長期的薬物療法に伴う負担感，抵抗感	●診断が確定しないことへの不安，焦燥感 ●日常生活上の配慮や体調管理に対する負担感
神経外来 未熟児・発達外来	●自分の意思が理解してもらえない怒り，悲しみ ●てんかん発作，症状の進行などへの不安 ●長期的薬物療法に伴う負担感	●成長発達への不安 ●進行する症状に対する不安 ●医療的ケアに対する負担感 ●社会制度や周囲の無理解に対する怒り

権の尊重を促進することを目的として，1989年に国際連合で採択された「児童の権利に関する条約」は，「子どもの最善の利益を最優先にすること（第3条）」を基本理念として，子どもの生きる権利，育つ権利，守られる権利，参加する権利を守るよう定めている[20]。また，病院のこどもヨーロッパ協会（EACH：European Association for Children in Hospital）は，医療を受ける子どもの権利として「病院のこども憲章」（表Ⅳ-5）を提唱している[21]。日本では，日本看護協会による小児看護業務基準において，「小児看護領域で特に留意すべき子どもの権利」があげられている。これらをもとに，慢性疾患や障がいがありながら生活する子どもと家族のケアに必要な倫理的配慮について述べる。

(1) 子どもへの説明

子どもが自分の疾患と治療について十分理解し，納得して実行することは，闘病意欲を支えるだけでなく，発作や症状悪化につながる危険因子から身を守ったり，周囲の理解と協力を得て生活したりすることに役立つ。

いわゆるインフォームド・コンセントが成立するには，①説明を理解する能力，②選択肢を選択する能力，③決定する能力，④決定に対して責任をとる能力が条件となるが，認知や言語能力が未発達な子ども（7～15歳未満）の場合には，インフォームド・アセントという概念が適応される（表Ⅳ-6）[22]。治

表Ⅳ-5　病院のこども憲章

1. 必要なケアが通院やデイケアでは提供できない場合に限って，子どもたちは入院すべきである
2. 病院における子どもたちは，いつでも親または親替わりの人が付き添う権利を有する
3. すべての親に宿泊施設は提供されるべきであり，付き添えるように援助されたり奨励されるべきである。親には，負担増または収入減が起こらないようにすべきである。子どものケアを一緒に行うために，親は病棟の日課を知らされて，積極的に参加するように奨励されるべきである
4. 子どもたちや親たちは，年齢や理解度に応じた方法で，説明を受ける権利を有する。身体的・情緒的ストレスを軽減するような方策が講じられるべきである
5. 子どもたちや親たちは，自らのヘルスケアに関わるすべての決定において説明を受けて参加する権利を有する。すべての子どもは，不必要な医療的処置や検査から守られるべきである
6. 子どもたちは，同様の発達的ニーズをもつ子どもたちと共にケアされるべきであり，成人病棟には入院させられない。病院における子どもたちのための見舞い客の年齢制限はなくすべきである
7. 子どもたちは，年齢や症状に合った遊び，レクリエーションおよび，教育に完全参加するとともに，ニーズに合うように設計され，しつらえられ，スタッフが配属され，設備が施された環境におかれるべきである
8. 子どもたちは，子どもたちや家族の身体的・情緒的・発達的なニーズに応えられる訓練を受け，技術を身に付けたスタッフによってケアされるべきである
9. 子どもたちのケアチームによるケアの継続性が保障されるべきである
10. 子どもたちは，気配りと共感をもって治療され，プライバシーはいつでも守られるべきである

［病院のこどもヨーロッパ協会作成，野村みどり・監：病院のこども憲章　日本語版．より引用］
［http://www.nphc.jp/each.jp.pdf#search='病院のこども憲章'（2008.2.25閲覧）］

療を受ける主体は子ども自身であることを基本原則として，生活体験の少ない子どもにもイメージできることや，子どもの気持ちに寄り沿うことが重要である．説明のための環境づくりにも配慮した，小児がんの子どもへの病気説明の例を**表Ⅳ-7**に示す[23]．外来診療のなかでは，他の診察室に声が漏れない場所

表Ⅳ-6 インフォームド・アセントに含まれる内容

①その子どもの状況の特徴に対して，発達に応じた適切なawareness（知ること，気づき）がなされるように助ける
②検査や処置で起こることは何かということを話す
③子どもが状況をどのように理解しているか，また処置や治療を受け入れるためにどのような不適切な圧力があるかを含めた諸因子をアセスメントする
④子どもが検査や処置を受けたいという気持ちを引き出す．最終的にどのような状況においても決して子どもをだましてはならない

[日本小児看護学会・監・編：小児看護事典．へるす出版，東京，2007，p.61．より引用．]

表Ⅳ-7 小児がんの病気説明のスリー・ステップ

ステップ1：病気説明の環境を整える
＜チェック項目＞ ①説明場所と時間帯が病気説明にふさわしい ②両親のほかに一緒に説明を聞きたい家族（通常，祖父母）の同席を勧めた ③医療者は携帯（PHS）を切った ④同席者すべての人が自己紹介をした ⑤両親が，患児の病気についてどのように知らされているか確認した ⑥両親が，患児の病気についてどう思っているのか，どのような不安を抱いているか率直に言ってもらった
ステップ2：病名を知らせ，病気説明をする
＜チェック項目＞ ①診断名，病気の簡単な説明，治療方針，現在のわかる範囲での予後，治癒率，治療の当面の目標，治療によって起こる脱毛や吐き気などの副作用，合併症とその予防法を説明した ②病気の証拠を見せた（骨髄標本，CT，MRI） ③泣いたり黙ってしまったりしたときの対応は適切であった ④患児が病気を理解できたかどうかの確認をした ⑤仕返しや罰として病気になったのではない，また他人に移したりする病気ではないことを明言した
ステップ3：治療を選択し，病気を共有する
＜チェック項目＞ ①病気説明（病名告知）の理由を伝えた ②われわれ（医療者）の提案する治療法と治療スケジュールを渡した ③治療方針の決定にあたって，患児の考えを聞いた ④治療選択権は両親と患児にあることを伝えた ⑤子どもの最も知りたいこと（外泊，遊び，受け持ちナース，入院期間）は忘れず伝えた ⑥両親には経済的支援や「がんの子供を守る会」などの支援組織の存在，『君と白血病』『チャーリー・ブラウン，なぜなんだい』の絵本や「白血病」の説明書を渡した

[本郷輝明：終末期医療（告知，ターミナルケア）．別所文雄・横森欣司・編，よく理解できる子どものがん　診療を深めるための最新の知識とケア，永井書店，大阪，2006，pp.161-163．より引用]

を確保することや，帰宅後の疑問にタイムリーに応えられる体制を整えることが課題であろう。

(2) プライバシーの保護

曜日や時間が定められた専門外来では，同じ医師の診察を受けることで，特定の疾患があることを暗に示す状況にある。したがって，待合室などでは，子どもや家族が疾患を人に知られたくない場合があることにも配慮してコミュニケーションをとる必要がある。同じ疾患のある仲間として紹介する場合には，両者の了解を得ておくことが不可欠である。

また，慢性疾患のある子どもから第二次性徴による病状の変化や妊娠・出産などについて相談を受ける場合，普段は診察に同席している親とは別室で話しを聴いたり，同性の医療者が話しを聴いたりするなど，羞恥心への配慮が必要となる。性分化異常や性腺機能異常を伴う疾患のある子どもの場合には，医師が説明に用いることばに嫌悪感や羞恥心を抱くことも考えられるため，子どもの気持ちを確認することが重要である。

(3) その子らしい生活の保障

疾患や障がいのために医療処置（人工呼吸管理・吸引・経管栄養・自己注射・導尿など）を必要とする子どもたちが，社会のなかで生き生きと過ごすためには，心地よく過ごせる体調管理，成長・発達を促す社会活動の機会，負担の少ない日常生活動作や移動などの面で工夫や労力が必要となる。養育を行う家族の負担をできるだけ少なくするために，訪問看護・往診・ヘルパー・送迎などの医療福祉サービスや，療育機関・特別支援学校などの専門的教育支援，同じ疾患のある子どもや家族の会などのピアサポートが必要不可欠であり，それらの情報提供と各相談機関への橋渡しが外来看護の役割となる。

疾患や障がいのある子どもの就学や長期入院後の復学を検討する際には，普通学級と特別支援学校のどちらを選択するのか，またはフリー・スクールなどの学校も選択肢に入れるのかに迷う場合がある。学校生活のイメージが湧かない場合には，相談機関に問い合わせるだけでなく実際に学校を見学してみることも有意義である。普通学級以外の学校に行くことに抵抗感をもつ子どもや家族も少なくないが，病状や能力に合った学校生活を体験して初めて味わう喜びや達成感もあることを信じて，通学状況を見守ることも必要であろう。

また，慢性疾患のある子どもが幼稚園や保育所，学校に通う場合には，食事や運動の制限，薬剤管理，突発的な体調不良や治療の副作用への対応について，教職員の理解が必要である。知識不足や誤解によって不必要な制約を受けたり

対応が遅れたりすることがないよう，また担任や養護教諭の不安や疑問に応えられるように，本人・家族・医療者・学校関係者が必要に応じて気軽に話し合える関係性を築いておくことが望ましい。

　医療の進歩に伴い，小児期に罹患した疾患を抱えながら大人に成長していくキャリーオーバーの子どもたちの問題が指摘されている。何歳まで小児科で診療を続けるかということのほかにも，疾患や障がいのために就労が困難な状況や，結婚・妊娠への不安など，本人・家族が抱える悩みは深い。小児専門外来では，本人や家族の悩みをよく聴くことで問題の整理を助けたり，解決のために必要な情報や適切な相談相手を紹介したりすることが求められる。

〔長田　暁子〕

● 引用文献

1) 蝦名美智子：検査・処置を受ける子どもへの説明；概説．小児看護，23(13)：1737-1738，2000．
2) 日本看護協会・編：日本看護協会看護業務基準，日本看護協会出版会，東京，2004，pp.30-40.
3) 飯村直子：検査・処置を受ける子どもへの説明と対応．小児看護，23(13)：1749-1753，2000．
4) 深谷基裕：医療者が非侵襲的だと思っている処置場面で「こわい」と感じる幼児への援助．小児看護，30(13)：1814-1819，2007．
5) 筒井真優美：外来を受診した子どもの家族．筒井真優美・編，これからの小児看護；子どもと家族の声が聞こえていますか，南江堂，東京，1998，pp.145-147.
6) 太田ひろみ，朝野聡，北田豊治，他：病気の子どもを持つ母の不安に関する研究．こころの看護学，2(2)：153-160，1998．
7) 来生奈巳子：救急外来を訪れる子どもと家族への関わり．筒井真優美・編，小児看護における技 Art of Child and Family Nursing 子どもと家族の最善の利益は守られていますか，南江堂，東京，2003，pp.11-22.
8) 井上みゆき：小児病棟における子どもと家族の最善の利益．小児看護，30(8)：1054-1059，2007．
9) 込山洋美：検査・処置を受ける子どもをもつ親の思い．小児看護，23(13)：1744-1748，2000．
10) 田中義人：青年期と慢性疾患．小児看護，28(9)：1081-1085，2005．
11) 中村伸枝：慢性病児のストレス・コーピングと看護の役割．小児看護，26(8)：982-986，2003．
12) 渡辺久子：先天異常．渡辺久子・編著，小児心身症クリニック，南山堂，東京，2003，pp.40-42.
13) 幸松美智子：慢性疾患を持つ子どもの母親が行う"意図的な甘やかし"．日本小児看護学会誌，12(1)：57-63，2003．
14) 野辺明子：さりげないやさしさが親・家族を励まし，力づける．野辺明子，加部一彦，横尾京子・編，障害をもつ子を産むということ　19人の体験，中央法規出版，東京，1999，pp.220-245.
15) 福地麻貴子，込山洋美：病気や入院に対する子どもの反応と子どもと家族への援助．筒井真優美・編著，小児看護学，第5版，日総研，名古屋，2007，pp.210-235.
16) 山本美智代：キャリーオーバーした「障害者のきょうだい」への支援．小児看護，28(9)：1244-1248，2005．
17) 江藤節代，松永千絵，西敬子：思春期の慢性腎疾患患児の親の体験に関する研究．家族看護学研究，10(1)：32-38，2004．
18) 大西文子：点頭てんかんの子どもをケアする母親の体験に関する研究；子どもの療育に伴う母親の思いを中心に．日本小児看護学会誌，15(2)：30-38，2006．
19) 内正子，村田恵子，小野智美，他：医療的ケアを必要とする在宅療養児の家族の困難と援助期待．日本小児看護学会誌，12(1)：50-56，2003．
20) 外務省：児童の権利に関する条約．http://www.mofa.go.jp/mofaj/gaiko/jido/（2008.2.25閲覧）．

21）病院のこどもヨーロッパ協会作成, 野村みどり・監：病院のこども憲章. 日本語版. http://www.nphc.jp/each.jp.pdf#search='病院のこども憲章'（2008.2.25閲覧）.
22）日本小児看護学会・監・編：小児看護事典, へるす出版, 東京, 2007, p.61.
23）本郷輝明：終末期医療（告知, ターミナルケア）. 別所文雄, 横森欣司・編, よく理解できる子どものがん　診療を深めるための最新の知識とケア, 永井書店, 大阪, 2006. pp.159-166.

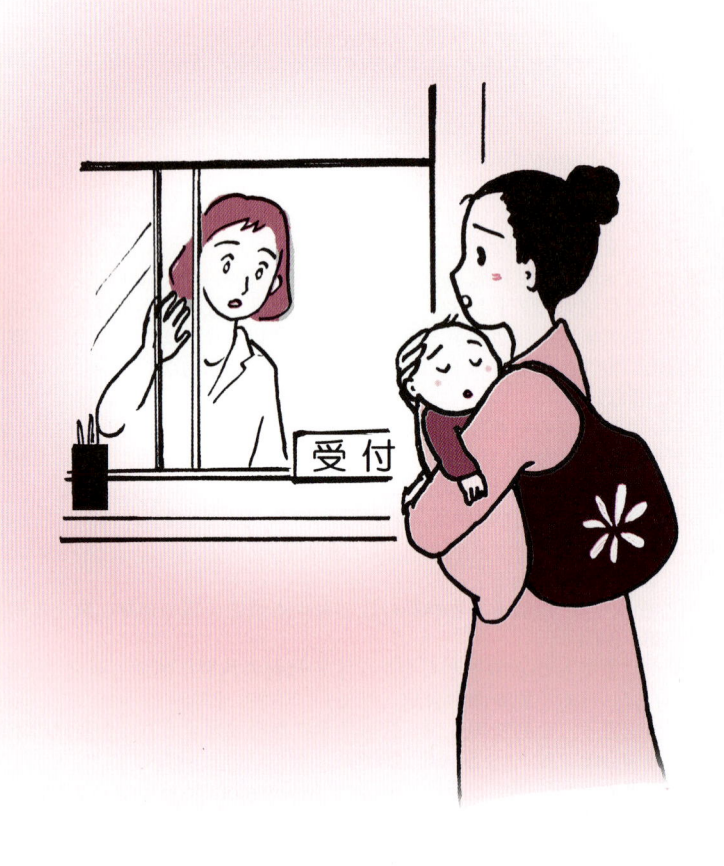

Ⅴ 外来の環境

1 人的環境

　　外来窓口から診察終了に至るまで，様々な職種のスタッフが診察の支援をする。各職種の業務は医師のオーダーから発生し，指示を受けた専門職のスタッフはそれぞれの専門分野の技術を駆使して診療支援を行っている。ここでは外来で患者に関わる各職種の役割や特徴，外来看護師との関連について述べる。

1　医療法に基づく医療従事者の配置

　　医療施設には病院と診療所，クリニック等がある。入院施設のある病院として届出をする場合には，医療法により医療従事者数が定められている。

　　例えば東京都の「病院管理の手引き」[1]では，特定機能病院および大学付属病院以外の100床以上の病院では，医師，看護師，栄養士，診療放射線技師，臨床検査技師，理学療法士，作業療法士，事務員の配置が義務付けられ，配置数は医師，看護師，薬剤師，栄養士には決められた条件がある。具体的な式数と配置数を紹介する。

(1) **医師**：（一般病床の入院患者数＋精神病床患者数／3＋外来患者数／2.5－52）／16＋3＝医師数。
（外来患者数の耳鼻科咽喉科，眼科は分母5とする。最後の「3」については一般病院として最低限必要な医師数は3名としている）
例：一般病床の入院患者100名と外来患者数250名（耳鼻科，眼科を除く）では，
　（100＋100－52）／16＋3＝12.25名。13名の医師が必要となる。

(2) **看護師**：一般病床の入院患者数／3＋精神・結核入院患者数／4＋療養病床入院患者数／6＋外来患者数／30＝看護師数。
例：一般病床の入院患者100名と外来患者数250名の病院では，
　100／3＋250／30＝33.33＋8.33＝41.66名。最低42名の看護師が必要となる。
　ちなみに，7：1入院基本料における看護師の必要数は100／1.4＋250／30＝79.75名となり，看護師80名となる。
　外来看護師数は小児，成人，母性などの診療科別の患者に関係なく，一率に

患者数30名に1名の看護師の配置が必要である。
  (3) 薬剤師：一般病床の入院患者数／70＋精神病床患者数／150＋外来取り扱い院内処方箋数／75＝必要薬剤師数となっている。
  (4) 栄養士：100床以上の病院で1名，1回300食または1日700食以上の食事を提供する施設は少なくとも1名は管理栄養士の配置を推奨している。
  (5) 診療放射線技師，臨床検査技師，理学療法士，作業療法士は病院の実情に応じた適当数となっている。
  (6) 保育士の配置について：小児病棟に1名以上の保育士が配置されること（プレイルームの設置時要件を含む）により，小児入院基本料が加算される。
  (7) 事務職員の役割分担について：2008年1月17日の厚生労働省医政局長通達により，医師の診断書や診療録および処方箋，診察や検査の予約に関しては医師が最終的に確認し署名することを条件に，事務職員が医師の補助者として記載を代行することが可能となった。事務職員の配置数には条件はあるが外来では医師の診療や検査の待ち時間の短縮や診察後の会計までの待ち時間の短縮につなげてゆくことが期待できる。

2　看護師の役割

　外来の待合室には様々な状態の子どもたちが家族に付き添われ来院する。看護師は待っている子どもたちの様子を的確に把握するために，四方八方に目と耳を傾け，具合が悪くて待っていられない子どもがいないか，咳や発疹のひどい子どもがいないか等を気に掛けながら，診察前の計測や事前の検査を調整し，少しでも早く診察を終えて安心して自宅に帰ることができるように支援している。また来院者の疾患を通し，近所の保育園や学校で発生している感染疾患の流行状況などを直感的に考えていることが多い。
　外来の看護師は診察の援助にとどまらず，地域の健康に関する問題や傾向を地域の保健行政に伝え，その対策を提案することも役割である。次に小児科外来の日常の看護師の役割を5つのポイントに整理した。

(1) 家族の訴えを聴く

　来院の子どもの観察と同時に付き添いの「いつもと様子が違う」「どうしても心配」の訴えには丁寧に，慎重に対応し，よく聴く。日頃接している母親の勘はするどく，時には的中してしまうことが多いため，家族の不安や心配事は記録に残し，診察前に医師に伝えることは早期の診断に役立つ。診察室では話しやすい雰囲気作りに努め，的外れな返答に対しても根気よく聞き，訴えを整

理しやすいよう，助言が時に必要である．子どもや家族の話を傾聴し，共感的態度は外来診察のスタートであり，信頼関係にもつながる．

(2) トリアージ

　診療前に感染徴候や急変による異常を見逃さないためには，看護師が待合室に出向き，体温，脈拍，呼吸，けいれん，活気の有無等を観察し，問診票を作成，診察・検査・治療の優先順位をつけるトリアージを実施する．トリアージの実施により，来院の順番が診察の順番と限らないこともあるが，患者や家族に理解が得られるように，待合室や掲示板にトリアージを案内し知ってもらうことで，家族からの協力を得ることができる．

　外来看護師は救命救急処置がすぐに必要な患者，専門病院や三次救急の医療機関へ転送が予測される患者については，直ちに医師に報告し，処置が開始できるように日頃から小児救急体制を確認して定期的な蘇生訓練や物品の準備をしておくことが大切である．

(3) 診察の介助

　診察の場面では，母親の一番の心配事を診察医にわかりやすく話せる環境を工夫する．プライバシーや個人情報に関わる患者の権利や倫理的な配慮も忘れずに，時には母親から子どもを預かりゆっくりと医師の説明が聞けるよう同席し，診察でつらい思いをした子どもと家族の思いを受け止め，退室時には必ず「よくがんばれましたね」，「何かあったら連絡をしてください」と電話での問い合わせや急変時の再診の手順を説明する．またすぐに診察できなかった場合や，待合室で待っているきょうだいに対する気配り，検査で時間を要した場合「お待たせしまして，申し訳ございませんでしたね」と先にねぎらいのことばを述べることで，母親は安心して帰宅することができる．

(4) 計測・処置・検査等の介助と説明

　診察前には，患者の身長・体重等の測定は診断や処方の手助けとなる．病気以外の受診は日常の患児の様子を観察するチャンスとなる．乳児健診，発達の検診，予防接種等は，普段の子どもの発達や生活状況，家族との関係を実際にみることで日常の情報収集ができる．処置（吸引，吸入，浣腸，採血，点滴，検体採取）の介助を行う場合や，侵襲の高い処置に家族が同席するか，退席を依頼するかは家族の要望や関係，処置の内容によって子どもや家族が選択できるように事前に説明し，子どもの権利を守る．

(5) 多職種との調整と連携

　外来看護師は検査の内容や多職種の業務を十分に理解する．患者は入院期間

の短縮やDPC（Diagnosis Procedure Combination診断群分類）の導入により，入院前に検査をすませることが多くなっている．XP，CT，MRI，脳波，超音波検査では鎮静や睡眠が必要なこともあり，患者に無理なく実施するためには，検査の手順，手続き，時間的調整や情報連携を考慮する．

　慢性疾患では経済的な負担の軽減や小児医療保険制度の活用の説明やケースワーカーの紹介や臨床心理士の紹介が必要となる．

　患者の複雑な状況を支援するコンサルテーションとして小児看護領域では小児専門看護師，小児救急認定看護師，新生児集中ケア認定看護師がいる．現状ではすべての小児病院や院内にはいなくても，地域の看護協会やインターネット登録を調べて相談をすることが可能である．看護師としては，具体的な活動を理解し，目標のひとつとして視野に入れ，キャリアアップを考えることも大切なプロセスである．

①小児看護専門看護師（CNS）

　2002年5月に日本看護協会の認定により誕生，認定を継続させるためには5年ごとの更新審査を受ける．主な活動は小児領域の複雑で解決困難な看護問題をもつ個人，家族，集団に対して，水準の高い看護ケアを効率よく提供するという目的である．専門看護師の役割には実践・教育・相談・調整・研究・倫理調整がある．外来では長期療養児や虐待に対する対応等，複雑な課題をもつ子どもと家族に対して，適切な相談や多職種との連携，行政との調整を行い，病院だけでなく，在宅，学校など様々な場で，小児看護のエキスパートとして活躍している．

②小児救急認定看護師

　2006年に日本看護協会にて認定され[2]，期待される能力に「1.救急時の子どもの病態に応じたアセスメント・症状マネジメント・救命救急技術，2.子どもの非言語的サインの理解および心理的ケアの実施，3.育児不安や虐待への対応と子どもと親の権利擁護」等である．外来では子どもと家族の特性と救急外来の機能を理解しながら，電話相談，専門外来，健診などで適切な支援ができれば，救急外来を利用しないですむことができる教育支援も期待される．

③新生児集中ケア認定看護師

　2005年に日本看護協会にて認定され[2]，期待される能力として「急性かつ重篤な状態にある新生児に対し，後障害を予防し母体外での身体的・生理学的安定をはかるためのケア，養育行動障害の防止のための親子関係形成の支援」が主な目的である．新生児の集中ケア領域（NICU）のスペシャリストとして

の役割をもち，外来での主な関わりとして，重度の障がいのある新生児の在宅支援等の計画立案や処置の指導，関連施設との情報の連携等，パイプ役として期待される。

3 各専門職の役割と連携

(1) 小児科専門医

小児科専門医は，医師の後期研修3年間に一定の研修を受けた後，小児専門医試験の合格が義務付けられている。日本小児科学会によると「子どもの誕生から，新生児，乳児，幼児，学童期，思春期，青年期，リプロダクション，次世代の子どもをもつまでのライフサイクルと捉え成育医療が実践できる。子どもの身体と心の全体像を把握し疾患をみるだけでなく，患者とその家族をみる，全人的な医療を実践できる医師」[3] が目標のひとつとして示されている。外来における関わりのなかでは「家族との信頼関係を築き，プライマリ・ケアの実践，育児支援と育児不安の解決，また乳幼児の成長発達の評価，小児疾患の予防に関わる医学知識と技術をもとに地域の子どもたちの健康促進の支援，子どもと家族の代弁者（アドボケーター）として，問題の解決に当たることができる，小児保健医療に関する地域計画に積極的に参加し，他の医療技術者を教育できる」[3] 等18項目が小児科臨床研修医の全体目標のなかに示されている。

(2) 保育士

小児の臨床現場で活躍する保育士は，保育士の資格をもち，病院や養護施設等で子どもの「遊び」を通した生活と発達の支援をする。主に入院中の子どもたちに折り紙，手遊び，ゲーム，季節の行事の企画，日々の学習支援等，看護師と密接な関係をもちながら子どものベッドサイドや家族の単調な入院生活を明るく，より楽しい張りのある日常生活になるよう活動している。外来での保育士の業務としては，待合室で待っている子どもの見守りや励まし，退屈しているきょうだいの遊び相手，本の読み聞かせ，発達に応じた安全な玩具の貸し出し，母親の受診，検査中のシッティング（一時預かり），緊急時の託児（突然の母親の点滴や処置，検査の間や産科の診察時等同席できない状況での保育），外来環境の整備，季節に合わせた装飾等を行っている。

(3) 薬剤師

薬剤師は薬剤師法第24条により医師の処方の内容に疑義を問うことのできる唯一の職種である。院内での業務は，医師の処方箋を監査後，医薬剤を調剤し，患者に薬剤を交付，薬剤の効果や副作用を説明する「服薬指導」を行う〔下

記のフロー図（**図Ⅴ-1**）を参照〕。しかしほとんどの施設の外来では，処方の取り扱いは院外処方を行っているため，院外の調剤薬局で薬の受け渡しを行っている。院内の薬剤師は院外処方箋の問い合わせや医師への疑義紹介を実施することで安全で確実な薬剤量，重複薬剤の有無，服用方法，副作用，禁忌等を防ぐことを目指している。

外来の看護師は患者や家族に対して「かかりつけ薬局」を決め，薬剤に関する情報が一元化することを指導し，また他の病院で処方された医薬剤が重複しないように「お薬手帳」を活用し，医師が院外処方箋を発行する前に，正確な薬歴の確認を行う。

薬剤師による服薬指導は，それぞれの子どもの日常生活に合わせた服薬方法，投与量，調剤の形態（水剤やドライシロップ）の工夫，投与日数，飲ませ方の工夫を指導することで，疾患の治療の長短に影響を与える。また誤投与を防ぐリスクマネジメント上，きわめて重要なパートナーとして存在する。

(4) 臨床検査技師

検査技師の関わりには大きく分けて検体検査領域と生理検査領域がある。検

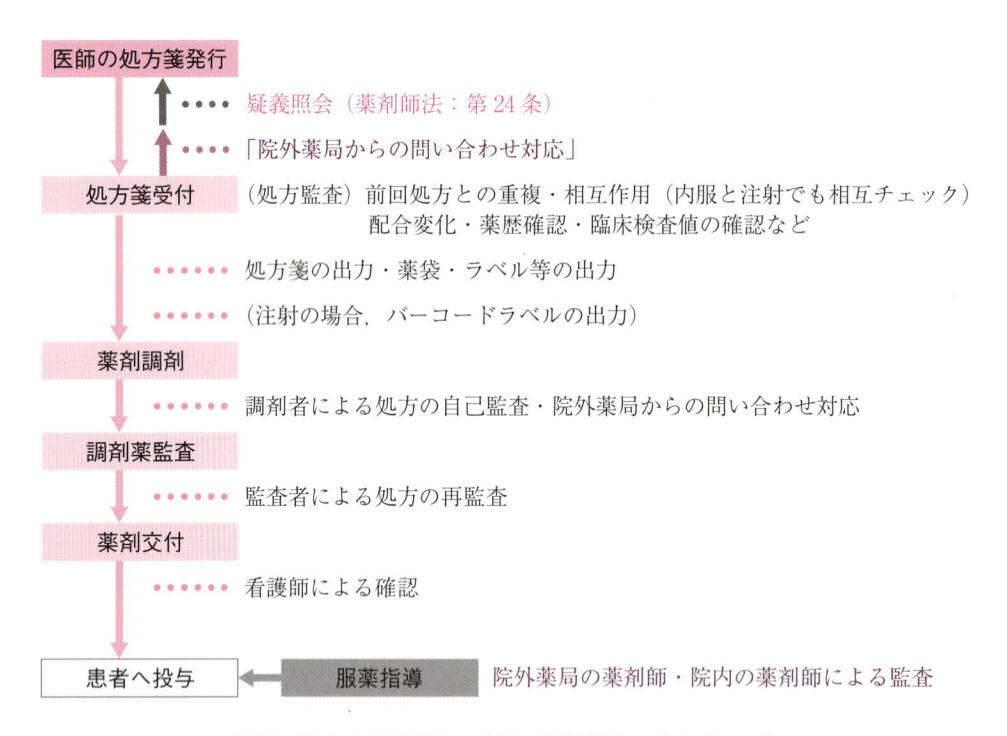

```
医師の処方箋発行
   ↑ ····· 疑義照会（薬剤師法：第24条）
   ↑ ····· 「院外薬局からの問い合わせ対応」
   ↓
処方箋受付 ····· （処方監査）前回処方との重複・相互作用（内服と注射でも相互チェック）
                  配合変化・薬歴確認・臨床検査値の確認など
   │   ····· 処方箋の出力・薬袋・ラベル等の出力
   │   ····· （注射の場合，バーコードラベルの出力）
   ↓
薬剤調剤
   │   ····· 調剤者による処方の自己監査・院外薬局からの問い合わせ対応
   ↓
調剤薬監査
   │   ····· 監査者による処方の再監査
   ↓
薬剤交付
   │   ····· 看護師による確認
   ↓
患者へ投与 ← 服薬指導  院外薬局の薬剤師・院内の薬剤師による監査
```

患者に対する情報提供の義務（薬剤師法：第25条の2）

図Ⅴ-1

体検査では血液，検尿，咽頭液などの患者自身の検体からデータを提供する場合と，生理検査では脳波検査，心電図検査，聴力検査，超音波検査，肺機能検査などの機械がデータを提供し，測定データに技師の検査時のコメント，分析を添付する2つに分類される。外来では検査結果により，入院治療，外来通院，治療方針に影響を与えるため，看護師は正確なデータが提供できるように適正な管理で検体の提出を行うことが大切である。小児の場合は特定の条件や環境を整え，患者，家族が安心して検査が受けられるよう検査技師と共に事前に十分な説明と承諾を得てから行う。また簡易的な迅速検査は検査技師に代わって看護師が診察中に実施し，早期の診断指標として提供することもあり，事前に手技を習得しておく。子どもの検査では発達に応じて，患児の固定が必要なときや睡眠中に行う検査や家族の付き添い支援が必要な場合など，苦痛が最小限となるよう検査技師との連絡が重要である。

(5) 診療放射線技師

診療放射線技師はX線検査，CT検査，MRI検査，心臓カテーテル検査，リニヤック等，医師のオーダーにより，患者の治療に直接関与する業務を行っている。放射線の検査では患者の静止や鎮静を必要とする場合が多く，看護師は検査前，検査中，検査後の患者の状態の観察や，部位の固定，睡眠状態の確認，睡眠薬の投与・管理，観察を技師と協力しながら安全に実施できるように支援する。外来の看護師は，リニヤックや侵襲の高い心臓カテーテル検査等を受ける患者や家族に対しては発達に応じた事前の説明と，承諾書を確認するなど患者が納得した状況で効果的な治療が受けられるように，医師，看護師，診療放射線技師との業務の役割分担と連携が大切である。

(6) 栄養士

栄養士は患者の食事や適切な栄養摂取を支援している。入院中の子どもには，治療上の制限食やアレルギー，偏食等を考慮した献立の作成から栄養指導，日常の食習慣に関わる残食調査等を実施している。外来の栄養士は定期検診や育児相談時の栄養相談のなかで，身長と体重の割合，肥満度，摂取量を総合的に判断し，子どもや家族の食生活習慣や，日常の生活習慣，嗜好品の摂取等の助言と指導を行っている。地域保健活動として，看護師や保健師と共に「早寝，早起き，朝ごはん」と朝食の摂取の推進運動を展開し，子どもの健康を取り戻そうという予防保健運動を組織的に進めるリーダーとして活躍している地域もあり，小児の成長発達と栄養摂取には深い関わりがある。

（7）理学療法士，作業療法士，言語聴覚士

　　理学療法士は「運動の障害に対して治療や矯正を行い，関節可動域訓練，筋力の強化，耐久力の増強，運動の協応性の改善，呼吸訓練，日常生活の訓練等を行っている」[4]。作業療法士は「子どもが興味をもつ作業を取り入れながらの遊びや遊戯，レクリエーションを通し，就労支援のための職能訓練等を行う」[4]。言語聴覚士は「言語，聴覚の発達や障害，コミュニケーション障害等に対する訓練やリハビリテーションと，摂食・嚥下障害に対しての摂食訓練や指導，誤嚥等の訓練や食形態の指導等を行う」[4]。いずれの訓練やリハビリテーションも患者の日常生活との関わりが深い職業である。

（8）心理療法士

　　心理療法士は発達の遅れや心の不安，子どもの日常の生活の変化に対応できずに困っている家族の相談にのり，毎日安心して生活できることを一緒に考えて関わっていく。主な外来での関わりには，遊戯療法，箱庭療法，発達相談，心理検査を通して心理評価，心理療法，心理面からの母子の支援を行う。

（9）医療ソーシャルワーカー（MSW）

　　院内では医療・保健・福祉に関わる社会的・経済的問題や社会復帰を促進する支援と相談を主な業務としている。小児外来では慢性疾患の子どもの経済的援助を受けるための手続き申請書等の指導を行う。最近では子どもの虐待相談の窓口として社会生活上の問題点を早期に把握し，問題の解決に向けて組織のリーダーとして活躍していることが多い。

（10）コンシェルジェ

　　外来の案内業務を担当している。コンシェルジェとしての対応は病院の玄関や外来フロアに立ち，ホテルの接客案内業務と同様，積極的に自ら進んで困っている来院者に声かけや案内，ポーター，手続きの代行，相談とすべてのサービス業務を実施する役割である。施設によってはホテル業務の経験者や病院の幹部を教育し順番に配置している施設もある。

（11）その他の専門職

①チャイルド・ライフ・スペシャリスト（CLS）

　　子どもが医療行為を受ける体験により，トラウマにならないように説明や遊びの援助を通して心理的・社会的サポートを行う専門家。国内では主に小児専門病院や小児病棟，クリニックで活動している。主な業務に医療施設内での子どもの遊びの援助，処置中のサポート，プレパレーション，グリーフケア等がある。

②音楽療法士

外来では定期的なピアノの演奏や楽器を使ってのコンサートや歌唱，また子どもたちの興味のある曲やリズムを通して心を癒す環境を整えている施設もある。院内では心理療法士と共に音楽を用いたセラピストとして活躍している。

③院内学級の教員

入院中の子どもには入院期間の長短や障がいに関わらず教育を受ける権利がある。院内学級を併設している施設では，患児の病状や必要に応じベッドサイドで訪問教育が行われる。教師の役割としては学習能力促進に向けての評価，実践，就学，復学，社会性の習得を行い，子どもの特性や個別性に応じ学校，家庭，医療機関，教育委員会，地域と連携し安心して学習に取り組めるよう支援している。

4　外来看護師とチーム医療の参画

医療施設内には専門職のスタッフがたくさん存在するが，単独の関わりでは一人ひとり優れた能力や専門性が患者にうまく機能しないで空回りしてしまうことがある。それぞれの専門的な知識をチームとして統合し，相互に補完し合うことができる。子どもや家族に対して，入院，外来，在宅を問わず，患者に一番近い位置にいる看護師が積極的にチームメンバーとして関わりをもつことが大切である。虐待防止チームをはじめ，感染対策チーム，褥瘡対策チーム，栄養サポートチーム，呼吸療法サポートチーム，緩和ケアチーム等，各専門の職種が集まり縦断的な活動をしているメンバーに外来看護師が積極的に参加することで，ネットワークを広げ，小児看護の領域を越えた幅の広い知識と技術が習得できる。

［山元　恵子］

2 物理的環境

　医療におけるアメニティとは,「患者の療養環境におけるQOLの向上を目指す医療環境」[5]といわれている。病院の外来として備えるべき施設・設備には,子どもに威圧感や恐怖心を与えない配慮が必要である（**写真V-1**）。各診察室や待合室は広いスペースで,明るく清潔で,緑と自然の採光が入り（**写真V-2**）,壁の色なども考慮する。また,季節を感じさせる飾り付けをし（**写真V-3～5**）,換気,室温にも注意をはらいたい。外来診療の設備としては,診察室,待合室,隔離診察室,処置室,検査や処置後,また鎮静薬を使用後に過ごす観察室,給湯を含む授乳室,プレイルーム,おむつ交換台やベビーチェアが備え付けられているトイレ,子ども用のトイレ,子どもの背丈に合わせた手洗い場などがあるとよい。また,安全面で感染防止,事故防止などに注意をはらい,診察待ち時間などの工夫にも配慮していく必要がある。

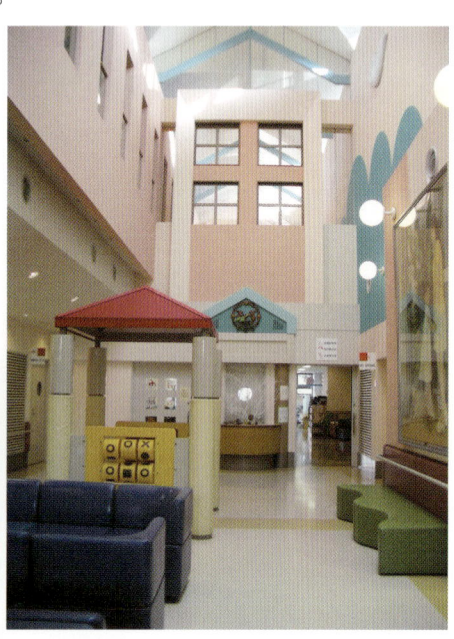

写真V-1　保健発達棟（待合室）

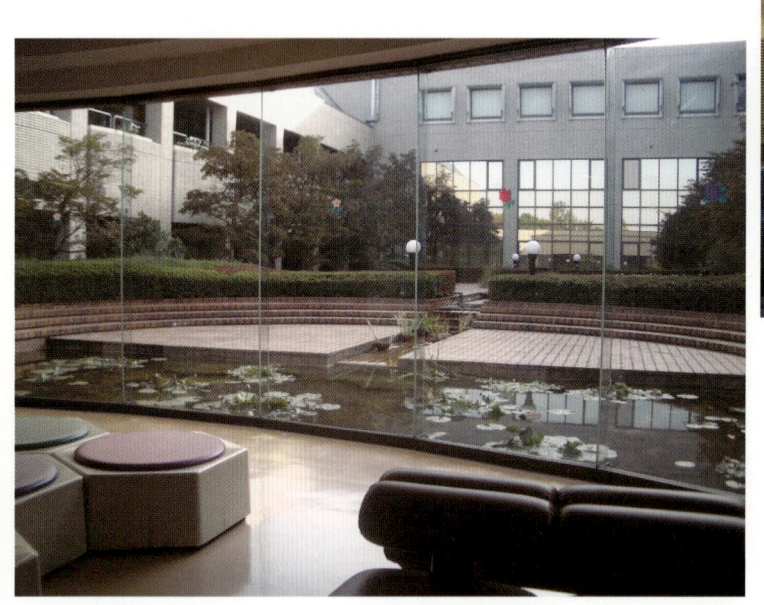

写真V-2　待合室から中庭の風景

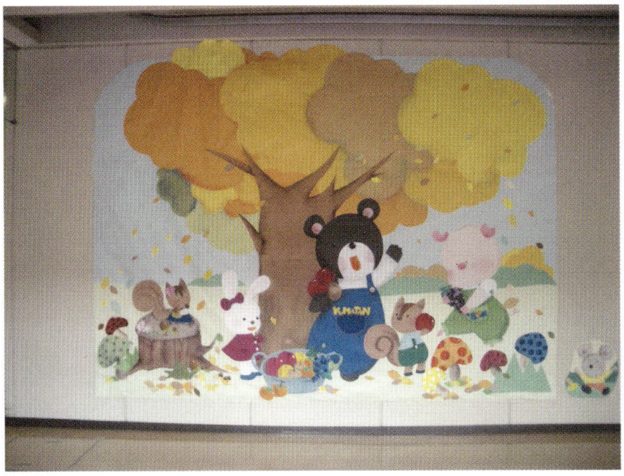

写真Ⅴ-3　ボランティアの方々の作品（壁画）

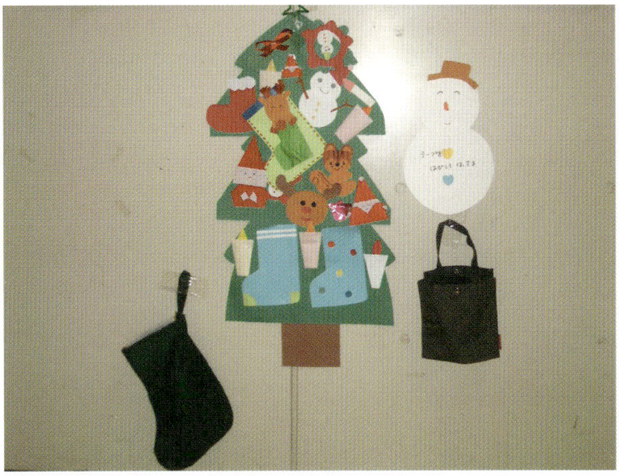

写真Ⅴ-4　12月，クリスマス（子どもたちの飾り付け）

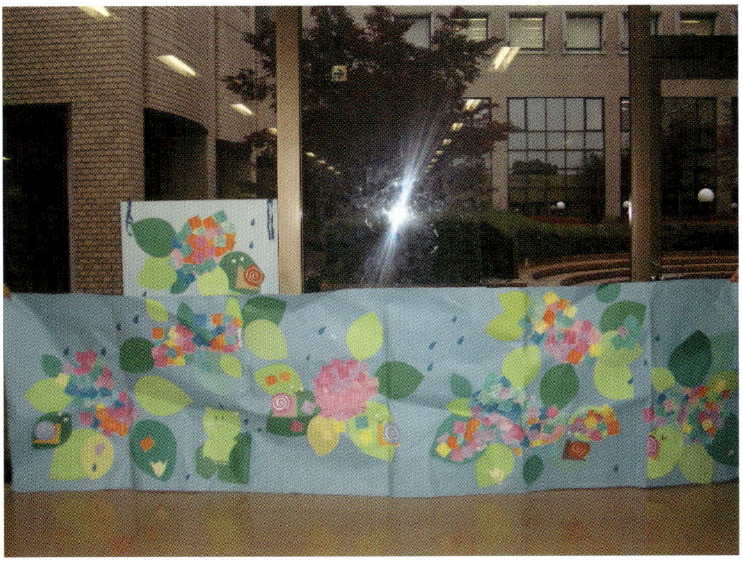

写真Ⅴ-5　6月，あじさい（子どもたちの飾り付け）

Ⅴ　外来の環境

1 設 備
　(1) 診察室
　　　子どもが泣かずに診察を受け，家族が医師と落ち着いて話ができる環境をつくることが大切である。診察室の中にもおもちゃを置き，子どもの安全が確保され，遊びながら過ごすことができるとよい（**写真Ⅴ-6**）。また，入り口などの表示板は動物のキャラクターなどで飾り（**写真Ⅴ-7**），担当の先生は何の動物かな？　と親子で考えながら待つのも楽しい。
　(2) 隔離診察室
　　　感染性疾患の患者または易感染症の患者をみる診察室は，換気装置が整備されていることが必要である。

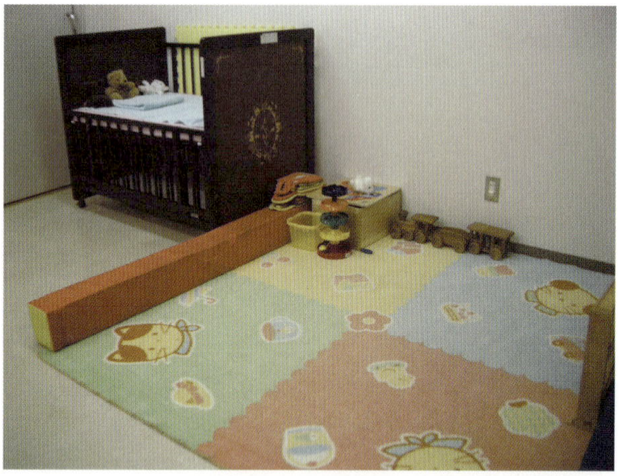

写真Ⅴ-6　診察室

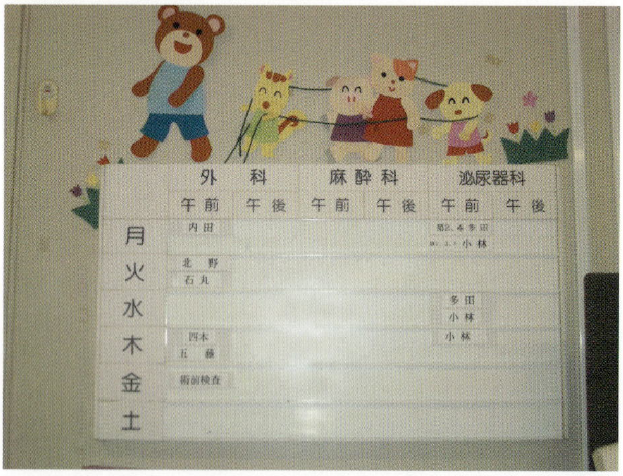

写真Ⅴ-7　診療予定板

(3) 処置室

処置室は痛いことをする部屋として子どもたちが一番嫌う場所になりやすい。子どもが「○○（処置）をしよう」とする気持ちを引き出せるように，入ってきたときに，子どもの目線で楽しめるキャラクターの絵を貼ったり，可愛い柄のカーテンを取り付けるとよい。また，処置台に寝かせたときには天井や壁画にも季節の飾り付けをして怖くない場所と思わせるようにしなくてはならない（**写真Ⅴ-8**）。処置の終了後には，がんばったことへのごほうびと気持ちの切り替えのため，がんばったシールやお楽しみ箱など，ごほうびがもらえる工夫が必要である（**写真Ⅴ-9**）。

(4) 観察室

外来における点滴治療や鎮静薬を使用して行った検査など，点滴管理や観察が必要な子どもたちが入る部屋である。酸素や吸引の準備が必要である。また，PR，SPO$_2$などの監視モニターも備えてあるとよい。

(5) 授乳室

給湯設備があり，周囲を気にせず母乳を与えられる場所を確保する。授乳前

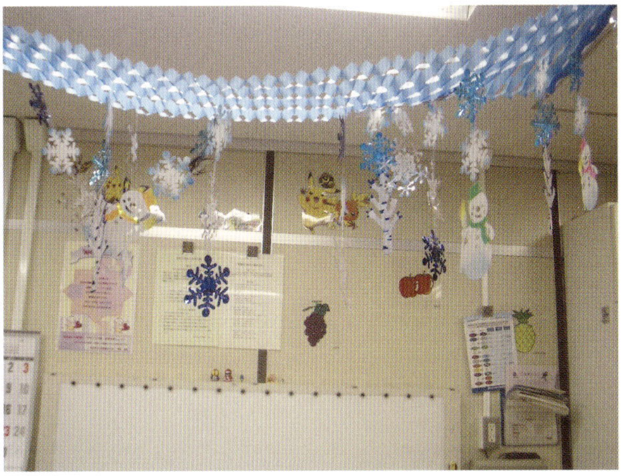

写真Ⅴ-8

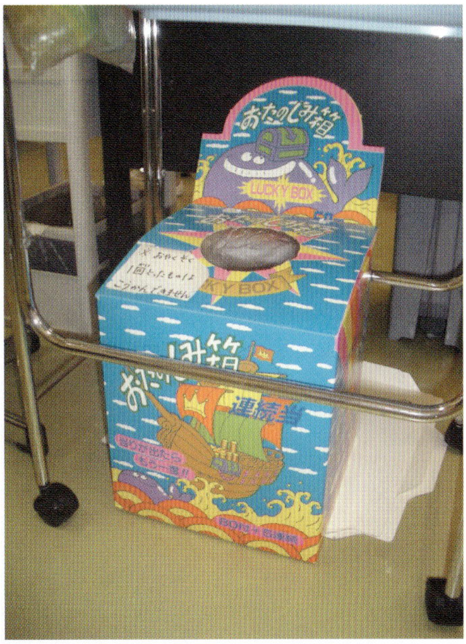

写真Ⅴ-9　おたのしみ箱（処置室にある）

Ⅴ　外来の環境

後におむつ交換をするので，ベッドも必要となる。最近は，父親が連れてくることもあるので，カーテンなどでしきりをしたり，部屋を別々にすることを考える必要がある（**写真Ⅴ-10**）。

(6) 計測室

部屋はおもちゃや壁紙などで明るくし，音楽などを流しゆったりした雰囲気を作る必要がある。また，安全を考慮した配置をし，乳幼児の衣服を脱がせるベッドを準備し，近くにおむつを捨てられるゴミ箱を置くとよい（**写真Ⅴ-11**）。学童以上には靴を脱ぎ，衣服を着替えるスペースがあり，プライバシーを考慮したカーテンを設置するとよい。

(7) トイレ

親子で入れる個室のトイレが必要であり，荷物を置けるスペースがあるとよい。また，父親だけで子どもを診察に連れてくることも多く，男性のトイレにもおむつ交換台やベビーチェアが備え付けてあることが望ましい。おむつを捨てるとき専用のゴミ箱があるとよい。自己導尿している子どものためには，車椅子用トイレの中に簡易ベッドが設置されており，物品を置ける台が設置され

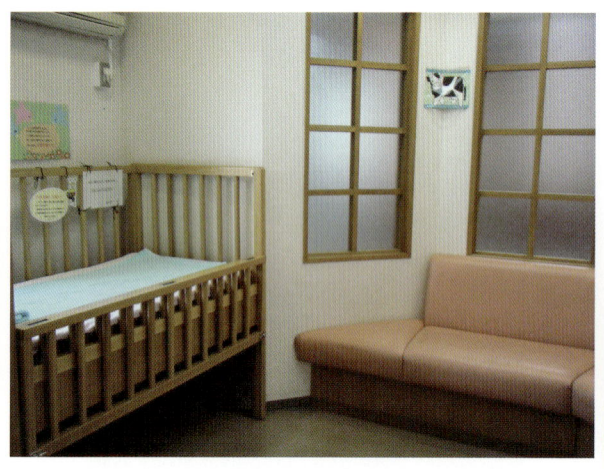

写真Ⅴ-10　授乳室

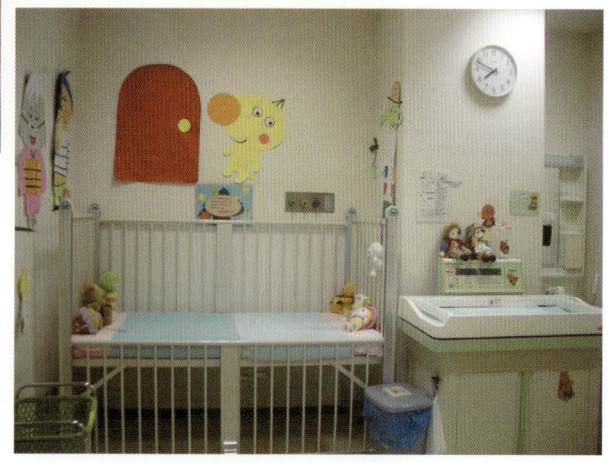

写真Ⅴ-11　計測室

ているとよい（**写真Ⅴ-12**）。そして清潔を保つために，時間ごとの清掃を決めておく必要がある。

2 小児の安全
(1) 感染防止
小児外来には，麻疹，風疹，水痘，耳下腺炎などの伝染性疾患の子どもたちが来院する。特に，熱があったり，発疹のある場合は総合案内に声をかけてもらったり，受診前に電話で連絡して玄関入口を別にしてもらう必要がある。病院内に「熱や発疹のある方，周りで伝染性疾患が流行っている方へ」のポスターなどを提示し，注意を喚起して，他の子どもと接触が少ない隔離室に誘導することが望ましい。

(2) 危険防止
外来に訪れる子どもたちは活発な場合が多いので，母親のそばにいても事故を起こすことがある。診察室のドアに指を挟んだり，机の角に頭をぶつけたりするため，指詰め防止カバーや机の角にカバーを装着することが必要である。

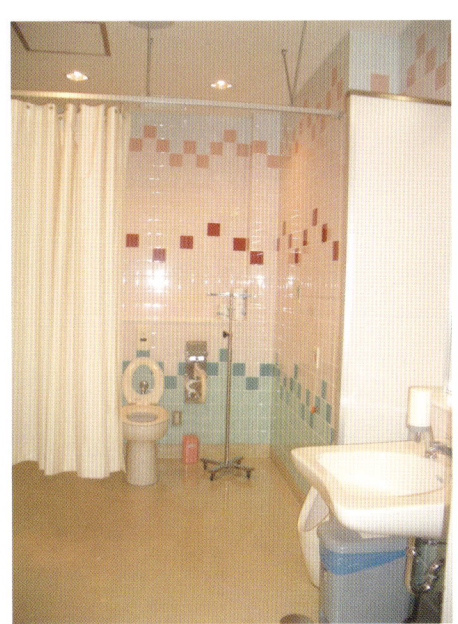

写真Ⅴ-12　トイレ

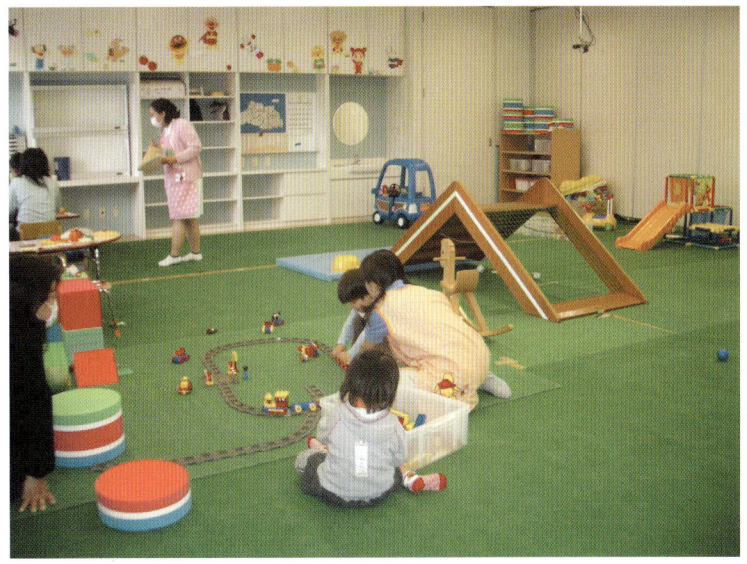

写真Ⅴ-13　プレイルーム

Ⅴ　外来の環境

また，プレイルーム（**写真Ⅴ-13**）は，小さな子がハイハイして遊べるような場所にして，危険のない配慮が必要である。検査のために睡眠薬を内服した後は，安全確保のために催眠室が必要となる。また，検査が終了して覚醒した後もふらつきは残っているため，家族に転落・転倒の注意を促していく必要がある。また，バギーで来院して荷物を後ろの手かけにかけている人も多いが，荷物の重みで後ろに転倒する事例が目立つので，廊下の壁に注意ポスターを掲示するとよい。また，廊下は常にきれいであることが必然であるが，飲み物などこぼすと滑る危険があるので，すぐに清掃できるよう配慮したい。廊下には危険なものを置かないように注意することが大切である。

3　小児の安楽
（1）待ち時間
　幼児期くらいの子どもは同じ場所で長時間待っていると飽きてしまうことが多く，子ども連れの家族にとっては待ち時間の目安は重要である。電光掲示板の設置や，ポケベルでの呼び出し番号札などで待ち時間の過ごし方の工夫をしてもらうとよい。また，廊下に本やおもちゃコーナーを設置し，遊びながら待たせる工夫やテレビによる短編アニメーションの放映などで飽きさせない工夫も必要である（**写真Ⅴ-14**）。

（2）待合室
　おむつ交換や昼寝など子どもを寝かせられるベッドを設置する。椅子などは低いものを選び，背もたれは高く，子どもがまたいだりして遊ばないようにする必要がある。また，可能であれば子どもが遊べる子ども広場などがあるとよい（**写真Ⅴ-15**）。

4　年齢の特性
　小児は0～15歳までをいうが，慢性疾患の子どもたちは15歳を過ぎても小児科で診療が行われることも多い（通称キャリーオーバーという）。入院も小児専門病院であると小さな子どもたちと同室になることもある。今後はキャリーオーバーの子どもたちに対応する診察室，検査室，病棟の環境調整を検討していくことが求められている。

5　スタッフの服装
　看護師の服装は白衣に子ども向けのエプロンをしていることが多いが，子ど

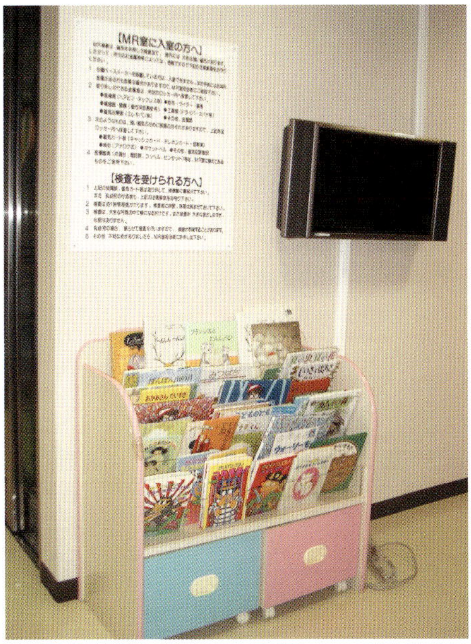

写真Ⅴ-14　放射線科待合室

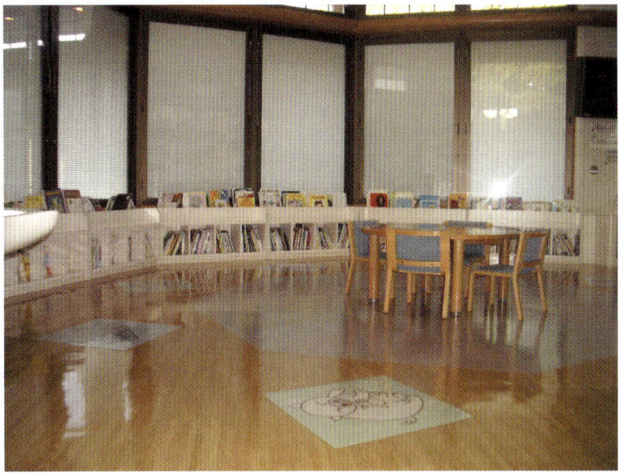

写真Ⅴ-15　子ども広場

もが白衣を見て恐怖心を抱くことがある。最近はポロシャツにズボンや淡い色のユニホームの施設が多くなってきた。医師やコメディカルスタッフもポロシャツや白衣を脱ぎ，普段着で子どもに恐怖感を与えない工夫をする必要がある。

［平山　知子］

●引用文献

1) 東京都福祉保健局医療政策部医療安全課：病院管理の手引き（平成18年版），東京都生活文化局広報広聴部広聴管理課，2006.
2) 洪愛子：専門看護師制度と認定看護師制度の概要．小児看護，31(7)：830-831，2008.
3) 社団法人日本小児科学会：小児科専門医臨床研修手帳，2005.
4) 栗原まな：リハビリテーションスタッフの役割．眼で見る小児のリハビリテーション，初版，診断と治療社，東京，2004，pp.29-41.
5) 小田一成，他：外来アメニティを重視した待ち時間短縮の試み．看護部門，6(2)：10-17，1993.

VI 安全と危機管理

[小児の安全に関する特徴]

1）月齢・年齢が小さいほど頭部の割合が大きく，身体のバランスを崩しやすい。
2）成長発達過程や成育環境により，危険や事故の要因は複合的で一律ではない。
3）日常と異なる環境（診療所・病院等）では子どもの好奇心から予測のつかない特異的な行動を引き起こしやすい。
4）日々の成長発達により，できなかったことができるようになり，おとなの予測を越えた，危険行動が突発的に発生する。
5）社会性が未熟であるため，適切な判断ができず事故や事件に巻き込まれやすい。

　以上の特徴を含め，子どもは身体・精神的機能が未熟であることや診療所，病院等は不特定多数の人の出入りや目に見えない感染症の患者との接触等，子どもにとっては公園や路上と同じくらい危険な場所であることを理解する。ここでは環境整備，安全なシステム，感染対策の３つの視点から安全の配慮について述べる。

1 環境整備

　医療施設としての建物の構造・設備，備品やベッド，ベビーカー，遊具，玩具の環境整備について紹介する。

1　建物の構造・設備

（1）施設の構造は自然災害や火災等の発生に対しても耐久性があり，国内の施設基準に適合していることが望ましい。また耐震免震構造，火災報知機，スプリンクラーはもとより，排煙装置，無停電装置の設備を備え，防災訓練の年２回以上実施が義務づけられている。
（2）自動ドアやエレベーター，エスカレーターが設置されている施設ではこれらの緊急停止や緊急時の連絡先が表示され，専門業者による定期点検が実施さ

れていることを確認する。
(3) 避難経路や非常口の表示は文字の案内だけでなく，誰にでも理解できるような図柄や方向指示案内板が表示されている。
(4) 緊急時や急変時に使用できるようにAEDの設置や救急カートが誰にでも，いつでも使用できるように準備され，その点検訓練を実施している。
(5) 施設内に不審者が侵入しないような窓や出入り口，子どもが外に飛び出したり，迷子にならない，新生児が連れ去られないための防犯対策，事故から子どもを守るための管理体制，監視員の配置，ビデオカメラ等による観察監視。危険な場所には常に施錠されていること等は毎日確認する。

2 備品やベッド，ベビーカー

(1) 診察台やベッド，椅子は常に転落の危険がある。診察台では子どもをひとりにしない，体重計からの転落防止のためには，乗せたときには必ず手を添えること，ベッド柵は上まで上げる，診察椅子に座るときには必ず家族が抱っこする等，高さのあるものやキャスターが付いて回転するものに子どもを乗せたまま放置しないことが原則。

3 施設内の遊具や玩具の点検

(1) おもちゃは子どもが誤って口に入れ，飲み込んだりしやすいため，口に入る大きさかどうか「スモールパーツテスター」を使いチェックする。また子どもがなめたり口にくわえたりするおもちゃは感染予防上，待合室には配置しない。絵本や玩具は定期的にアルコール等で清拭し，保全管理できるものだけを配置することが望ましい。
(2) 2007年の医療法の改正では医療機器の製造販売業者名，型式，型番，購入年，保守点検記録，修理の記録等のリストが必要となり，今後，小児の遊具や小児用ベッドも医療機器と同様の管理をする必要がある。

〔山元　恵子〕

2 システム

トリアージ，コードブルー，虐待防止，インシデント報告，メディエーションシステムについて紹介する。

1 トリアージ

外来や救急外来などの来院者の主訴や状態を観察して適切なアセスメントに基づき診察，治療の優先順位をつけるシステムである。

(1) 看護師によるトリアージの手順として問診，バイタルサインの確認，呼吸困難，チアノーゼ，意識レベルを確認する。けいれん・意識の低下時は，すぐに医師の診察が受けられるように手配する。

(2) 発疹，発熱などの感染症の疑いがある場合は，別室に誘導する。ほかの患者への感染の危険性があることを家族に説明し，診察の順位や隔離についての理解を得る。

(3) 外来や救急外来の待合室には「重症度・緊急度の高い患者さんから診察することがあります」と誰にでもわかるような表示をし，理解・協力を得る。

(4) 電話による問い合わせでは，相談の内容や症状を的確に判断するため，受診歴のカルテも参考にしながら，専門病院への緊急受診，救急外来への受診，通常受診に振り分けて具体的な対応を説明する。

2 コードブルー

医療施設内では患者のそばにいつも医師や看護師がいるとは限らない。外来受診前後，子どもに限らず家族が突然倒れたり，急変を発見したとき，ひとりでは何もできない。誰かに応援を求めるための緊急時の連絡方法として，一般にコードブルーシステム（もしくはスタットコール）が知られている。

(1) 院内のすべての職員が，急変者の発見⇒通報⇒蘇生処置という流れをいつもスムーズに実施できるよう定期的に教育訓練を実施し，また急変患者に気づくアセスメント・トレーニングが必要である。

(2) いつでも，誰でもコードブルーによる「救命の連鎖」をスタンダードに実践できるためには，「コードブルー」は誰でも気づいた人が遠慮なく実施するシステムでなければならない。

(3) 間違ったり，誤った判断でコードブルーを掛けても責任やリスクを伴わないシステムにしておくことは重要な要件である。

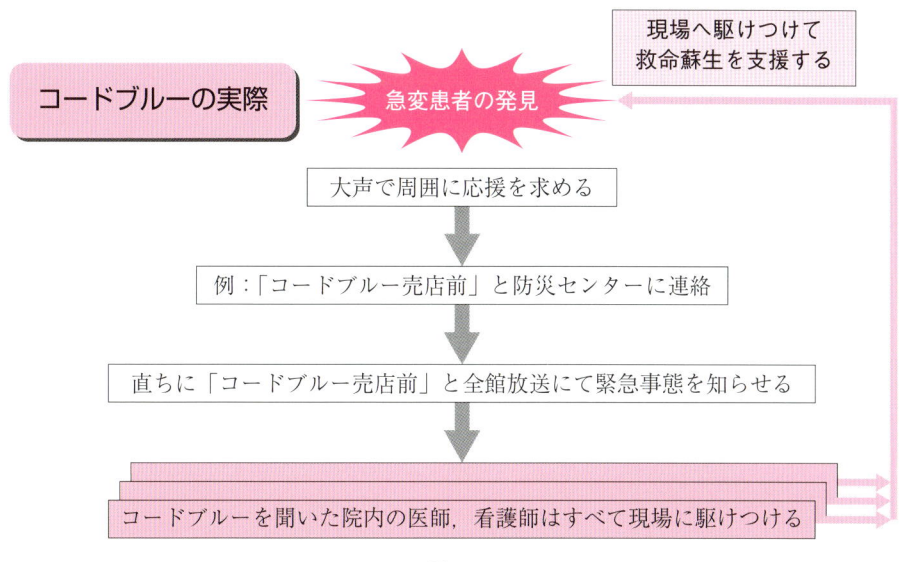

```
コードブルーの実際 → 急変患者の発見 ← 現場へ駆けつけて救命蘇生を支援する
                        ↓
              大声で周囲に応援を求める
                        ↓
        例:「コードブルー売店前」と防災センターに連絡
                        ↓
     直ちに「コードブルー売店前」と全館放送にて緊急事態を知らせる
                        ↓
    コードブルーを聞いた院内の医師,看護師はすべて現場に駆けつける
```

図Ⅵ-1

(4) 院内で統一した呼び出しシステムの周知には簡単な電話番号,シンプルな指示系統で24時間同一の連絡体制が望ましい。

　　図Ⅵ-1に具体的な院内の手順を紹介する。

3　虐待防止

　　虐待は身体的虐待,ネグレクト(育児放棄),性的虐待,心理的虐待に分類される。

　　わが国の児童虐待の取り組みは,2000年11月20日に「児童虐待防止法」が制定され,2004年「児童虐待防止法」,「児童福祉法」が改定された。

　　改定の特徴は通報義務の範囲の拡大,虐待防止ネットワークの法制化等である。

　　第6条[1]では「児童虐待を受けたと思われる児童を発見した者は速やかに,これを市町村,都道府県の設置する福祉事務所若しくは児童相談所又は児童委員を介して市町村,都道府県の設置する福祉事務所若しくは児童相談所に通告しなければならない」。つまり,医療機関での発見の通告,連絡は法律上の義務である。

(1) 医療機関としての取り組み

　　外来時に当事者(子ども,保護者)が保護を求めてくる場合と,虐待を受けて児童が受傷したため受診する場合がある。救急外来では後者の重症化した身

一時保護決定に向けてのアセスメントシート

①当事者が保護を求めている
　　　　　　　　　　　　　　　　　□はい　□いいえ
　　□子ども自身　□保護者が子どもの保護
②当事者の訴える状況が差し迫っている
　　　　　　　　　　　　　　　　　□はい　□いいえ
　　□性的虐待の疑いが濃厚
　　□「何をしでかすかわからない」
　　□「殺してしまいそう」と訴えるなど
③すでに虐待により重大な結果が生じている
　　　　　　　　　　　　　　　　　□はい　□いいえ
　　□性的虐待　□外傷　□ネグレクト　例：栄養失調，衰
　　　弱，脱水症状，医療法規，治療拒否など
④次に何か起きれば重大な結果が生じる可能性が高い
　　　　　　　　　　　　　　　　　□はい　□いいえ
⑤虐待が繰り返される可能性が高い　□はい　□いいえ
⑥虐待の影響と思われる症状が子どもに表れている
　　　　　　　　　　　　　　　　　□はい　□いいえ
⑦保護者に虐待につながるリスク要因がある
　　　　　　　　　　　　　　　　　□はい　□いいえ
⑧虐待の発生につながる可能性のある家庭環境等
　　　　　　　　　　　　　　　　　□はい　□いいえ

支援体制のフローチャート

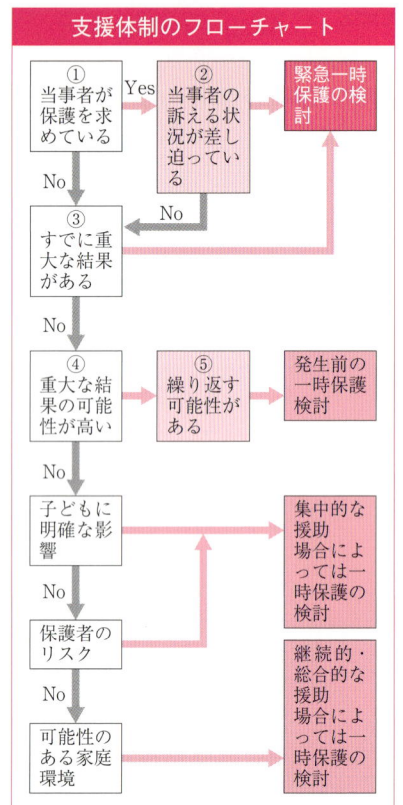

①当事者が保護を求めている
- Yes → ②当事者の訴える状況が差し迫っている → 緊急一時保護の検討
- No → ③すでに重大な結果がある
  - No → ④重大な結果の可能性が高い → ⑤繰り返す可能性がある → 発生前の一時保護検討
  - No → 子どもに明確な影響 → 集中的な援助　場合によっては一時保護の検討
  - No → 保護者のリスク → 継続的・総合的な援助　場合によっては一時保護の検討
  - No → 可能性のある家庭環境

図Ⅵ-2
[厚生労働省雇用均等・児童家庭局総務課：子ども虐待対応の手引き（平成19年1月23日改正版）．]

体的な虐待の事例が発見されることが多い．緊急避難としての子どもの安全確保が優先され入院があり，その後に児童相談所に連絡をとるという場合が多い．
（2）虐待は小児領域の重大な疾患のひとつ「子ども虐待症候群」として捉え，正確な情報収集からデリケートな対応と，スピーディな判断が必要である．
（3）外来での看護師の観察ポイント
　①身体的所見：不自然な外傷・皮下出血痕・あざ・皮膚の外傷・骨折（新旧混在する骨折）・熱傷・腹痛・嘔吐・白髪化・脱毛・体重増加不良・発育発達の遅れ・薬物中毒症状．
　②心理的所見：保護者への拒否感・恐れ・おびえ・不安・無表情もしくは暗い・うつ的もしくは攻撃的・過度のスキンシップを求める．
　③外観所見：保護者への拒否・拒絶・衣服や身体の汚れ・季節や外気に合わない衣服．

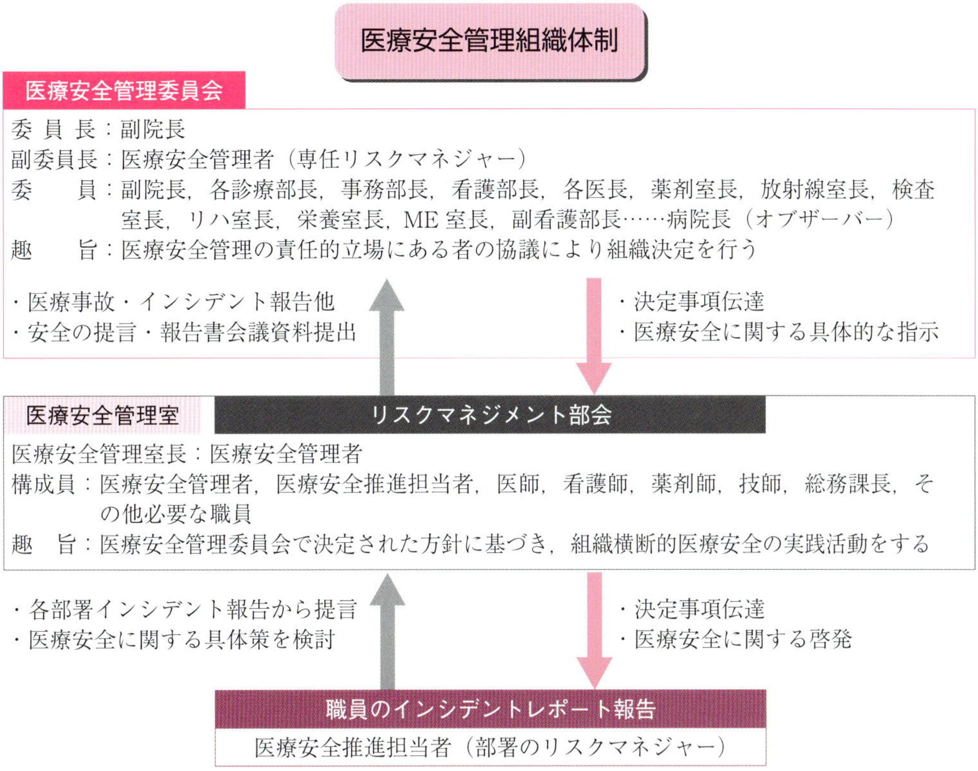

医療安全管理組織体制

医療安全管理委員会
委員長：副院長
副委員長：医療安全管理者（専任リスクマネジャー）
委　員：副院長，各診療部長，事務部長，看護部長，各医長，薬剤室長，放射線室長，検査室長，リハ室長，栄養室長，ME室長，副看護部長……病院長（オブザーバー）
趣　旨：医療安全管理の責任的立場にある者の協議により組織決定を行う

・医療事故・インシデント報告他
・安全の提言・報告書会議資料提出

・決定事項伝達
・医療安全に関する具体的な指示

医療安全管理室　　リスクマネジメント部会
医療安全管理室長：医療安全管理者
構成員：医療安全管理者，医療安全推進担当者，医師，看護師，薬剤師，技師，総務課長，その他必要な職員
趣　旨：医療安全管理委員会で決定された方針に基づき，組織横断的医療安全の実践活動をする

・各部署インシデント報告から提言
・医療安全に関する具体策を検討

・決定事項伝達
・医療安全に関する啓発

職員のインシデントレポート報告
医療安全推進担当者（部署のリスクマネジャー）

図Ⅵ-3

　　外来や病棟での一時保護決定は**図Ⅵ-2**のアセスメントシートを活用し，フローチャートに基づいて院内で統一した対応ができるような仕組みを考える。
（4）院内の虐待チームのメンバー
　　虐待の早期発見，対応，通報，他機関，行政との連携がスムーズに組織として実施されることを目的に院内での専門チームを結成している。チームのメンバーは小児科医師，看護師，ケースワーカー，医療保育士，保健師，事務局等の院内ネットワークを構築する。

4　インシデント報告

　　2006年の医療法の改定により，病院や有床診療所に必須の医療安全管理体制が本年度から診療所の無床施設を問わずすべての医療施設にインシデントレポートの報告が義務付けられている。外来で起きる患者や家族に関わるすべてのヒヤリ・ハットした出来事を報告し情報を共有・分析することで医療事故を

防ぐことができる（**図Ⅵ-3**）。
(1) インシデントと同義語として「ヒヤリ・ハット報告」とよばれている場合もある。主旨はインシデントレポートと同様，職員からの報告書。
(2) 大きな事故を未然に防ぐために，小さな出来事やおかしいと気づいた職員が記載するインシデントレポートは数多く提出されることが望まれる。
(3) インシデントレポートは無記名で取り扱われ，記載者の不利益がないように取り扱われることを保証する。
(4) アクシデント（＝医療事故）とは同義語としている。医療に関わる場所で医療の全過程において発生するヒューマンエラー，システムエラーすべてを包含し，医療従事者が被害者である場合の針刺し事故や災害事故，暴力やセクシャルハラスメント等も含む。
(5) 医療過誤は，医療事故の発生の原因に，医療機関・医療従事者に過失があるものをいう。

5　医療メディエーション

　　患者の苦情やクレームの対応にとどまらず，訴訟に至るような医療の現場で発生したコンフリクト（紛争・葛藤）について，中立的介入から問題解決に向けて話し合うシステムである。メディエーターは施設側，患者側の立場ではなく，常に中立的な立場であることが求められている。介入時には傾聴・共感の態度で徹底的に聴く姿勢をとり，クライエントに語ってもらうことが大切である。たとえクライエントの主張が間違っていると感じても，失った信頼関係を取り戻すためには，不満のすべてを開示してもらうことがメディエーターの役割と理解する。
(1) 相談窓口は一本化してメディエーターとクライエントの信頼関係を築くことができるように努める。
(2) 連絡相談はメディエーターから積極的に行い，期間や期日をしっかりと守ることが信頼の第一歩となる。
(3) 失った信頼を回復させるためには再び同様の失敗がないように対策や事後対応，医療者側の意見を一致させておくことが必要である。
(4) 医療事故や苦情対応の医療側の当事者は，患者からの激しい訴えや苦情に傷ついていることが多いため，施設としてのリソースを幅広く捉え，必要に応じてメンタルサポート，弁護士や適切な関係者に相談する体制を整備しておく。

〔山元　恵子〕

3 感染対策

1 感染の基本

外来・入院患者を問わず，診療所や病院は医療を提供する場であると同時に，病原体の伝播の場でもある。医療現場における病原体の伝播を防ぐには，まず，職員が感染について理解している必要がある。

感染が成立するためには，①感染源（病原体），②感染経路（伝播），③感受性宿主（患者）の3つの要素がそろう必要がある。この3つが感染症を発生する「感染の連鎖」とよばれている。この連鎖を断ち切るためには，①感染源の除去（洗浄，消毒，滅菌），②感染経路の遮断（感染経路別予防策），③感受性宿主への対応（宿主対策）の実施が必要である。

(1) 標準予防策（standard precautions）

すべての患者は感染症の有無に関わらず，感染症があるとみなして対応するという考え方である。患者の血液，その他の体液，汗を除く分泌物，排泄物，皮膚損傷，粘膜は，感染の可能性がある対象として対応することで，患者と医療従事者双方の院内感染の危険性を減少させる予防策である。

(2) 標準予防策（standard precautions）の実際

手指衛生（適切な手洗い），手袋の着用（血液および体液への接触），マスク，ゴーグル，フェイスシールド，ガウン・リネン，患者に使用した器具（注射針のリキャップ禁）の取り扱い，環境対策を実施する。特に外来においては不特定多数の感染症の患者と接触する機会が多いため，看護師自身の免疫力を低下させないことは重要な対策である。

(3) 感染経路別予防策

①接触感染予防策

手や皮膚による直接接触，あるいは環境表面や患者に使用した物品との間接接触によって伝播する病原体に感染した，もしくは感染の疑いのある患者に対して適応する。外来の患者の対応で最も頻度の高い伝播様式である。

原因菌：ロタウイルス感染症，多剤耐性菌（MRSA：メチシリン耐性黄色ブドウ球菌，VRE：バンコマイシン耐性腸球菌，MDRP：多剤耐性緑膿菌），疥癬，膿化疹，単純性ヘルペスウイルス感染症，ウイルス性出血熱，腸管出血性大腸菌感染症（O157, H7），RSウイルス，A型肝炎ウイルスなど。

対　策：・手袋と手洗い（患者の処置やケア，おむつ交換，汚物の処理には手

　　　　袋を着用する）
　　　・外来の環境清掃（別室で診察する，患者の使用した器具や診察台は
　　　　拭き掃除）
　　　・ガウンの着用（処置やケア時はディスポーザブルのビニールエプロ
　　　　ン等を使用し，使用処置後は破棄する）
　②飛沫感染予防策
　　咳やくしゃみ，会話時，またはある手技中に発生する5μ以上の大きい粒子が飛沫することによって伝播する病原体に感染した，もしくは感染の疑いのある患者に対して適応する。空中を浮遊することなく，1m以内の範囲で床に落下する。子どもは咳やくしゃみを我慢できないことや対象の疾患の多くは外来で診断されることから外来看護師は飛沫感染する頻度が高い。
　原因菌：インフルエンザ，流行性耳下腺炎，風疹，百日咳，マイコプラズマ，
　　　　　RSウイルス，溶血性連鎖球菌など。
　対　策：・患者間は1m以上離すかもしくは同じ感染症に罹患している患者と
　　　　　　同室にする。
　　　　　・特殊な空調や換気は必要ないがドアは開放にする。
　　　　　・1m以内で接する場合の職員はサージカルマスクを着用する。
　　　　　・患者には人ごみを避ける指導とサージカルマスクを着用させる。
　③空気感染予防策
　　長時間空気中に浮遊している空気媒介性飛沫核（直径5μ以下）の感染病原体を含む粉粒子が，空気の流れにより広く撒き散らされ，それを吸入することによって伝播する病原体に感染した，あるいは感染の疑いのある患者に対して適応する。外来では診断前に疑いのある患者に対しても個室隔離で対応する必要がある。
　原因菌：結核菌・水痘，麻疹，帯状疱疹ウイルスなど。
　対　策：・陰圧の条件を整えた診察室もしくは1時間に6～12回の換気ので
　　　　　　きる個室にて対応。
　　　　　・入退室時以外はドアを閉めておく。
　　　　　・患者，職員共にN95のマスクを着用する。
（4）感染対策の組織としての活動
　　院内には外来，病棟を問わず，感染対策に対する最高決定機関として，病院長をトップとした感染対策委員会を設定する必要がある。一般には委員会とは別にその下部組織として感染対策チーム（infection control team：ICT）が

存在し，実働組織として活動している。ICTは感染管理担当の医師，看護師，薬剤師，検査技師，放射線技師で構成され，すべての職種が関わり感染対策に対する専門的な知識を集結させて院内巡視やマニュアルの作成，改定等の業務を実施している。

　主な業務にはサーベイランスとコンサルテーションがある。
・サーベイランス：㈠院内の患者における感染症状況の確認や感染経路の把握，㈡院内の環境汚染状況や保菌者のデータ把握，㈢病院内外の疫学情報の把握。
・コンサルテーション：㈠感染予防対策に関するコンサルテーション・指導，㈡感染対策マニュアル，ガイドラインの作成，㈢感染に対する啓発，教育研修，㈣病院内各部門との連携と協力。

制度として：
・ICD（infection control doctor）は，感染対策に関わる多くの職種の役割を理解するとともに，感染制御の専門的知識を基にそれらを統合し，実践する専門医制度。
・感染管理認定看護師は，すべての人を感染から守るための知識と技術を習得し，感染管理に組織的・効果的に取り組むことができる看護師である。業務内容は実践，指導，相談の機能。
・感染看護専門看護師は，2006年12月に初めて誕生した感染対策のスペシャリスト。

①感染対策の指針とマニュアルの活用

　小児外来はウイルス性疾患に罹患する患者を数多く扱い，また接する場所である。職員の職務感染を防ぐために，手洗いの研修や，ウイルスの特性，感染経路についての知識や院内での具体的な対策手順を㈠院内感染対策のための指針，マニュアル，㈡医薬品の関わる安全確保，等から正確な情報を確実に実施できるよう日頃からのトレーニングが必要である。

②ウイルス性疾患の対応（**表Ⅵ-1**）

③職員の健康管理

［新採用者について］
　㈠HBVウイルス抗体検査
　㈡結核：胸部X線検査と血液検査による感染チェック，ツベルクリン反応
　㈢麻疹・風疹・水痘・流行性耳下腺炎の罹患歴・ワクチン接種の有無

　以上について調査を行い，必要時ワクチン接種による抗体価のチェックやBCGを行う。㈢は特に外来，小児部門の看護師では注意をはらう。

表Ⅵ-1　ウイルス性疾患の対応

	水痘	麻疹	風疹	流行性耳下腺炎	インフルエンザ
潜伏期間	10～21日	10～18日	14～21日	16～25日	1～5日
感染期間	発症前2日～痂皮形成完了	接触5日～発疹出現後5日	発症前7日～発症後5日	発症前7日～発症後9日	発症前～発症後7日
感染予防策	接触・空気感染対策	空気感染対策	飛沫感染対策	飛沫感染対策	飛沫感染対策
感染源	水疱液・気道分泌物	気道分泌物	気道分泌物	気道分泌物	気道分泌物
ワクチン名	水痘ワクチン	麻疹ワクチン	風疹ワクチン	ムンプスワクチン	インフルエンザワクチン
ワクチン効果	90～95%	95～98%	95%	90～95%	1年間有効
72時間以内の感受性職員緊急ワクチン接種	効果あり	効果あり	効果なし	効果なし	
発症時対応	感染期間の就業制限	感染期間の就業制限	感染期間の就業制限	感染期間の就業制限	感染期間の就業制限

［ハイリスクの職員の対応］
　患者のケアに直接関わる医療従事者は一行為一手洗いを実行しマスク，ガウン，ゴーグル等を適切に利用し，抗体の検査やワクチン接種を受けなければならない。
　外来勤務の職員の多くは家庭に乳幼児がいる場合が多く，医療現場から家に病原体を持ち帰るのではないかと心配している。例えば，水痘に接触しても自分が免疫をもっている場合は水痘のキャリアにはならない。しかし職員が免疫をもっていないか，不完全な場合はその病原体に対して無症候性に感染を起こし，それが容易に家族に伝播するため予防接種や定期健診が必要である。

［医療従事者の教育］
　職員健康管理部は感染対策委員会と協力して職員全員の感染対策に対する教育を行い，全員が定期の健康診断を受けていることを確認しなければならない。以下の内容の教育が毎年実施されていることが望ましい。
・通常の健康維持（手洗い等），接種可能なワクチンの実施，隔離予防策，個人防護具，曝露管理のプログラム等。

〔山元　恵子〕

●引用文献

1) 桃井真理子：小児虐待；医学的対応マニュアル，真興交易医書出版部，東京，2006，p.193．
2) 厚生労働省雇用均等・児童家庭局総務課：子ども虐待対応の手引き（平成19年1月23日改正版）．

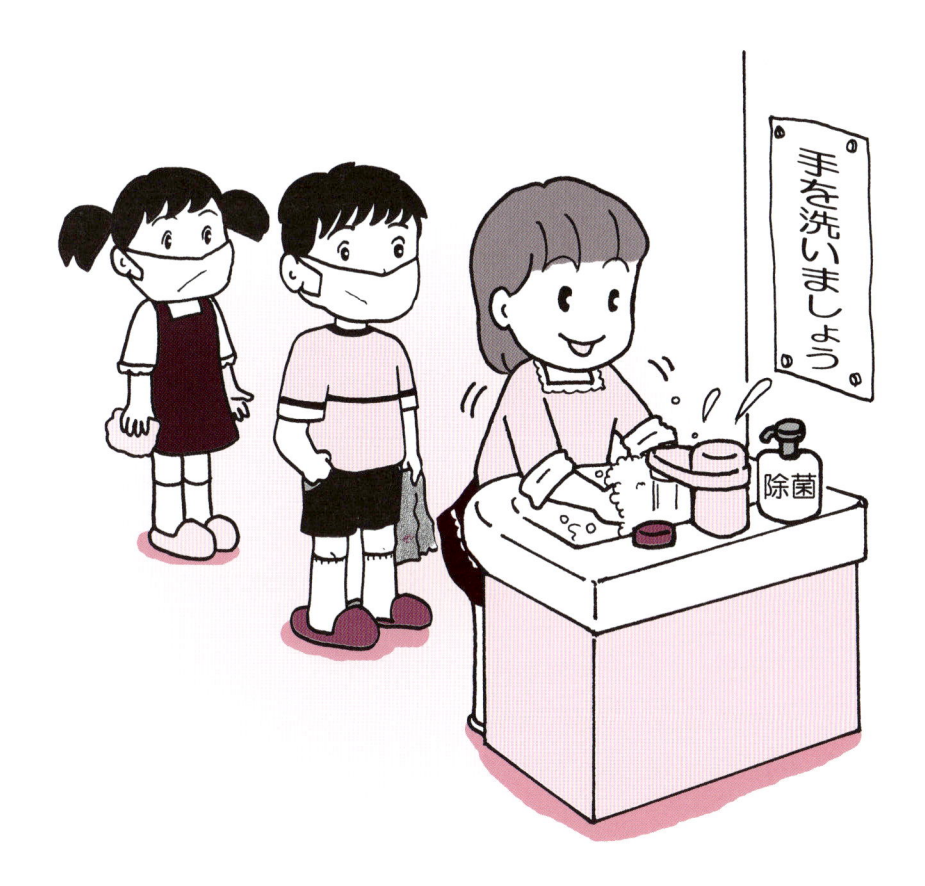

VII 外来患者管理システムと看護記録

[外来患者の記録の要点]

1) 法的な根拠を遵守した記録。
2) 外来，入院，訪問を問わず継続的に患者を理解できる記録。
3) 医師，看護師，多職種の情報が共有できる記録。
4) 患者や家族に診療情報として提供できる記録。
5) 患者の発達，成育環境の変化が保存されている記録。

　外来患者の記録のシステムを検討するためには記録の手法や記録の手順にとどまらず，現実の外来における診療や看護の実際が優れ，患者や家族に合った医療が実践されている結果が記録として残されていることが大切である。それぞれ5つの要点について診療情報の基本，外来における具体的な記録，看護記録と小児看護の評価の3つの視点から記録の特徴について述べる。

1 診療情報の基本

1 看護記録の法的位置づけ

　看護者が実践した記録には助産録，看護記録，訪問看護の記録等があり，助産録は1948年「保健師助産師看護師法」の法的な規定がある。看護記録は2007年に医療法「法律205号」の一部が変更され，診療録として，「看護記録」が法的な記録の追加になることも検討されている。

　看護記録の整備については，「看護の実践の過程を証明できること」が求められているが，それぞれの許可認定の条件により記載内容の義務が異なり，患者個人の看護記録は看護計画，実施記録，そして経過記録の整備が必須条件といえる。

(1) 診療報酬請求の入院基本料では「経過記録」，「看護計画」
(2) 裁判や証拠保全では「業務記録」
(3) 特定機能病院では「看護記録」

2 診療情報に関する指針

　医療を実施するためには医療者と患者との信頼関係が最も大切な条件であることは外来も入院も変わらない。信頼関係を保持するためには医療の内容を十分に理解してもらえるよう「医療の透明性の確保」、「医療の質の向上」、「患者の知る権利および自己決定権の尊重」、「患者の責任」等，以下の指針やガイドラインの要件に従い施設で整備し，必要に応じて患者，家族にいつでも説明できることが求められる。

(1) 2003年9月「診療情報の提供等に関する指針」，厚生労働省
(2) 2004年4月「個人情報の保護に関する基本方針」，厚生労働省
(3) 2004年12月「医療・介護関係事業者における個人情報の適切な取り扱いのためのガイドライン」，厚生労働省
(4) 2005年1月「看護記録および診療情報の取り扱いに関する指針」，日本看護協会

3 インフォームド・コンセント（informed consent；以下ICと略）

　インフォームド・コンセントとは患者，家族に対して，事前に治療や処置に対して十分な説明を実施したうえで同意を得ることをいう。その前提には診療情報のすべては患者自身のものであり，その権利は患者にあることを認識する必要がある。外来の患者は検査治療の危険性を含め，診断名，治療のプロセス等，十分な情報を得たうえで，治療の選択，拒否，同意を患者自身が自己決定によって選択できる環境を整備する。例えば，診察室から他の診察室の患者の説明が聞こえたり，カーテン1枚で仕切られた待合室の片隅で病気の説明をする等，説明の内容と場所の設定については外来看護師が配慮することが大切である。また看護師は，患者の考え，信念，価値観を理解し，患者の「知る権利」と「知りたくない権利」どちらの権利をも尊重した，身近な「患者の代弁者」としての対応が求められている。とりわけ小児の場合の意思決定の能力，理解力，養育者との関係について考慮する必要があり，医療チームとして決定し対応することが重要である。

4 診療情報の提供

　看護師の責務は，患者および家族が聞きたいことを的確に説明できる準備をすることで，説明については医師，看護師，薬剤師等，最も適正な人が，パンフレット，クリニカルパス，模型，実物等を活用し，丁寧に，具体的でわかり

やすい状況を選択し患者に合わせた適切な方法を選択する。

入院の際には入院診療計画書を医師，看護師，関係職種が共同で記載することが義務づけられている。外来から入院となる場合には，外来看護師は入院診療計画書に，在宅や外来での患者の状態や要望を記載により入院初期から治療のゴール設定に活用することができる。

5 医療従事者の守秘義務と個人情報保護法

看護師は患者や家族の同意を得ずに，患者以外に患者の個人情報を話したり，記録物を渡したりしてはならない。例えば，外来で学校や保育園，警察等から突然電話等で個人の病状の問い合わせがあっても患者の承諾が必要となる（「業務上知り得た人の秘密を漏らしてはならない」[1]）。正当な理由がなく漏らしたときは，1年以下の懲役または50万円以下の罰金に処せられる。この守秘義務の規定は2002年3月1日から看護師にも適応された。

個人情報の保護に関する法律は2003年5月に成立し，2年の据え置き期間を得て施行された。病院や診療所においては「患者の知る権利」について，またそれを行使できるように外来の掲示板やリーフレット，病院案内，パンフレットに盛り込み，患者，職員の意識を高め，診療録の開示の基準，ルールや具体的な手順，料金などをわかりやすく掲示しておくことが大切である。次に外来においての具体的な取り組みを紹介する。

(1) 外来における具体的な取り組み

①外来診察時や会計ではマイクによる実名の呼び出しはしない，肉声で呼び出すことが原則。マイク，院内放送を使用する場合は患者が特定されない番号で呼び出す。

②診察室での医師の病状説明や会話が他の患者に聞かれない環境を整える。

③外来の電話再診については主治医の責任のもと，本人であることが確認できる場合に限り実施する。

④待合室での患者と医療者の会話では，病状，家族歴，宗教などプライバシーに関わる事柄は避ける。

⑤他の診療所や施設に転院するときの紹介状や看護サマリーの提供について本人の承諾を得る。

⑥個人情報が記載されているメモや記録類はシュレッダーで処理する。

⑦個人情報は目的以外には使用しないこと，患者自身が答えることを拒否できる権利があることをあらかじめ説明する。

6 診療記録の開示

「医療従事者は患者が診療記録の開示や説明を求めた場合には，原則として応じなければならない」[2] 15歳以上の未成年者については，疾病の内容によっては患者本人のみの請求を認めることができる。医療施設では担当医の個人的な感情で開示を拒否することがないように，管理者は開示の検討委員会等を開催し開示を決定する体制が必要である。しかし，診療情報の提供が患者や家族の関係を悪化させるなど第三者の利益を害する恐れがある場合や，患者自身の心身の状況を著しく損なう恐れがある場合については拒むことができるが，原則として申立人に対しては文書でその理由を示さなければならない。

〔山元　恵子〕

2 外来における具体的な記録

1　問診と診察前の情報

　　小児外来の看護師として，診察前に見分けなければならないことは，①すぐに診察が必要な状態であるか，②隔離が必要であるかどうか，であり，この2つを見極めることが最大のポイントである。初診時には，「患者の主訴，発疹，感染症のチェック，来院の目的，身体所見（T・P・R・BP・SpO_2）・身長・体重」は診察前の情報として大切である。その具体的データを記載する受診表（**図Ⅶ-1**）を紹介する。受診表は家族に記載してもらうために選択方式になっている。

(1) 小児救急のトリアージでは「主訴を聴き，状態の把握，アセスメント，モニタリング，処置等」一連の対応が速やかにひとりで実施できる簡潔な記載様式の準備は便利である。

(2) 発熱，けいれん，発疹，喘鳴，嘔吐，腹痛等の症状がよくあるが，いつから起こり，どのような状態であるか，正確に記録し，患者や家族の訴えや事実を診察前に整理しておく。

(3) 良質な情報提供が小児外来の待ち時間の有効活用と診察時間の短縮となる。

2　外来の診療録

　　診療所，病院の規模や入院，外来を問わず，標準的な診療記録の方法に問題志向型システムPOS（problem oriented system）がある。POSは，①基礎情報，問題リスト，初期計画，経過記録，サマリーからなっているPOR（problem oriented record）と，②監査（audit），③修正の3プロセスによって構成されている。外来の経過記録には受診した患者の問題の経過を叙述的に書く方法のひとつとしてSOAP（subjective data/objective data/assessment/plan）記載とフローシートがある。

　　SOAPの要素について下記に示す。SOAPでは患者の問題（#）に対して，その経過・なりゆき等を系統的に記載するため，医療チーム間で情報を共有できる利点がある。

#：（問題リスト）患者の問題を記載する。

(1) S：subjective data（主観的情報）；患者から聞いたこと，患者のことばそのままを記載する。

(2) O：objective data（客観的情報）；観察した事実，インタビュー結果，検査結果を記載する。
(3) A：assessment（アセスメント）；SOを納得させる根拠，分析，評価を記載する。
(4) P：plan（プラン）；今後の計画，治療予定を記載する。

　外来の診察記録は医師が診察の内容や状態をSOAPで記載し，看護師は処置や検査介助の実施記録や患者の状態を記載している。外来での患者の経過が

小児外来基本受診表					
			平成　　年　　月　　日　　時頃			
ふりがな		性　別		女性・男性	
お名前		身　長			cm
診察券番号		体　重			kg
生年月日	平成　　年　　月　　日生	年　齢	満　　歳　　か月		
診察の参考にいたしますので以下の質問にお答えください。 ☆該当する項目の□にチェック，もしくはお答えください。					
1. お子様が受診された理由についてお答えください					
発熱		℃		時に測定	
咳		ひきつけ		呼んでも反応がない	
鼻水		呼吸時にゼイゼイ			
下痢		吐いた			
痛がる		腹痛			
夜泣き		発疹			
落ち着かない		出血			
その他					
2. 受診した状態が起こったのはいつ頃ですか？ （　　　）時間前から　・　（　　／　　）日頃から　・　いつからかわからない					
3. 現在の症状で受診したことがありますか？					
ある（　　　　　　　　　　　　　　　　　　　　　）　・　ない					
4. 現在飲ませている薬はありますか					
ある（　　　　　　　　　　　　　　　　　　　　　）　・　ない					
5. けが・事故はどのような状況ですか					
切り傷		打撲		やけど	
刺し傷		脱臼		たばこを食べた	
噛み付き		骨折			
その他					

図Ⅶ-1

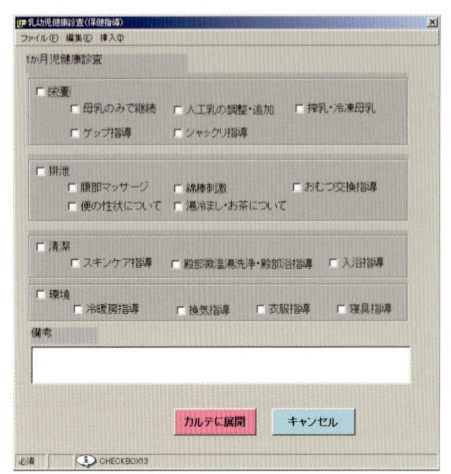

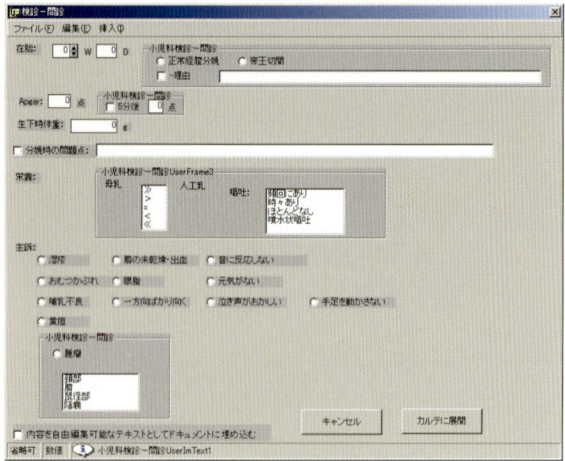

図Ⅶ-2

　入院後の治療や看護の手掛りとなるため外来の記録は大切な診療の経過記録のひとつである。

3　電子カルテシステムにおける記録

　電子カルテとは「診療録のもつ情報を電子化して記録したもの」[3]であり，1999年に厚生労働省は「診療録などの電子媒体による保存について」を真正性の確保，見読性の確保，保存性の確保がなされていることを条件にカルテとして認めた。さらに「保健医療分野の情報化に向けてのグランドデザイン」のなかでは，2006年までに400床以上の病院の6割，全診療所で6割という積極的な導入計画や具体的な目標値を打ち出し，2002年，2003年には電子カルテ導入設備事業の実施により，標準電子カルテシステムの開発が促進された。

　小児科領域では誕生から成人までの成長の経過を一元化し，継続的に管理できることや健診から病気の治療，その後の健康な生活支援までの経過記録を保管できる電子カルテシステムは期待できる。

　外来診療の電子カルテシステムのメリットには，①患者と共に画面を見ながら説明できること，②検査データや診療情報をその場で加工し，提供できること，③医師の記録や多職種の記録から情報を共有しアセスメントに活かせること，④外来での問診や状態を転記しないですむこと，⑤カルテの搬送作業や検査所見の添付作業の省力化などがある。

　電子カルテシステムの診療支援における一般的な基本機能には，①問題志向

気管支喘息（患者様用）		@PATIENTNAMEKANA	入院診断書計画 @SYSDATE	
		@PATIENTNAME 様	担当医師 @USERNAME	担当看護師
		入院時　時　分	2時間後	4時間後	退院時
検査		・入院後，採血，胸部X線を撮ることがあります。			
治療および処置		・点滴が開始になります。 ・場合によっては，抗生剤，ステロイド剤を使います。 ・必要時酸素を使います。 ・吸入を行うこともあります。			
基本的活動	安静度	・ベッド上とトイレのみとなります。			
	栄養	・食事の制限はありません。 ・普段と同じくらいに食べられるように励ましてください。			
	排泄	・トイレは使用可です。 ・紙おむつは指定のボックスへ捨ててください。			
	清潔	・身体を拭くことができますが，シャワー・入浴はできません。			
患者様ご家族への説明と指導		・医師により症状について説明があります。 ・入院手続きを行ってください。 ・看護師が入院ベッド案内と入院中の留意点についてご説明します。 ・手洗い，うがいは十分に行ってください。			・医師の診察後退院許可が出ます。 ・看護師が退院の手続きの説明をします。 ・退院処方がある方はお渡しいたします。 ・診察券をお渡しします。
要望					

☆患者様の状態に応じて予定と異なることもあります。ご不明なことや，ご質問のあるときは，スタッフにお尋ねください。

入院診療計画について医師から説明を受けました。ご家族の氏名 _____

図Ⅶ-3

			@PATIENTNAMEKANA		入院診断書計画
急性胃腸炎（患者様用）			@PATIENTNAME様		@SYSDATE
			担当医師@USERNAME　担当看護師		
		入院時　　時　　分	2時間後	4時間後	退院時
検査		・便培養，尿検査があります。 ・退院まで採血することもあります。			
治療および処置		・点滴が開始になります。 ・内服薬が開始になります。 ・病状によっては抗生剤が開始となります。			
基本的活動	安静度	・ベッド上とトイレのみとなります。			
	栄養	・絶飲食（ミルク，水不可）です。			
	排泄	・トイレは使用可です。 ・紙おむつは指定のボックスへ捨ててください。			
	清潔	・身体を拭くことができますが，シャワー・入浴はできません。			
患者様ご家族への説明と指導		・医師により症状について説明があります。 ・入院手続きを行ってください。 ・看護師が入院ベッド案内と入院中の留意点についてご説明します。 ・手洗い，うがいは十分に行ってください。			・医師の診察後退院許可が出ます。 ・看護師が退院の手続きの説明をします。 ・退院処方がある方はお渡しいたします。 ・診察券をお渡しします。 ・退院後は，徐々に普段の食事内容に戻してください。
要望					

☆患者様の状態に応じて予定と異なることもあります。ご不明なことや，ご質問のあるときは，スタッフにお尋ねください。

入院診療計画について医師から説明を受けました。ご家族の氏名　　　　　　　　　　　　

図Ⅶ-4

型システムPOSに基づきSOAPで記載する方法が用いられている。②所見，症状は**図Ⅶ-2**のようなテンプレート入力支援。③自動的に複数か所に転記できる転記機能。④自由記載機能。⑤シェーマ機能（略図，お絵かき）等の記載が時間軸で管理されている。

　小児外来での健診や育児相談の診察で活用されているテンプレート入力は日常の生活（栄養・排泄・清潔），環境，成育歴が具体的にチェックできるようなチェックボックスを作成することで，効率的で漏れのない記録が管理できる。

　電子カルテシステムにより，外来では診察直後に診療情報や検査所見，与薬内容，説明文，承諾書をその場で印刷して，患者に手渡すことができる。患者は手渡されたすべての診療記録を在宅でファイルに保管すると自分のカルテを作成できる。この「MYカルテ」を自分の診療録として他の診療所や外来受診に持参することで，よりスピーディに外来診療を安全に受けることができるよう推奨している。

　将来的にはIDカードですべての患者の診療履歴や内容がわかるシステム化，医療機関がネットワークを介して患者情報を共有できる「生涯医療記録情報」として電子カルテシステムを進化させることで，地域格差のない診療が実現できる。

4　標準診療ガイドライン（クリニカルパス）

　クリニカルパスは治療やケア，処置の水準の維持と適切な業務を遂行した事実の証明を記載できる。パスの活用により，医療に関わるあらゆる職種とのチーム医療が実践でき，患者や家族は標準的な医療を受けることができる。また，患者は外来から入院までの一連の治療や看護，検査等の日程とプロセスが具体的に理解できる。

　外来でも受診頻度の高い疾患や多職種が関わる疾患については，パスを作成することで患者や家族が口頭での説明だけでなく，書面で確認することができる。ここでは外来で活用している気管支喘息と胃腸炎のクリニカルパスを紹介する（**図Ⅶ-3，4**）。

　外来においては入院前にクリニカルパスを入院診療計画書に置き換えて活用している。パスのなかに患者の要望を記載し，医療者の考えている治療のアウトカムと患者の考えている入院の目的との差を医療者と患者家族で共有し確認することができる。

〔山元　恵子〕

3 看護記録と小児看護の評価

1 看護記録の構成要素

　　看護記録とは「看護実践の一連の過程を記録したもの」（日本看護協会看護業務基準，1995年より）である。岩井[4]は看護記録の要素には「患者の基礎（個人）情報」，「問題リスト」，「看護計画」，「経過記録」，「看護サマリー」の5つにより構成され，各構成要素については下記の内容を満たす必要があると述べている。2007年12月厚生労働省医政局長通達で「医師及び医療関係職と事務職員等との間等での役割分担の推進について」のなかで，診断書，診療録，処方箋は医師の代行業務を一定の条件の下で事務職員が記載し，医師は最終的に署名することが認められた。しかし看護師は医師が決定した傷病名，診断，治療方針，処方箋の訂正，削除をすることは行ってはならない。

(1) 基礎情報とは，看護を必要とする人の属性・個別的な情報が記載されたものである。一般的には受付で氏名，住所，保険の種別等を記載し，看護師はケアや患者の問題を解決するための計画，実行するうえでの必要な情報を

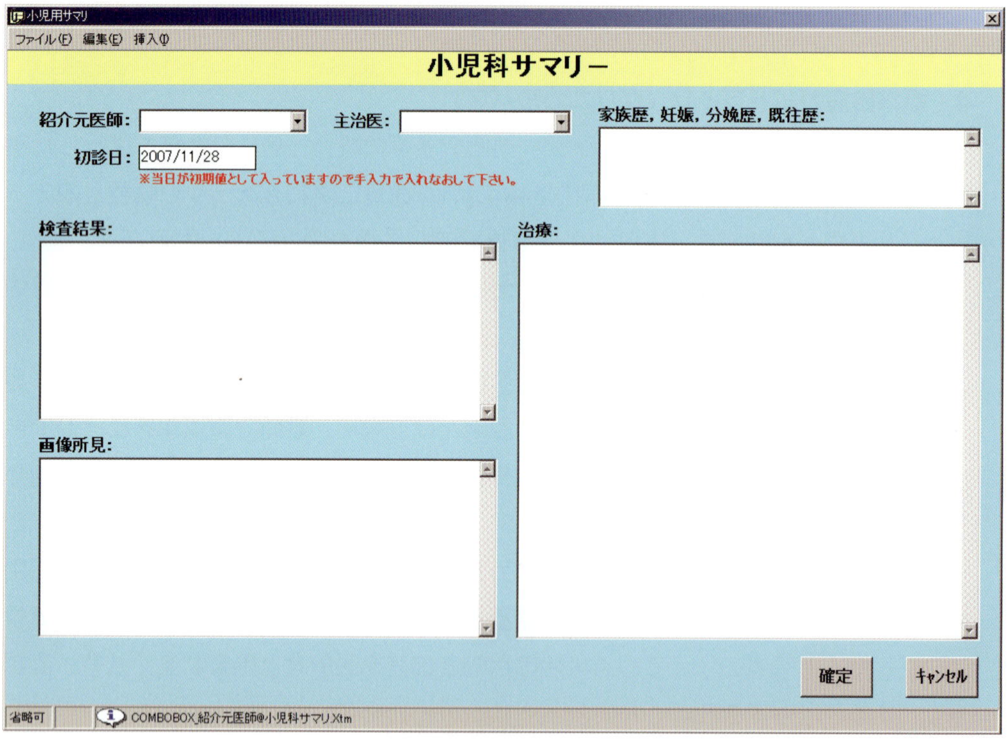

図Ⅶ-5

	小児看護実践評価基準　A＝できている，B＝部分的にできている，C＝できていない	A	B	C
1	看護を必要とする人に身体的・精神的・社会的側面から手助けを行う			
	1）医療を受けている子どもの成長・発達が妨げられない環境を提供する			
	2）子どもの発達段階に応じて，養育者が子どもの療養生活に効果的に関われるよう支援する			
	3）発達段階に応じた生活の仕方を工夫し，病状・治療・障がいにより生じる日常生活行動の制約を最小限にし，発育に障がいを残さないように支援する			
2	看護を必要とする人の変化により良く適応できるように支援する			
	1）生活パターン・行動・場の状況の変化を理解し適応できるよう支援する			
	2）人的環境の変化を理解し受け入れることができるように支援する			
	3）検査や治療などの苦痛・恐怖・不安の程度を最小限にする			
	4）子どもの人権を尊重し，子どもの養育者には，検査・治療・病状・処置などについて適時に説明をし，納得・了解・理解が得られるように努める。その際は子どもの発達にふさわしいわかりやすいことばや絵を用い説明し，診療に協力を得る			
	5）やむを得ず親子の分離が生じる場合は，それによって生じる影響を理解し，その後の発達に支障がないように支援する			
	6）養育者の自責・心配・経済的負担について査定し，適切な援助を行う			
	7）子どもの健康障害によって起こる変化が同胞の発育の妨げや家族関係の悪化にならないように支援する			
3	看護を必要とする人を継続的に観察し，判断して問題を予知し，対処する			
	1）健康障害の状況に応じた治療・処置が受けられるよう援助を行うとともに，子どもの成長・発達にふさわしいセルフケア能力が開発されるよう支援する			
	2）健康障害による外見や行動の変化，子どもの成長・発達の過程に及ぼす影響を予測し，養育者が学校の教員，保母，保健師，訪問看護師，ケースワーカーなどから支援が得られるように調整する			
	3）入院などによる子どもの不在や健康障害による家族関係の変化を予測し，育児への不安，ストレス，育児困難などが生じないように調整する			
4	緊急事態に対する効果的な対応を行う			
	1）緊急事態に陥っている子どもの観察，アセスメントを行い，臨時応急処置を行う			
	2）物的・人的環境を迅速に整え，患者がより安全，安楽になるよう支援する			
	3）養育者から情報提供を受けるとともに，治療処置に協力を得る			
	4）子どもの生理的特性を熟知し，成長・発達に応じて適切な対処を行う			
	5）子どもの特性，成長に応じた器具，物品を整備し，常に点検しておく			
	6）関係者と緊急時の対応の仕方について確認しておく			
5	医師の指示に基づき，医療行為を行い，その反応を観察する			
	1）医療行為の実施にあたっては医師によって説明された内容が子どもと養育者に十分説明され，理解され，納得されているか確認する			
	2）医療行為が最小限の苦痛で安全に終了できるように，的確な技術と適切な方法の手順・場所を選択する			
	3）子どもの発達段階，個別性を考慮し，きめ細かい観察を継続して行い，異常を早期に発見する			
	4）医療行為に対する子どもの反応について観察し，必要な情報を医師に提供する			

図Ⅶ-6

適切に収集する。
(2) 問題リストとは，医療職のチームメンバーが解決すべき患者の問題を列挙した内容で，問題とは看護を必要とする人が心身の機能・能力・環境上健康生活を営むうえで妨げとなる事項を外来，入院，訪問等を問わず明確にする。
(3) 看護計画とは，看護を必要とする人の特定の問題を解決するための個別的なケアの計画を記載したものである。外来では入院前，退院直後の計画の進展を確認し，未解決な看護計画については継続できるようにサマリーに記載されていることが望ましい。
(4) 経過記録とは，医療チームメンバーが共有できる経過や治療，処置，ケア，看護実践記録とその結果を記載したものである。経過記録には叙述的なもの（経時・SOAP，フォーカスチャーティング）とフローシート（温度板，一覧表）等がある。
(5) サマリー（図Ⅶ-5）とは，継続看護を必要とする人の経過・情報をまとめたものであり，転棟サマリー，退院サマリー等により看護職のケアの継続を保証する。

2　小児看護の実践の評価

　診療記録・看護記録は実践した業務内容を記録するものであるならば，より良い記録はより良い実践を行った証になる。看護記録の目的は，患者の問題を聞くこと，話し合うこと，患者と共に病気や治療が「わかる」「納得する」「受け入れる」プロセスへの支援を記すことである。看護記録が適切であるということは，患者に適切な看護実践がなされた結果，良い記録を書くことができるのである。小児看護では対象となる子どもと家族に直接働きかける行為や実践するべき看護支援を評価する基準として，「小児看護領域の看護業務基準」[5]がある。日々の看護記録から図Ⅶ-6の大項目5，中項目23について該当する内容を担当の看護師が監査し，日常の小児看護の実践を評価する。外来診療においては大項目の4・5の評価により小児看護の一定の水準を保つことができる。図Ⅶ-6に添付したチェックリストに従い看護実践を評価することで，小児看護の記録の標準化や今後の小児領域の看護必要度の基準の作成に貢献できると考えている。

〔山元　恵子〕

●引用文献

1) 社団法人日本看護協会：看護記録および診療情報の取り扱いに関する指針，2005，p.6.
2) 厚生労働省：診療情報の提供に関する指針，2003.
3) 田中博：電子カルテとIT医療，エム・イー振興協会，東京，2007，p.22.
4) 岩井郁子：看護記録，第8版，アイ・アンド・アイコンサルティング，東京，2005，pp.67-69.
5) 社団法人日本看護協会：小児看護領域の看護業務基準　精神科看護領域の看護業務基準第2版，1999，pp.3-6.

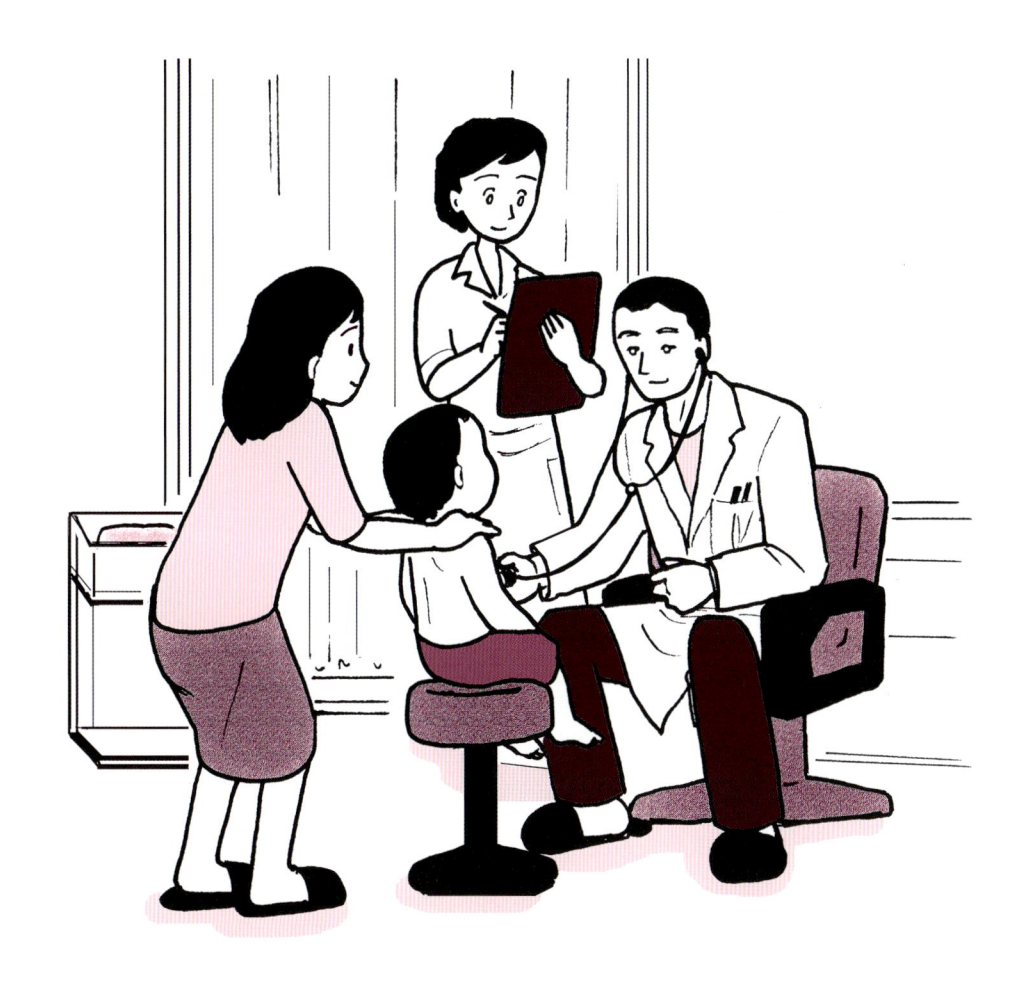

Ⅷ 外来保育士の活動と連携

1 小児を取り巻く状況

　　小児科外来の雰囲気は，成人とは違う印象を受けるのではないだろうか？成長・発達段階にある小児や，その家族の方々の不安を少しでも和らげることができるようにと様々な工夫がなされている。例えば，キャラクターを使った絵を貼ったり，季節感を感じるように季節ごとの行事を絵や折り紙などで表したり，明るい色を使ったり，プレイルームを造ったり，それぞれの施設の状況に応じた対応がなされている。また最近では，外来に保育士を配置する施設もある。小児科の看護師は，子どもとの遊びを通して保育の重要性を学んできた。病気の子どもの生活のなかでも，遊びがその治療に効果的な影響を及ぼすことは看護師のなかにも認識されはじめており，看護と保育，それぞれの専門性を活かした関わりが小児看護には必要である。看護師と保育士が協働することで，子どもとその家族へ，病気だけでなく生活においてもより細かい支援ができると考えられる。看護師が保育について理解を深めることは重要である。保育を専門とする保育士が子どもとその家族へどのような支援ができるか，外来における保育士の役割にはどのようなことが考えられるか，小児科を受診する家族の現状や病院の状況から考えてみる。

1 家庭環境

　　昨今の家庭環境をみると，核家族化が進み，片親家族・共働き家族なども増加傾向にある[1]。少子化のなかで育ってきた親は，小さい頃から周囲や家族のなかで子どもをみる機会が少なく，子育て経験が不足している。これまで，子育てについての相談は，先輩である祖父母や母親としての先輩である友達にすることが多かった。しかし最近は，経験者に聞くのではなく，専門家（医師・看護師・保育士・栄養士・心理士・医療ソーシャルワーカー）に相談することが多くなっている。相談できる人が身近にいないこともあるが，相談ではなく専門家としての意見を求めていると考えられる。電話やインターネットなどの通信手段が発達し，家にいても専門家に相談することが容易となってきている。病気のとき受診をすべきかどうか，診察は受けたけど症状が変わらないのでほかに何かできないのか，判断を医師や看護師に求めやすくなってきているのが

現実である。

　また、親の都合（仕事の時間が不規則・夜間の仕事など）に合わせて育児が行われるようになってきている。コンビニエンスストアや飲食店に夜遅く子どもを連れていく親、寝ないからと深夜まで一緒にテレビを見ている親、夜間の仕事をしている場合は、日中も夜間も保育園に預けられ、離乳食が進められていない子どもなどがいる。「夜中0時過ぎて子どもと遊んでいたら、床に転がって頭をけがした。深夜1時過ぎにカップラーメンで火傷をした」などの理由で救急受診をすることもある。本来であれば、子どもの生活サイクルに合わせた生活が始まるはずが、親優先の生活に子どもを合わせる状況となっている。そのため、生活習慣の基本である睡眠時間に変動が起こり、子どもが午前中はボーっとして昼過ぎから元気になるということが起きている。実際に診察に来た家族は、「（5歳の子どもが）夜寝ないから、仕方なしに2時ぐらいまでビデオを観せ、親も眠れないんですよ」という。しかし、親が子どもを寝かそうとしないから子どもは親と一緒に起きているのである。

2　病院環境

　小児科は病院の不採算部門であり、小児科医の不足や小児科医の過重労働問題と重なって、小児科病棟の混合病棟化や小児科病棟の閉鎖が起こっている。しかし、未来を担う子どもたちの健康を守ることの必要性は大きく、小児科医療への期待も大きい。小児は夜間に救急受診することが多く、社会のニーズとして夜間診療体制の充実が求められてきている。国や地方自治体での整備が進んできており、小児専門病院への役割が期待されている。しかし、夜間救急体制の集約化とともに、医療機関までの距離が遠くなってきているのも現実である。地域での救急体制は充実しても、自宅から1時間以上かけて病気の子どもを連れて行かなければならない。また、集約化された医療機関には夜間の受診者が多く、当然待ち時間が長くなる。さらに受診者のなかには、働いているので昼間に受診できないと夜間受診する家族や軽症患者、救急の意味を理解していない家族も多く、小児救急のコンビニ化が問題となっている。救急の対応が必要な子どもを優先すると「順番どおりでない」という苦情や、救急車で来れば早く診察してくれるからと救急車を呼ぶ家族もいる。

　最近では在院日数が短くなり、さらに医療技術や機器の進歩によって、在宅治療が可能な子どもが増えてきている。在宅医療の進歩により、外来での治療や処置が複雑化している。例えば、抗がん剤の定期的治療（点滴治療）のため

に，長時間外来で過ごすことが必要となる。気管挿管や気管切開をして在宅人工呼吸器療法を実施している子どもが，外来を受診することもある。以前は，入院で行っていた治療や処置を外来で行う機会が増えてきているのである。

　以上のように，家庭環境，病院環境の多様な背景のなかで，個人個人により具体的な支援を行っていくことが求められており，子どもの発達・発育を専門的に学び，遊びを通して関わる保育士の存在は大きな役割を担っている。

〔大井　洋子〕

2 外来保育士の現況

　現在，保育士が外来でその役割だけを実践している所は数少なく，保育士がいるとしても1人であることが多い。また，受付事務や病児保育室との兼任の施設もある。保育士に期待する役割は大きいが，外来保育に対する診療報酬上の加算がないため，採用にあたってはそれぞれの施設長の考え方によるところが大きい。保育士として働く場が与えられたならば，ぜひその役割を生かした活動をしてほしい。受付事務として採用されても，保育士の資格を持っていれば，その視点は子どもに向けられるであろう。受付から見える待合室での子どもの様子を，保育士として医師や看護師に伝えるようにしてはどうだろうか。病児保育室との兼任であれば，保育士が外来にいるときといないときの違いが明らかになるように工夫してみてはどうだろうか。例えば，外来受診をする家族へ積極的に関わり，家族の状況や情報を医師や看護師に伝える。また，子どもと遊ぶことで外来の楽しい雰囲気を作り上げるようにするなどである。

　保育士1人で活動することは大変であるが，医師や看護師を巻き込んだ話し合い，保育士としての活動を看護師や受付事務の人と一緒にすることで，保育士の必要性を理解して協力してもらうようにしていくことも必要だろう。

　外来での保育士の役割が取り上げられるようになって，まだ日が浅い[2]。少しずつではあるが外来保育士が増え，その役割を広げることで，子どもとその家族の笑顔が広がることを期待したい。

〔大井　洋子〕

3 外来における保育士の役割

　　保育士は，医師や看護師とは違う立場で子どもとその家族に関わることができる職種である。子どもにとって遊びは，生活のほとんどを占めるものである。保育士は遊びを通して，子どもには安心感，家族には落ち着いた気持ちで子どもと関わる環境を提供することができるのではないだろうか。医師や看護師には話せなかったり聞くことができなかったりしたこと，普段思っていることだけど病気のことではないので聞きにくいことなどを，相談してもいいと思わせることができるのも保育士ではないだろうか。また遊びを通して，子どもや親の問題をみつけることもできる。遊びの種類や遊び方で子どもの感情表現や行動を観察し，同時に親子関係の様子に気づくことも保育士ならではのことである。以下，具体的な保育内容について述べていく。

1　外来のアメニティ作り

　　子どもたちにとって病院は，怖かったり痛いことをされるなど，嫌いな場所であることが多い。季節感のある飾り付けや年中行事にあった飾り付けなどを工夫し，明るい雰囲気作りをすることや，待ち時間に退屈しないように本やおもちゃを置くなど，病院の環境をできる限り子どもの日常生活に近づけるよう心がける。そうすることで，少しでも診察や治療などの嫌なことにも，頑張ろうとする子どもの意欲を引き出すことが重要である。子どもが楽しそうであれば，親の不安も軽減できる。そのことがまた，親が子どもに適切な支援を行っていくことにつながっていく。

2　待ち時間の保育

　　外来で最も関わりの多いのが，待ち時間を利用しての保育である。待ち時間における保育士との遊びは，病院での子どもや家族の緊張を軽減して雰囲気を和ませることができたり，家族が家庭で病気の子どもとどのように過ごせばよいかを知る機会となる。

（1）待ち時間の対応

　　外来での待ち時間は，病院や診療所により，またその時々によって異なるが，子どもにとっても付き添っている家族にとっても苦痛となる。待ち時間が長いとき，子どもがぐずる場合などは，子どもと一緒に遊ぶことで子どもの緊張をほぐすことができる。紙芝居や本の読み聞かせなどで子どもたちを静かに退屈

させないようにする工夫も必要である．家族がトイレに行きたいときや家へ連絡したいときに，ちょっと子どもを預かるだけでも親にとっては安心である．

受診時は親も不安であるため，医療スタッフのなかにあって，気軽に相談しやすい，話しかけやすい，話しかけてくれる存在は心強いものである．特に初診の患者，初めての子育て中の親にとっては，1人で子どもを連れてきても安心できる場は貴重である．

(2) 親が働いている場合

親が働いている場合，仕事からの帰宅後に病気の子どもを病院に連れてこなければならないなどは，親の心身の負担となっている．そのようなときに，保育士が病気の子どもと一緒に遊んでくれれば，家族は落ち着いて子どもの様子をみることができ，いらだちや不安が抑えられ子どもとゆっくり過ごすことができる．

(3) きょうだいが一緒に来院した場合

外来受診に元気なきょうだいが一緒に来院する場合，どうしても親は病気の子どもに注意が向き，元気なきょうだいは親にかまってもらえない場合が多い．そのような場合，保育士がいることで親は安心して病気の子どもに向かいあうことができる．一緒の元気なきょうだいは，親にかまってもらえない寂しさや心細さも，保育士が一緒に遊んでくれることで軽減することができる．病気の子どもと元気な子どもと，家族はどちらに比重をかけているのか，保育士はどちらに関わることが必要なのか，家族はどちらを希望しているのか見極める必要がある．

(4) 病気のときの遊ばせ方

多くの家族は，子どもが病気のときにどのような遊びや対応をすればよいかわからない．子どもは病気でも，遊びたい，動き回りたい．しかし親としては，じっと寝ていてほしいと思う．いつも以上に甘えて言うことをきかない，夜中も子どもがぐずって寝ないなどの状況では，親自身も眠れずに疲れ，いらいらしてくる．親は病気の子どもとどう接したらよいか，病気のときに遊んでいいのか，おとなしく遊ばせるにはどうしたらよいかなど，子どもの接し方や対応に不安となる．そんなときに，子どもの状況をみながら一緒に遊んでくれる保育士がいることで，どのような遊びをすればおとなしくしながら楽しませることができるのか，熱があっても遊びたい子どもにどのような遊びなら提供することができるのかみてもらうことができる．保育士が，実際に家族を交えて遊びを提供し遊んでいる場面を体験することで，家庭で家族が子どもと一緒に遊

べるようになることもできる。

3　遊びを通して行う情報収集

　　　保育士による遊びの提供は，子どもと家族の関係の理解や問題発見への手掛かりとして重要な手段ともなる。そのため，子どもの発達段階の理解，発達途上に一般的に起こり得る健康問題，家族関係の理解，家族と話し合えるコミュニケーションスキルを身に付け，子どもやその家族と接するときに活用することが必要である。子どもと家族が一緒に遊んでいる場面，子どもひとりで遊んでいる場面，保育士と子どもが遊んでいる場面などを通して，子どもの発達や家族関係などを観察し情報収集を行っていく。

　　　一方，子どもと一緒に遊んでくれる保育士がいることで，家族は安心してゆっくりと医師や看護師などへ相談することができ，家族のもつニーズや多くの情報を引き出せる機会ともなる。

（1）家族関係

　　　保育士は，子どもと家族が一緒に遊ぶ様子を観察することで，子どもと家族の家庭での様子を推察することができる。子どもと家族との信頼関係はできているのか，家族は子どもに危険などの対処方法を教え，子どもはその能力を身に付けているのか，子どもに対する家族のケア能力などの情報も得ることができる。特に夜間は，夜間だからこそ家族の不安も強く表出され，子どもへの接し方も日常に近いものがあり，問題となる情報を把握しやすくなる。例えば，携帯電話やテレビ・雑誌に夢中で子どもに無関心な家族，逆に子どもをかまいすぎる家族などを見つけた場合，保育士はその状況からさらに具体的に家族の関係を探っていくことができる。

（2）子どもの発達の様子

　　　子どもたちが集まっているような場面では，ひとり遊びを楽しんでいる，子ども同士で遊んでいるなど，遊びを通して社会性の発達の様子を知ることができる。そばにいる家族は子ども同士の遊びを促すことができているか，子どもは仲間を作ることができているかなど，遊んでいる様子をみることで保育士の関わり方をみつけることもできる。

　　　また，保育士が子どもに遊びを提供する場合は，子どもの年齢に即した遊びの内容を保育士が選ぶ場合と，子どもが望む遊びをする場合がある。どちらの場合でも保育士は，子どもの遊び方や表情，遊びに集中できるかどうか，遊びを展開していけるかどうかなど子どもの様子を細かく観察し，意図的に子ども

の発達状況を確認することが可能である。

　健診場面では，普段の子どもと家族の様子を観察することができ，家族が子どもとのスキンシップをどのようにしているか，子どもは発達段階に添った発語があるか，音への反応はあるかなどの観察を行うことができる。子どもや家族に問題がありそうだと感じた場合は，医師や看護師にどこが問題として考えられるのかを具体的に伝えることで，医師や看護師の情報も含めて支援方法を検討していくことが可能となる。

4　在宅支援（地域に向けた活動）

　保育士が在宅療養にどのように関わることができるかは，今後の活動の幅を広げていくひとつになるであろう。重症心身障がいの子どもたちには訪問教育の制度が整っているが，就学前の子どもの場合，在宅への訪問保育はほとんど行われていないのが現状である。小児の在宅療養，特にNICUを退院した後の在宅療養が進められているが，心身に障がいのある子どもは外出の機会も少なく，成長・発達に必要な刺激も受けにくい。そのようなときに，保育士による訪問保育は，子どもの成長・発達のみならず，世話をする家族にとっても大きな励みとなる。

　また外来受診時には，保育士も子どもや家族と関わり，保育士の視点から子どもの発達や生活の様子を確認して，次の受診までの保育支援を行うなど，これからは重要な役割になっていくと考えられる。

5　他職種との連携

　保育士は，外来での保育の場面を通して様々な家族や子どもと関係をつくり，多くの情報を得ることができる。それらの情報を医師や看護師と共有することで，子どもの健康と成長・発達への支援へつなげていくことができる。

　また外来は，すべての部署や職種と関連している。保育士もすべての部署との連携が必要である。子どもが入院する病棟の保育士や看護師，病棟医とは，外来での情報を共有することで，子どもや家族の不安を軽減するのに役立つであろう。検査室やレントゲン室でも技師と協力して，検査に対する準備や不安の軽減をはかることができる。また，検査室やレントゲン室の飾り付けなどを通じての連携もある。受付では，会計や医療制度に関する質問を受けることもある。栄養に関しての相談や病気に関しての質問など，様々な相談を受けることもある。病院内すべての職種の仕事内容と，質問を受けた場合にどの職種や

部署に相談をすればよいか，また相談できる人は誰なのかを把握しておくことが必要になる．

　他職種へ情報提供することは，保育士が子どもとその家族への支援者であることを実際の場面を通して伝えることができ，保育士の活動を理解してもらう機会ともなる．保育士と他職種が連携していくためには，それぞれの職種間での問題意識を共有しあう場を設けること，話し合いができることが基本である．他職種とのコミュニケーションを常に保ち，人間関係をうまく構築することも大切である．

〔大井　洋子〕

4 保育上の留意点

1　保育士の関わり

　　外来の短時間での関わりのなかで，すべての子どもに保育士が関わることは不可能である。しかし，どの家族への支援が必要であるか判断するのも保育士である。保育士が外来受診時，健診場面，在宅支援などを通して，問題があるかどうか，関わりが必要な子どもや家族がいるか，家族から必要とされているのは保育士なのか医師や看護師なのか，判断していくことが必要である。

　　また，病気で受診する子どもに対し病気を治すことだけに着目して，子どもが本来あるべき姿を阻害することがあってはならない。健康障害の程度は様々であっても，普通の子どもと同じように生活できるように支援すべきである。子どもが病気であることにより，家族にどのような影響を及ぼすか，病気をもった子どもと暮らす家族はどのような問題を抱えているのか，医療の現場にいる保育士としては，どのような関わりができるのか考えていくことが必要である。

2　医療知識

　　医療現場にいる保育士は，ある程度の医療に関する知識は必要である。外来受診している子どもが感染症であった場合，普通の待合室ではなく隔離室で待つことになる。また，そのきょうだいが一緒に受診していれば，きょうだいの感染の危険，隔離の有無を判断することによって保育士が一緒に遊びをする場所が決まってくる。感染の危険があればきょうだい一緒の部屋での遊びとなるが，既往があれば外来のプレイルームで遊ぶことが可能となる。場所によってその遊び方や，関わり方に変化が起こる。

　　子どもと遊ぶとき，どのような遊びを提供するかは，保育士が判断して行う。熱の原因や，その他の症状など病気の状態について看護師に相談，協力を得ることで，子どもの望む遊びができるのか，安静を守る遊びを勧めるのかなど，子どもとの遊びが異なってくる。医師や看護師と常に協力しながら，その医療知識を深めていくことが必要である。

　　子どもの状態に対して不適切な保育にならないよう，常に心掛けておくことが大切である。

3　記　録

　　必要な情報に関しては，その具体的内容を記録して伝達することが重要になる。保育士の記録は正式な診療記録にはなっていないが，近年の診療情報の提供やリスクマネジメントの観点から医療スタッフの記録も重要視されはじめている。記録をするのであれば，客観的，正確な情報を記録するよう訓練することが望まれる。決まった書式があったほうがまとめやすい場合は，書式を検討する必要がある。誰に，何を伝えるのか，なぜ伝える必要があるのか，そのことが明確になるようにする。子どもと遊んでいるなかで発達段階の遅れを感じた場合，どのような場面のどのことが気掛かりとなるのか，また看護師に注意して観察してほしいことは何か，保育士として看護師にどのような発達への関わりを望むのか，そのことを記録する必要がある。保育士が遊びのなかで観察できることは数多くあるが，はっきりしないことや憶測で判断したことを記録しないように注意しなければいけない。

〔大井　洋子〕

●引用文献

1）平成20年版厚生労働白書，厚生労働省．
2）日本外来小児科学会医療保育ネットワーク，http://www.gairai-shounika.jp/（2008.10）

Ⅸ 外来における教育的関わり

ここでは外来で実習する学生への指導的関わりと，外来看護スタッフへの継続教育について述べる。

1 学生の実習指導

1 看護基礎教育における外来実習の位置づけ

小児看護学実習は，病棟，外来，保育所，障害児施設など様々な場を活用して実施されている。多くは，病棟において学生1人が1人または2人の患児を受け持って看護過程を展開する形である。したがって，講義・演習・実習を通して学ぶ内容も自ずと入院中の子どもや家族の看護であり，外来看護について講義や実習を行っていても，学生のなかでの学びの意識は，必ずしも高いとはいえないのが実情であろう。

看護基礎教育における外来看護実習をたどると，1949年（昭和24年）の保健婦助産婦看護婦養成所指定規則では，3年間の修業年限のなかで102週以上の実習が規定され，「病室その他の実習」82週以上，「外来実習」20週以上と分けて位置づけられていた。小児に関する実習は病室その他実習が12週，外来実習が3週であり，この時期の実習内容は，各診療科の看護法を学ぶというものであった。1967年（昭和42年）の改定では，成長発達段階の考えが取り入れられ，小児看護学が独立した科目として明記された。また実習時間は週数から時間数に変更となり全体に実習時間が減少したこと，講義と実習は一体のものという考え方から，病室実習と外来実習の区分けは廃止された。小児看護学は，それまであった15週の実習時間が180時間（1週45時間と考えると4週間である）となり，外来実習の規定も外され学校ごとに実習形態や内容を考えることとなった。1989年（平成元年）の改定では，小児看護学は講義120時間，実習135時間となり，1996年（平成8年）の改定ではさらに実習時間は減少し90時間（2単位）となっている。

最近行われた4年生大学における外来実習に関する調査[1]によると，外来看護実習を取り入れている学校が39校中14校（35.9％）であった。他の調査[2]によると，外来看護について教授している割合は，82校中68名（82％）の教員が回答している。また小児看護に関連する外来実習（演習）を行っている

学校は，82校中「全員が行っている」24校（29％），「全員ではないが行っている」26校（31％），「行っていない」31校（37％）の報告があり，約60％の学校に小児看護に関する外来実習が取り入れられている。しかし，実習日数は，半日〜1日の見学実習が多く，実習目標も「小児看護の場の一つとしての理解」「外来における看護の役割の理解」「小児おける外来看護のあり方を考える」など漠然とした内容が多い。

　近年の社会状況，医療状況の変化による在院期間の短縮，子どもや家族のニーズの多様化，実習環境の困難さなどから，外来看護や外来での実習が見直されるようになった。外来は，子どもが初めて医療に接する場である。救急状況は別として，通常は日常的疾患（common disease）で外来を訪れ，子どもの実際的な世話を通して，子どもや家族が健康の維持・増進のためのケア能力を身に付けていく。医療者は，短時間で多角的視点から患児の状態を捉え，診断していかなければならない。特に訴えることが難しい子どもの状態を観察し判断する，家族の状況や訴えを確認してケア方法を伝達するなど，質の高いケアが要求されている。外来看護の役割が，診療介助のみならず，子どもや家族のヘルスアセスメントを的確に行い，子どもや家族が主体的に療養していくことができるように支えていくことが多くなってきている。このような状況のなかで，外来の場を活用した，より具体的な実習方法を模索する時期にきていると考える。

2　外来実習での教育内容

　外来ではどのような内容を学習できるであろうか。受診する子どもの状況から，理解しやすい内容について考えてみると，おおよそ表Ⅸ-1のようになる。
　その他にも，外来の環境や安全対策など，子どもがケアされる環境としての外来の理解を深める学習も可能と考える。
　これらの内容をどのように深めていくか，医師や看護師の関わりを具体的に見ることで学ぶ，子どもや親・家族とコミュニケーションをもつ機会を作る，子どもに実際触れてみる・聴診器を当ててみる・計測をしてみるなど何かを行ってみる，さらには自分で情報を得たことから看護上の問題を考えて実際に支援をしてみる，など，学生の準備状況に応じた関わりができるであろう。そのためには，外来スタッフの協力が欠かせず，何を学生に学ばせたいかを具体的に伝えることが必要と思われる。教師が外来の状況を熟知し，学生の事前・事後学習として何を行い，学びを深めるためにどのような指導を行っていくかを，

表Ⅸ-1

一般的疾患の子どもたちと出会う
- 子どもが罹患しやすい日常的疾患がわかる
- ついでに流行状況もわかる
- 子どもが示す症状やサインがわかる（表情，泣き方，動作，姿勢，などを含めて）
- 診察のときの子どもの様子がわかる
- トリアージ（急を要する状態を見抜くポイントを知ることができる）
- どのような状態のときに検査をするか，検査時の子どもの反応がわかる
- どのような治療や薬剤の処方がされるかがわかる
- 家庭でのケアのポイントがわかる
- 家族の不安や些細なことでも気になる親の気持ちがわかる
- 家庭で安静を保つことの大変さがわかる

慢性疾患のある子どもと出会う
- どのくらい長く病気と付き合っているかがわかる
- 長期に管理することで子どもの成長や生活に生じてくる問題やケアの大変さがわかる
- 子どもがどのくらい自分で自分のケアをしているのか，親や家族がどの程度手伝っているかがわかる（子どものケア能力を理解できる）
- 家族がおかれている社会的・経済的状況について知ることができる
- 特に年長の子どもたちの心理・社会的側面を知ることができる
- 集団生活や地域で過ごすための連携や協力，社会資源の必要性がわかる

健康診査（健診）にくる子どもたちと出会う
- 子どもの成長・発達の状況をありのままにわかる（発達評価）
- 子どもたちの生活の様子がわかる（基本的生活習慣）
- 親の育児不安や家族の育児への戸惑いなどがわかる
- 成長に応じて生じる心身の健康問題がわかる
- 子どもの発達や生活，親・家族の状況に対応した育児支援がわかる
- 母子手帳など見て活用の仕方が学べる
- 予防接種の実際を見ることができ，また接種前後の注意すべき事柄がわかる

外来スタッフ等と話し合っておくことが大切である。

3　実習指導

　外来での実習指導は，外来看護師に一任されていることが多い。しかし，必ずしも実習指導を含めた看護体制にはなっておらず，忙しい外来診療の合間を縫って学生に関わらざるを得ない状況である。そのようななかで効果的に実習が進むようにするには，前述のように臨床側と教育側との十分な話し合いをもつことが重要である。また，教育側は，看護師のみならず医師，薬剤師，事務職員などとも事前に了解や協力を得ること，実習中は挨拶をはじめとして，チームの一員となれるようなコミュニケーションをとっていくことができるようにあらかじめ学生に指導していくことも必要である。一方，臨床側では，学生実習を受け入れていることをポスターなどで掲示し，子どもや家族への周知・協力を呼びかけるようにする。

外来ではあらかじめ想定できる場面（専門診療や健診などで予約がある場合）と想定できない場面（一般診療ではどのような患者がくるかわからない）とがある。実際の指導にあたっては，実習期間を考えたうえで実習目標の達成見込み，そのための学生の具体的行動を明確にしておいたほうが学びが深まりやすい。診察室や処置室での診療介助を中心にみる，看護師の予診や指導場面を中心にみる，子どもの受診受付から帰宅までの一連の流れをみるなどを通して，外来の全体を把握する。その後，個別的な看護について考えてみる，子どもや家族が抱えている日常的な問題への援助を実施してみる。個別指導もあれば集団指導も可能である。待ち時間を利用しての集団教育も有効であろう。

　一方，外来看護師は外来看護のモデルである。学生は看護師の一挙手一投足から，外来看護のおもしろさやすごさ，つまらなさを実感するであろう。子どもや家族とのやりとり，トリアージの実際，検査の実施や診療介助，指導場面など，どのように看護師が情報をキャッチして動いているか，どのように時間の合間を縫って看護を行っているか。実習当初，学生は実習場所に慣れるのが精一杯であること，また何を看護ケアとして行っているのかわかりにくいことがある。看護師が行っていることを学生に丁寧に説明していくことも，学生が外来看護を理解するうえで必要であろう。説明には時間を必要とするが，子どもや家族とのやり取り，指導場面などに同席させることによって，また一緒にケアを行うことによって，学生にとっては理解をより深めることができる。実習日数に応じた，段階的な実習内容が組めるようにプログラムしておくとよい。

〔及川　郁子〕

2 スタッフの継続教育

　外来看護に関する基礎教育が少ないように，就職後の継続教育のなかで，外来看護に関する内容を継続的・系統的に取り入れているところは少ない。外来看護師の配置人数の少なさなどもあり，所属する部署内で必要時行われていることが多いように見受けられる。

　継続教育を行うには，その目的を明確にしておくことが必要である。所属する施設や看護部の理念に沿って，継続教育の目的や教育プログラムは立案される。診療所では，自分たちで看護の理念を明確にし，そのうえで継続教育の目的や内容を検討することもあるであろう。継続教育には，所属する施設の方針に基づいた質の高い看護師の育成と，専門職業人としての実践能力を高めることが含まれる。特に後者においては，個々のスタッフのキャリア開発にも関連するため，継続教育の位置づけを明確にしておくことは，教えるもの，学ぶものにとって大切なことである。

　外来において子どもの看護を行うにあたり，必要な教育内容にはどのようなことがあるだろうか。子どもの看護を行うという点では，病棟，外来に関係なく一定の内容を理解することが必要であり，基礎教育の不十分さもあるため，基礎教育の内容をいったんはレビューすることも大切である。そのうえで，施設における外来の特徴，来院する患児の特性を踏まえた内容も必要となるだろう。

　外来看護はこれまでの診療の補助業務のみならず，子どもや家族を主体としたヘルスプロモーションに向けた支援，地域住民に焦点をあて公衆衛生の実践に対する支援が重要となってきている。その点を考慮すると，次のような教育内容も必要となってくるだろう（**表Ⅸ-2**）。

表Ⅸ-2　子どもの外来看護を実施するうえで必要な教育内容

①ヘルスプロモーション
②子どもの権利擁護と外来での倫理的配慮
③子ども・家族に対する保健・医療，福祉，教育の包括的支援
④院内，院外を含めた他職種との協働とチーム医療
⑤熟練した技術によるスピーディなアセスメント
⑥子どもや家族を主体とした教育的支援
⑦社会資源やケア内容の調整的役割
⑧電話によるトリアージ，教育やアドバイス
⑨ケースマネジメント

外来に配属される看護師のなかには，小児看護以外の成人の看護の経験者も多い．教育を行う際は，彼らの様々な経験を活かし，通り一遍の方法にならないように配慮する．また，子どものいる看護師は，自らの体験が親の安心感や具体的指導に活かせるメリットがある反面，経験の押し付けになってしまうことがある．新人看護師の場合は，希望配属部署と異なることもあり，仕事を始めた当初は，意欲や動機付けが弱いこともある．看護の継続教育を担うものは，それぞれの看護師の背景を考慮した教育プログラムを検討していくことが大切である．そして外来であっても，段階的にキャリアを積み重ねていくことができる方向付けを示していくことが，外来看護の発展にも寄与するものである．

［及川　郁子］

● 引用文献
1) 大見サキエ，片川智子，宮城島恭子，他：小児看護学領域における外来看護についての大学教育の現状．看護研究，40(4)：85-92，2007．
2) 川口千鶴，及川郁子，濱中喜代，他：日本小児看護学会第17回学術集会講演集，2007，p.159．

子どもの外来看護

[各 論]

Ⅰ 外来看護での基本的技術

Ⅱ 健康教育

Ⅲ 継続看護

Ⅳ 地域連携と協働

I 外来看護での基本的技術

1 子どもや親への接し方

1 外来の特徴

外来では，診療が終了すると病院を離れる子どもや親と医療者の関われる時間が制約される。子どもや親が来院しないと医療者と接点がもてないという特徴がある。また，子どもや親にとって，医療者との関わりは生活のなかでわずかな時間であり，療養生活や，疾病や障がいのある子どものセルフケア行動の促しは，親にほぼ任されているといえる。そのため，外来の限られた時間で看護師が意図的に関わることが大切である。

2 接し方のポイント

(1) 子どもや親と良い関係をつくる

①声をかけやすい雰囲気づくり

看護師は積極的に挨拶をして，忙しさを前面に出さずに丁寧に対応し，子どもや家族が声をかけやすい雰囲気をつくる。また，自分の言動の癖を見直すことも有効である。自分は忙しいときに余裕がなくなり家族が声をかけにくいことが自覚できたら，ひとりへの説明終了時には必ず周囲をゆっくり見回す，受付係やスタッフに心配そうな子どもや親がいたら伝えてもらうなど，自分の行動をカバーする対策を考えることもできる。

また，看護師が外来のすべての子どもや親それぞれから，悩みや抱えている問題を聞き出すことは困難である。よって，子どもや家族が病気に関連する問題や悩みをもったときに，相談ができる，声をかけることができる看護師の存在が大切である。そのためには，普段から積極的に子どもや親に声をかけ，信頼関係をつくっておくことや相談窓口を明確にしておくことが必要である。

②子どもに接近する

小児看護の対象は，新生児から小児慢性疾患の青年期の患者まで含まれることが多い。しかし，子どもの外来では，家族と医療者が話をすることが主となっている。家族を通してしか的確な情報を得られない場合もあるが，子どもの発達段階に応じて，子どもを含めて治療の相談をしていくことが，自立した療養行動につながる。そのためには，子どもの発達段階に合わせたコミュニケーショ

ン技術をもち，子どもを診察に引き込むことが大事である。

　そして，子どもにとって一番つらいこと，心配なことが何かを子どもの行動，表情から読み取りながら，気持ちの表出を促す。そして，その気持ちを否定することなく「○○がつらいんだね」などと，そのまま受け止める。また，検査や治療は子どもが理解できるように発達段階に応じた方法で説明をする。子どもに失敗感，自己コントロールの喪失感をもたせずに，「（自分は）○○ができた」などと自己肯定感，自己効力感を生み出させ，子どもの能力を引き出すことを念頭におくことが大切である。

　また，子どもの入園，入学など成長の節目は，疾患に関して地域社会との調整が必要であったり，子どものセルフケア行動の促進の機会になる。よって，計画的に成長の節目に関わると，子どもと親のニーズの高まりに合わせたタイミングのよい看護介入が実施可能といえる。

③家族の思いを知る

　家族は様々な思いをもって受診に来ている。家族が医療者に求めていることをつかみ，心配や不安な気持ちを受け止め，家族が実施できる具体的な方法を考える。また，診察前には，子どもや親が診察時に心配なことを医師に伝えられるように，考えていることの整理をすることも大切な関わりである。

　自宅での療養行動がうまくできない場合には，子どもや親は医療者に対して防衛的・攻撃的になったりもする。決して「できない子どもや親」と捉えるのではなく，実施できなかった原因を子どもや親の気持ちを理解しながら丁寧に探る。そして，原因の対策を一緒に検討することが，療養行動の継続につながる。

(2) 短時間で子どもや親の状況をキャッチする能力を磨く

　外来にいる間の短時間に，子どもや親の状況をキャッチする能力が必要とされる。子どもや親の行動や表情，会話の様子などから，医療者に求めていることをキャッチし対応することが大切である。また，看護師として「何か気になる子ども，家族」がいるが，そのときは子どもや親を丁寧に観察して関わることが大事である。そして，その見方は偏ったものではなく，子どもや親の状況を知り，客観的に判断したものにすることが必要である。自分の子どもや親の捉え方に偏りがないように，他のスタッフと話し合いながら，自分のアセスメント能力を磨き，看護介入の機会をつくっていくことが重要である。

(3) 子どもや親との接点を活かす

　外来に来た大勢の子どもや親と時間をつくって話をすることは，外来看護師

には困難なことが多い．そのため，子どもや親と関われる機会を大切にし，情報収集や説明をすることが大事である．診察券や問診票，体温計の受け渡し時，身体計測時，処置・検査時など少しの時間でも意図的に関わるようにする．その時点では家族の不安に対応ができなくても，医師や診察室看護師に事前に子どもや親の情報を伝えることで，診察時に子どもや親の不安の解消につなげることができる．

(4) 子どもや親の救急時の対応力を向上させる

救急受診では，「子どもが重い病気なのではないか」「大丈夫だろうか」と，心配して来院した家族の行動をまず認めてあげることが大事である．家族の心配事を聴取しながら，受診の判断基準や自宅でのケアを確認し，実施できていることをフィードバックし，家族のケア能力を高める働きかけをする．子どもや親がこのような経験を積むと，適切な受診のタイミングを判断する能力やケア能力がついてくる．医療者の対応が「外来になぜ来たのか」という雰囲気では，次は家で様子をみるという受診抑制につながることもあり，気をつける必要がある．

(5) 子どもや親が自宅で継続できる治療，予防方法を一緒に考える

外来での医療者との関わりは，子どもや親の生活のなかではほんのわずかであり，主体は子どもや親である．子どもや親が継続できる方法を考えなければ，治療も効果的に行えず，疾病のある子どもの成長や発達も促されない．そのためには，医療者は疾患に関する情報，知識を豊富にもち，子どもや親が実施できる方法を提案し，子どものセルフケア能力，家族の育児能力を向上させるように，積極的に関わることが大切である．また，来院した機会を活かし，予防接種の実施状況の確認や健康教育を行っていく．

(6) 看護師の子どもや親との関わりを点から線にする（記録をする）

外来では次の外来まで期間があく，同じ看護師が関わることが難しいなどの特徴がある．そのため，看護師が介入したことは，継続されずその時その時の介入となり，結果がわかりにくく，関わりは点になりやすい．また，それぞれの看護師が有効な看護介入をしていても，記録がまったくされず，その看護師と家族の間だけで完結してしまうこともある．継続された看護介入が行われないことにより，家族には，どの看護師に聞いたらよいのかわからない，指導内容が違うという混乱をもたらす可能性もある．また，記録がないため，たとえ有効な看護介入でも評価もされず，他者から認められる機会を逃しているともいえる．

そのため，外来においても記録を残し，看護介入の評価指標をもち，継続的に関わることが大切である．複数の看護師で外来を担っている場合にも，次の外来受診時の観察点や介入計画をカルテに記載し，他のスタッフが対応をしても継続的な介入を可能にする．自分が介入する必要がある場合には，対応可能な体制をつくり，来院したときのタイミングを逃さないようにすることが大事である．

　記録を継続的に実施する努力によって，外来の看護師と家族の関わりが，点から線となって，看護介入の結果も見えてくる．そして，さらに有効な看護介入が検討可能となる．また他職種にも看護師の関わりを知ってもらい，評価を得られる機会となる．忙しくても記録を数行でも残し，外来時には事前に記録を見る習慣をつけることが大事である．

〔近藤　美和子〕

2 各診療科の診療介助の特徴とコツ

診療所の小児外来では子ども全般の診察が行われるが，地域医療支援病院，一般病院や小児専門病院においては診療科が専門分化されている。

表Ⅰ-1 外来診療時に医療者，子どもや親が達成したいこと

医療者	子どもや親
①子どもの病歴，病態を的確に把握し，診断をつける ②適切な治療，処置方法を選択し，的確に実施する。また，子どもや親に，自宅で的確に継続して治療を実施してもらう ③子どもの症状を改善し，病気を治癒させる	①子どもが適切な診察，処置，検査，治療を受けられ，症状が改善し，病気が治癒する ②子どもの人権が尊重されて，最小限の不利益，苦痛で診療を受けられる ③親は医師に子どもの状況や不安に思っていることを十分に伝えられる。そして，医師から十分な説明を受けて，理解し，納得できる

表Ⅰ-2 共通する診療介助の特徴とコツ

子どもや親を主体とした関わり	●子どもや親の気持ちを知り，医師，親，子どもと一緒に子どもにとって最善な方法を検討する ●子どもの認知発達段階に合わせた方法で，病気や検査，治療を説明する ●先天性疾患の場合，親は自責の念，将来的な不安をもちやすく，診断の説明時にはなるべく立会い，親の精神的・社会的なサポートをする ●子どもや親のセルフケア能力を高める関わりをし，子どもの自立を促す
正確な診断・治療・処置への関わり	●家族が医師に心配なことを伝えられるように，家族から情報を得て，情報の整理を促す ●身体計測時や待合室での子どもや家族の様子を把握し，医師に情報を提供する（子どもの身体的特徴や発達状況，親子関係など） ●治療や処置が短時間で確実に行われるために，子どもと親へ具体的な説明と適切な固定を行う ●家庭で，子どもや親が継続して実施できる療養方法を一緒に考える
安全性への配慮	●事故予防：診療中に医師と親が集中して話ができるように，子どもの転落，転倒などに注意する ●感染予防：感染症が周囲に感染しないよう個室対応にしたり，使用物品に注意する（消毒やディスポーザブル製品の使用） ●誤嚥・誤飲予防のために，診察直前に飲食は避けるように説明する ●子どもの緊急時に，適切な対応が実施可能な環境を整備する（救急カートの設置と整備，吸引，酸素の整備など）
快適性への配慮	●プライバシーの保護：身体の露出をなるべく少なくする。診察室の話が他者に聞こえないような部屋や待合場所の整備をする ●環境の調整：採光，換気，室温，湿度，静かな環境，壁の色調，絵などの飾り付け，おもちゃの設置，待ち時間に子どもが遊べる場所の確保 ●待ち時間の短縮化に努める。待ち時間を利用して子どもや親から問診をとったり，在宅療養の指導を実施する

表 I-3　各診療科の診療介助の特徴とコツ

疾　患	疾患の特徴	診療介助のコツ
新生児・未熟児	●先天性疾患が多い ●成長・発達に遅れが生じやすい：低出生体重児，早期産児，新生児仮死など	●身体計測時に前回計測値と比較をする．修正月齢で成長・発達状況を評価する ●家族の成長・発達の捉え方を把握し，他児と比較するのではなく，その子どものペースを大切にするように説明する ●体重の増減とともに母乳，ミルク，食事摂取量を確認する ●疾病や障がいのある子どもを産んだことに対する思いや，母，父それぞれの子どもへの愛着形成の状況を把握する ●家族の育児の負担感を把握し，周囲のサポートを確認する
神経系疾患	●けいれんを生じる：てんかん，熱性けいれん，髄膜炎など ●呼吸，嚥下，運動機能に障がいがある：脳症，脳性麻痺など	●自宅でけいれんが出現した場合，親は動揺することが多い．来院時には親の気持ちが落ち着くように配慮し，けいれんの状況を整理して医師に伝えられるようにする ●親に自宅でのけいれん時の観察ポイント，対処方法，坐薬などの使用基準，受診基準を説明する ●抗けいれん薬の服薬管理が継続され，子どもの発達に合わせてセルフケアが促されるように関わる．子どもの発達段階，希望に応じて，発作時の本人の様子を伝えることもセルフケアの促しになる場合がある ●呼吸，嚥下，運動機能障害の程度を把握し，本人の機能に合わせた呼吸管理，栄養管理，運動機能のリハビリテーションが提供されているかを確認する
血液・腫瘍性疾患	●貧血，易感染性，出血傾向がある：神経芽細胞腫，白血病，血友病など	●子どもや親が現在の貧血，易感染状態を知り，予防行動や症状出現時に早期に対応ができるように指導する ●外来での長期治療となる場合，通学・通園ができ，なるべく普通の生活が送れるように幼稚園や学校との調整をする ●血友病では，緊急時に備え，患者カードや手帳に記入し持ち歩くように説明する
呼吸器疾患	●呼吸困難，呼吸不全を生じやすい：クループ，喉頭軟化症，肺炎，気管支炎，気管支喘息，喘息など	●来院時や待合室での子どもの様子に気をつけ，顔色や外観から異常をキャッチする ●子どもは症状の進行が早いため，状態の悪い子どもの診療を早める
循環器疾患	●チアノーゼ症状 ●心不全症状 ●発育不全	●呼吸困難，チアノーゼ症状を家族がわかり，対応できるように指導する ●検査（胸部X線，心電図，心エコー，血液ガス分析，薬物血中濃度，凝固機能）は鎮静薬を使用することもある ●吸啜力，哺乳量，哺乳に所要する時間を家族から把握し，哺乳時の呼吸困難やチアノーゼの有無を観察する．合わせて体重の増減をみて，心不全症状に注意していく ●強心薬，血管拡張薬，利尿薬などの内服管理（時間，飲ませ方，飲み忘れの有無）を親ができているかを確認する

疾患	疾患の特徴	診療介助のコツ
内分泌・代謝疾患	●全身的で多様な症状。身体的な発育異常，形態的変化，抵抗力低下がみられる：成長障害，肥満，糖尿病など	●食事摂取内容，量とともに，子どもや親と一緒に発育状況を評価していく。自宅での食事状況を把握して，必要時栄養指導につなげる ●身体計測時に前回計測値と比較をする ●在宅での食事療法，薬物療法の実施状況を把握し，幼稚園や学校生活でも継続できる方法を一緒に考える ●発熱，嘔吐など体調が崩れるとホルモンバランス，血糖バランスが崩れて，コントロール方法を変更する疾患もあり，症状出現時の対応を家族に理解してもらう必要がある
免疫・アレルギー疾患・感染症	●自己免疫疾患：若年性関節リウマチ，免疫不全など ●全身性の炎症性疾患：川崎病など ●アレルギー疾患：喘息，アトピー性皮膚炎など	●感染予防策の指導を行う ●在宅での薬物療法が確実に実施できているかを確認する ●薬物療法による，ボディイメージの変容に対する子どもの思いを知ることが大切である ●アレルギー疾患の場合には，アレルギー検査を定期的に実施する。日常生活でアレルギー予防，内服，吸入療法を行えるよう，子どもと家族に指導する ●喘息は予防治療が大切であり，また，発作時の家庭での対応，受診のタイミングなどについて子どもと親と話し合っておく
腎臓疾患	●血尿，浮腫・高血圧：糸球体腎炎，腎症，ネフローゼ症候群，膀胱炎など	●尿蛋白のチェック，体重の変動，浮腫の有無など，家庭での観察ポイントの指導を行う ●体重の変動，血圧の変動を把握する ●内服管理が継続され，子どもの発達に合わせてセルフケアが促されるように関わる ●食事，運動の制限がある場合には，社会生活上でも継続できるように幼稚園の先生や学校担任も含めて相談する
消化器疾患	●腹部症状：胃腸炎，胃・十二指腸潰瘍，クローン病など ●炎症性疾患：胃腸炎，肝炎，膵炎など	●消化，吸収，代謝，排泄機能の障害により，長期的に食事，栄養，排泄への治療，ケアが必要となる ●食事内容の調整が必要な場合には，子どもの嗜好を取り入れながら継続的に調整可能な方法を家族と検討していく ●体重の増減とともに食事摂取量を確認する ●下痢や腹痛を伴い，日常生活で支障がでている場合は，子どもの苦痛や不安を把握しながら対応方法を検討する ●日常生活での疲労感とともに検査データでの肝機能の状況を把握する
小児外科泌尿器科形成外科疾患	●先天性疾患：食道閉鎖症，肥厚性幽門狭窄症，腸回転異常，ヒルシュスプルング病，鎖肛，胆道閉鎖症，口唇裂口蓋裂，停留睾丸，尿道下裂など ●腸管疾患：鼠径ヘルニア，腸重積，虫垂炎，便秘など	●消化，吸収，代謝，排泄機能の障害により，長期的に食事，栄養，排泄への治療，ケアが必要となる ●体重の増減とともに母乳，ミルク，食事摂取量，摂取方法や摂取時間を確認し，家族の負担感を把握する ●新生児期の手術，長期入院になり，疾病や障がいのある子どもを産んだことに対する思いや，母，父それぞれの子どもへの愛着形成の状況を把握する ●生殖器，肛門の診察，処置（肛門鏡，摘便）の場合にはプライバシーへの配慮をする ●緊急手術時には子どもの準備とともに，家族への精神的支援に努める ●待機手術時には，手術前の体調準備，子どもの心理的準備を家族とともに行っていく

疾　患	疾患の特徴	診療介助のコツ
骨・関節疾患	●先天性疾患：骨形成不全，先天性内反足，先天性股関節脱臼など ●外傷が多い：骨折 ●炎症性疾患：疼痛，運動制限が生じる	●服を脱いでもらったり，はだしで歩行をしてもらう場合がある。家族と子どもに必要性を説明する。プライバシーの保護に努め，床にはマットなどを敷く ●先天性疾患について診断を受けたときには，家族は，機能回復や成長発達に対する不安，自責の念をもちやすい。家族の精神的サポートを積極的に行う ●装具やギプスを装着し始めるときには，日常生活の制限を最少にし，通学などの調整を必要時行う。皮膚の観察ポイント，子どもの心理面の観察，日常生活ケア方法について指導を行う ●骨折や炎症性疾患の場合，安静が必要となるが，子どもの発達段階によって安静が保てないため，固定を行う。痛みを伴うことが多く，鎮痛薬は早めに使用する ●ギプス巻きを実施するときには，子どもの発達段階によっては協力を得られないことがあるが，良肢位を保てるよう注意する
耳鼻咽喉疾患	●感染性疾患が多い ●先天性疾患：先天難聴，小耳症など ●突発的な事故：気道異物事故，食道異物，鼻骨骨折，口腔内外傷 ●気道が原因で呼吸困難を起こす：鼻腔狭窄，アデノイド・扁桃肥大，声門下喉頭炎など	●口腔，鼻腔，耳内の診察を安全で短時間で終わらせるため，子どもの発達段階に合わせて身体の固定をする。膝の上で子どもを前向きに抱き，子どもの足を両膝の間に挟み，両腕を含めてしっかり家族に抱っこしてもらう。介助者が頭部を固定する ●聴力検査では子どもが嫌がらずに応じられる状況が大切であり，機嫌よく過ごせるように配慮する ●鼻咽腔・喉頭ファイバーでは，身体と頭部をしっかり固定する。呼吸困難，チアノーゼ症状の出現に注意する ●気道に影響がある疾患が多いため，酸素投与，口鼻腔吸引，モニターの準備は常時しておく ●難聴の診断の初回の説明時には，障がいを告げられる家族の気持ちを配慮したケアを提供する
眼科疾患	●先天性疾患：斜視，弱視，鼻涙管閉塞症など	●暗室や検査器具などへの不安の緩和に努める。子どもの視線を捉えるときには，注目を促すためおもちゃなどを使用する。気がそれないように周囲の環境を調整する ●視力矯正法（めがね，コンタクトレンズ，眼帯）を取り入れた場合，子どもはうっとうしい，恥ずかしい，面倒などの理由から嫌がったり外してしまうことがある。必要性の説明と，受け入れやすくする工夫が必要である ●点眼を嫌がる子どもも多く，しっかり固定をし，短時間で結膜に薬液を滴下させる ●散瞳薬を使用した場合は，まぶしくなることを子どもに伝え，転倒に気をつけるように話す

1 診療介助の特徴とコツ

　　診療時には，医療者や家族それぞれが達成したいことがある（**表Ⅰ-1**）。看護師は，それぞれが達成できるように診療を介助することが必要である。そして，ただ医師の診療の補助だけではなく，看護師の役割を意識しながら行っていくことが大切であり，共通する診療介助の特徴とコツ（**表Ⅰ-2**）と，各診療科の診療介助の特徴とコツ（**表Ⅰ-3**）を表に示す。

〔近藤　美和子〕

3 外来で多い検査や処置時の看護援助

1 子どもや親にとっての検査や処置

外来で実施される検査や処置は多種にわたっている（表Ⅰ-4）。多くの子どもにとって，病院で検査や処置を受ける機会は少なく，未経験のことであり，検査や処置を受けるときに子どもや親は緊張したり，様々な体験や反応をしている（表Ⅰ-5）。検査や処置において，主体性や安全感が保障されないと，子どもは自己のコントロール感を失い，不安や恐怖が強くなる。また，子どもにとって初めての検査や処置経験が医療者からうまくケアされた場合には，次の経験にプラスに働くことも多い。そのため，検査や処置を実施するときには，「自分なりにがんばろう」，実施後には「がんばった」と思え，検査や処置を通して自己肯定感，自己効力感を高められるように，医療者が関わることが重要である。

2 検査や処置を受ける子どもや親への援助

検査や処置を受ける子どもを中心として，子どもや親と医療者が協力して準備に取り組むことが大切である。

（1）痛みや苦痛を最小限にする

子どもの痛みや苦痛を最小限にするためには，検査や処置が正確かつ迅速に行われることが求められ，医療者は技術の向上に努める必要がある。そして，検査や処置時，子どもは動かないでいること，腰椎穿刺時に背中を丸めるよう

表Ⅰ-4　外来で多い検査や処置

検査
●採血，採尿，採便
●腰椎穿刺，骨髄穿刺
●X線，脳波，心電図，超音波，CT，MRIなど
治療・処置
●薬物療法：経口与薬，坐薬，注射（皮下・皮内・筋肉内注射） 　　　　　　静脈内注射，点滴静脈内輸液 　　　　　　点眼，点耳，点鼻
●経鼻胃管の挿入，経管栄養，胃洗浄
●酸素療法
●口鼻腔吸引，気管内吸引
●吸入
●浣腸，摘便，洗腸など

な同一姿勢の保持などが求められる。子どもの理解力や身体コントロール力に合わせて，医療者が固定をして支援をするが，苦痛が最小限で効率的な固定方法を習得していくことが大切である。検査・処置時間が長びいている場合には，子どもの苦痛の軽減と施行者の気持ちの切り替えのために休憩時間を設けたり，施行者の交代への配慮なども看護師の役割として重要である。また，痛みや苦痛は我慢して乗り越えさせるものではなく，最小限にする医療者の姿勢が大切であり，鎮静薬，鎮痛薬を適宜使用する。

(2) 子どもが安心できる環境をつくる

子どもにとって一番安心できる存在は親であることが多い。本人と親の希望に合わせて，検査や処置時に親が同席できるようにする。同席する場合，親は初めてで戸惑うこともあり，居場所や実施してもらいたいことを具体的に説明することが必要である。しかし，医療者は親が同席をしていることで，緊張する場合もある。緊張が生じ，技術面への影響があり，子どもの苦痛が大きくなる場合には，家族に説明して同意を得て，退席してもらうことも場合によっては必要である。検査・処置時の家族の同席は，医療者が経験を積むことで慣れ

表Ⅰ-5　検査や処置を受ける子どもや親の体験・反応

検査や処置を受ける子どもの体験・反応
● 非日常的なことで，経験をしたことがないこと
● 見知らぬ人，見慣れない物品や環境に遭遇する
● 自分で決めたりやめたりできず，意思決定できない
● プライバシーを侵害された感覚をもつ
● 自由が利かない，押さえられる
● 親から引き離される
● 自分の身に何が起こるのか，何が行われているかわからないことに不安を抱く
● 針や物品を見て痛みを連想する，痛みに対する恐怖がわく。痛みを体験する
● 体の中に異物を入れられたり，体の一部を採取される
● X線やCT，MRIなどで，ひとりで部屋に取り残される恐怖
● 一定の時間動かないでいなくてはいけない
● 催眠薬を使われる。眠りたくなくても眠らなくてはいけない
検査や処置を受ける親の体験・反応
● 子どものつらい様子を見たり聞いたりしてつらい
● そばにいても，何をしてあげればよいのかわからない
● 子どもの検査の様子を見ることができず心配
● 検査の結果を不安とともに待つ
● 子どもが検査や処置を嫌がり協力しないときに，子どもに対していらだちをもつ。そして，子どもの混乱をさらに増大させることがある

［江本リナ：検査や処置を受ける子どもとその家族の看護．筒井真優美・編，小児看護学；こどもと家族の示す行動への判断とケア，第1版，日総研，名古屋，2003，p.207，表6, 7を参考にして作成］

表I-6 検査や処置を受ける子どもや親への援助のステップ

時　期	援助のステップ
実施前	1. 子どもや子どもを取り巻く状況をアセスメントする 　● 子どもの発達段階，理解力，コミュニケーション力，検査や処置の経験 　● 親の疾患，治療の理解など
	2. 子どもと仲良くなる。プレパレーションの計画を立てる 　● 子どもの目線に立って考え，子どもの反応をよく見る 　● 子どもに合わせてツールの選択や計画を立てる 　　人形，実際の物品，本，紙芝居，パンフレット，ビデオなどの使用 　　部屋の見学など 　● ツールは事前に作成，準備してあると実施しやすい
	3. プレパレーションを実施する 1) 情報提供 　①検査や処置の手順の説明 　　〔いつ，どこで，誰が，どのようなものを使う，どのようなことをする，待っている間の過ごし方〕 　②子どもが体験する感覚の説明 　　〔自分の身に何が起こるのか，痛みがあるのか，痛み以外に生じる感覚〕 　③子どもがとるべき行動の説明 　　〔実施してもらいたいこと，実施可能なこと（例：泣いたり，声をあげてもいいが動かないでほしい，身体を丸めてほしい，テレビを見ていられる，音楽を聴ける）〕 　④検査や処置の必要性についての説明 　　〔何のために行うのか〕 2) モデリング 　　例：同じ検査や処置を受けている子どもの様子をビデオや実際の場で見せる 3) 対処行動の促進 　①気をそらすことや気分転換を促す 　②リラックスさせる 　③自己選択肢を提示する 　　例：姿勢（坐位・抱っこ・仰臥位）の選択，どのように取り組みたいのか子どもの希望を聞く 　④支持の探索 　　親にどのような援助をしてもらいたいかを相談する〔抱っこをしてもらう，手をつないでもらうなど〕，安心するものを手に持つ〔好きな人形を抱っこして行う〕 　⑤心の準備のために時間をとり，どのようなことをしたいか話し合う 　⑥子ども自身ができることを実際にやってみせ，実施してもらう
実施中	4. 子どもとのタイミングをとる 　● 子どもが注意を集中している間は邪魔をせず，集中していられる工夫をする 　● 子ども自身ができることは見守る 5. 状況を説明する 　〔誰が，いつ，何をしているのか，どんな感覚があるのか，次にどんなことをするのか，あと何分ぐらいで終わるのか〕 6. 気をそらす（ディストラクション） 　● 気をそらすことや気分転換，緊張が緩和されるような工夫をする
終了時	7. 終了したことを伝える。繰り返しがあるのかどうかを伝える 8. 実施したプレパレーションの適切性を評価する

表Ⅰ-7 検査や処置時の年齢別の援助のポイント

乳児 （1歳未満）	● 親の関わりを通して子どもの恐怖や不安を緩和する ● 検査や処置時に親にどのような関わりをしてほしいか伝え，一緒に検査や処置に取り組む
幼児期 前半 （1〜3歳）	● 自我が芽生えてきて，人から誉められることを一生懸命やろうとする ● 非日常的な病院，医療者の存在だけで子どもに恐怖や不安を与える ● 手順より子どもが見るもの，感じることなど体験することを主に説明する ● 説明に人形や本，紙芝居など視聴覚教材を使用したり，実際の物品を使用する ● 説明は単純で，親しみやすいキャラクターなどを用いて興味をひくようにする ● 親に手順を説明し，希望するときには同席をお願いする。子どもの緊張を緩和する，励ます，スキンシップをはかる，検査や処置の進行状況を医療者とともに子どもに説明するなど，実施してほしいことを伝える ● 気をそらす方法が効果的な年齢であり，検査や処置中は積極的に行う ● 終了時には子どものがんばりを認め，誉める
幼児期 後半 （3〜5歳）	● 手順だけではなく，見るもの，感じることなど，子どもが体験すること，行ってほしい行動を具体的に説明する ● 説明に人形や本，紙芝居など視聴覚教材を使用したり，実際の物品を使用する ● 検査や処置中は気をそらす方法を積極的に行う ● 親に手順を説明し，希望するときには同席をお願いする。子どもの緊張を緩和する，励ます，スキンシップをはかる，検査や処置の進行状況を医療者とともに子どもに説明するなど，実施してほしいことを伝える ● 痛みを伴う処置や検査を自分が行ったことの罰として受け取る場合がある。そのため，検査や処置の目的を「体にバイキンがいるかを調べるため」など簡単に説明して，検査や処置が罰ではないことを伝えていくことが大切である。また，おとなが冗談で幼児期の子どもに「いい子にしていないと，ちっくんしてもらうよ」などと言うことがあるが，幼児期の子どもはそれを「検査（処置，病気）＝罰」と捉えるきっかけとなるため，家族の言動にも注意をする
学童期 （6〜11歳）	● 学童期になると自分の経験範囲内で論理的思考を展開することが可能となり，検査目的を説明されると正確に受け止められる ● 検査や処置の目的，必要な準備，手順，痛みの有無，子どもに行ってほしい行動，所要時間，終わった後はどのようにしていればよいのかなどを説明する ● 「嫌だけれど自分なりにがんばる」という気持ちをくみ，覚悟ができるように援助する。覚悟には揺らぎがあるので，医療者は余裕をもって関わる ● 子どもからの質問に答え，恐怖感や誤った解釈に気をつける ● 処置中に気をそらすことができる方法について話し合う ● 親の同席は子どもに選択してもらう
思春期 （11歳〜）	● 論理的思考を展開することが可能となり，検査や処置についての目的・手順を理解できる ● 親の同席や処置の時期やタイミングについて子どもの意見を尊重する ● プライバシーを保持する

表Ⅰ-8　外来で多く使用される鎮静薬，催眠薬（経口投与，直腸内投与）

商品名 （一般名）	規格	用法・用量	作用時間	特徴・注意点	副作用・備考
トリクロリールシロップ （トリクロホスナトリウム）	100mg/ml	経口投与 20～80mg/kg （シロップとして0.2～0.8ml/kg）（総量2gを超えないようにする）	2～8時間 （薬物血行動態：最高血中濃度は投与後1時間後）	● 作用発現時間30～60分である ● 甘いにおいがするが，味は甘くない。体重によって増量するため，幼児期になると嫌いな子どもは全量を飲むことが難しくなることもある	依存性 逆説的興奮
エスクレ坐薬 （抱水クロラール）	250mg 500mg	直腸内投与 30～50mg/kg（総量1.5gを超えないようにする）	2～8時間	● 作用発現時間10～30分，作用持続時間40～70分と長いため，追加投与には十分な注意をする ● 挿入後10分以内に排泄され，再投与を行う場合，慎重に投与する ● 下痢のときにはすぐ排泄されてしまうことがある	依存性 逆説的興奮

［羽鳥文麿：小児救急医療における鎮痛と鎮静．大関武彦，他・編，今日の小児治療指針第14版，医学書院，東京，2006, pp.2-3. より一部引用］

表Ⅰ-9　鎮静薬，催眠薬使用時の注意点

使用前の注意点
● 催眠へ工夫 ・普段より寝不足にしてもらう（前日は就寝時間を遅らせる，早く覚醒を促す） ・昼寝を必要としなくなってきている幼児後期以降は，検査時間を午後など遅めにし，午前中は幼稚園に行ったり普段通りに活動してもらう。昼寝の時間が決まっている場合には，その時間に合わせたりする ・子どもに検査内容と，催眠薬の必要性について発達段階に応じて説明をする ・子どもの安全を確保でき，親と一緒に寝られる部屋を準備する ● 静脈麻酔による鎮静では，嘔吐による誤嚥を生じやすいため，数時間前から禁飲食にして来院してもらう。来院時に最終経口摂取時間を必ず確認する ● 鎮静薬，催眠薬の種類や投与方法，使用中，使用後の注意点について医師が事前に親に説明を行い，承諾を必ず得る ● 鎮静薬，催眠薬を投与する場所には，緊急時対応の準備を行っておく（肩枕，酸素，吸引，ジャクソンリース，モニター，救急カートなど）
使用後の注意点
● 鎮静薬，催眠薬を使用すると，ふらつきが出現したり，興奮状態になることもあり，転倒・転落に注意し，手をつないでいるか抱っこをするように親に説明をする ● 呼吸・循環状態に注意をする。モニターを装着する ● 検査終了後は，病院内で子どもの覚醒を確認する。すぐに覚醒しない場合には，休める場所を確保し，覚醒して水分摂取ができることを確認してから帰宅を促す。万が一，未覚醒で帰宅する場合には，覚醒の確認方法，脱水予防のための水分摂取の必要性と方法，緊急時の対応方法，連絡方法を親に必ず説明する ● 覚醒後も，薬の影響でふらつきは残るため，安全について親に説明する

ることもあり，子どもにとって最善なことは何であり，日々何に取り組んでいけばよいのかと常に考えることが大切である。

　年長幼児や学童は，検査や処置の苦痛が大きいと予測でき，不安な場合には，検査や処置を実施する医師や看護師に安全への保障を求める。安全に実施する人であるのか，苦痛・痛みを理解し受け止めてくれ，軽減のために対処してくれるか，自分を尊重し助けてくれるのかを確認しながら，安心感，安全感をもつようになる。そのため，看護師は子どもの言動に敏感に対応し，経過の説明，声かけをし，検査や処置の進行の調整を行っていく必要がある。

(3) 子どもに合わせて検査や処置の説明と援助を行う（プレパレーション）

　子どもは自分に実施される検査や処置について知る権利をもっており，また「自分なりにがんばろう」と思えるように周囲が準備を進めることが大事である。そのため，プレパレーションが必要といわれている。

　プレパレーションとは，子どもに対してそれぞれの認知発達段階に応じた方法で，病気，入院，検査，処置などについて説明を行い，子どもや親の対処の能力を引き出す環境および機会を与えることである。特に①子どもに情報を伝える，②情緒的表出を後押しする，③病院スタッフとの信頼関係を築くこと，が大事である。プレパレーションを含めた検査や処置時の援助（表Ⅰ-6）と，発達段階別のプレパレーションのポイントを表Ⅰ-7に示す。

3　外来で鎮静薬を使用するときの援助

　外来における治療・検査・処置であっても，子どもに痛みや苦痛が生じたり，安静が保てずに治療・検査・処置の正確性や子どもの安全性に問題が生じる場合には，催眠薬や鎮静薬が使用される。催眠薬，鎮静薬の種類は数種類あるが，特徴を踏まえて使用することが重要である（表Ⅰ-8）。外来では，催眠薬，鎮静薬を使用する事前の準備，使用後の経過観察を家族に任せる部分も多く，家族への説明や指導が大切である（表Ⅰ-9）。

〔近藤　美和子〕

4 トリアージ

1 トリアージとは

　トリアージとは,「患者評価の過程のひとつであり,治療優先度決定と,適切な治療場所の決定を行うもの」と定義されている。その語源は,フランス語の「trier」で,良い物だけを選り抜く,選別するという意味である。

　外来を受診する子どもは,①自ら症状や苦痛を訴えることができない,②訴えが明確でないため問題の本質(緊急度)を捉えにくい,③重篤そうに見えて実は軽症であったり,軽そうに見えて実は深刻な状況であったりというように,問題の実態(重症度)を捉えにくい,④予備力が小さいため病態変化の速度が速く重症化しやすい,⑤個人の年齢・発達・成長によりバイタルサインの基準値が異なる,など成人と異なる特徴をもつ。

　来院時に子どもの保護者からの主観的情報だけで子どもの病態を判断し,診察まで医療者が何も介入を行わないのは,重症化のサインを見逃し,診察待ち時間中に病態の悪化や急変を起こす可能性がある。さらに,適切な治療のタイミングを逃し対応が遅れることで,小児の救命や予後に影響を及ぼす。そのため,子どもの来院時には速やかに病態のアセスメントが必要であり,病態の緊急性に応じて診察を行うトリアージが重要である。

2 トリアージの利点

　トリアージの利点は,①診療の流れを合理化する,②病態悪化の危険性を減らす,③医療従事者と子どもとの意思疎通を改善する,④チームワークを促進する,⑤国内比較基準(ベンチマーク)を確立する,⑥社会への広報効果,などである。

　トリアージは,子どもの病態評価を行うだけでなく,看護介入の必要な問題を見極める機会にもなる。強い育児不安を抱えていたり,子どもの症状に対する誤った理解をしていたりする家族を見極め,適切な看護介入を選択し実施する機会になる。

　また,不適切な養育環境を含めた虐待の発見の機会になりうる。虐待のなかでも,「ネグレクト」は身体的虐待と異なり明らかな外傷を伴わないため,見過ごされやすい。外来受診が家族の援助を求めるSOSと捉え,そのSOSに気づける感性をもつことが重要である。すなわち,説明のつかない外傷や子どもと親の関係性,汚れた皮膚や服装など「何か変だな?」と虐待を疑うことがで

きる"目"が虐待の早期発見につながる。そのためには，虐待を受けている子どもの特徴（表Ⅰ-10）や虐待をしてしまう親の特徴（表Ⅰ-11）などを知っておく必要がある。

表Ⅰ-10 虐待を受けている子どもの特徴

身体所見		心理・発達所見
皮膚所見	● 不衛生な皮膚（アカまみれ・おむつかぶれ等） ● 内出血（新旧混在） ● 擦過傷 ● 火傷 ● 噛みあと ● 抜毛（皮下出血あり）	● 精神運動発達遅滞のおそれ ● 語りかけに対して表情が乏しい，笑わない ● 視線が合わない ● おびえた泣き方 ● 抱かれると離れない ● 雰囲気が暗い ● 親が迎えにきても無視をしている
性器所見	● 性器・肛門周辺の外傷 ● 性器感染症 ● 会陰部の色素沈着	● 過食 ● 痛みを訴えない，処置をしても泣かない ● 基本的な生活習慣が身に付いていない
骨折	● 多発性 ● 新旧混在	● 親の顔色をうかがう ● 誰にでも人なつっこい ● 落ち着きがない
頭蓋内損傷	● 出血 ● 脳挫傷	● 同年代の子と遊べない ● ぼーっとしていることが多い
内臓損傷		● 夜尿・遺尿
眼科的所見	● 外傷性眼障害 ● 眼底出血 ● 白内障	● 乱暴・きれやすい ● 他児への暴力 ● 生き物に対する残虐な行為 ● 反抗的な態度
耳鼻科的所見	● 鼓膜破裂 ● 鼻中隔骨折	● 嘘をつく ● 非行
歯科的所見	● 口腔内不衛生（う歯） ● 歯牙脱臼 ● 顎骨骨折	● 性的逸脱行為 ● セックスアピールが強い ● 家出 ● 成績の低下

[埼玉県立小児医療センター虐待診断チェックリスト・重症度判定表より抜粋一部修正]

表Ⅰ-11 虐待状況の保護者に多い特徴

● 保護者の訴えと臨床所見が一致しない ● 外傷を子ども自身やきょうだいのせいにする ● 症状・経過をあまり話さない ● 話される内容が保護者間，日によって変わる ● 心配した様子がみられない ● 受診するのが遅い ● 「この子はかわいくない」「この子はずるい」など子どもに対するネガティブな発言 ● 「育児に自信がない」「育児をしていて楽しくない」「イライラする」など育児に対する疲労感の発言 ● 自分の子どものことをあまり知らない・質問されても十分答えられない ● 子どもに対する態度が冷たい

[埼玉県立小児医療センター虐待診断チェックリスト・重症度判定表より抜粋一部修正]

さらに，水痘や麻疹，百日咳などの伝染性疾患の可能性を早期に認識する機会となるため，早い段階で感染対策を行うことができる。小児は免疫機能の獲得過程にあるため，感染症に罹患しやすく，外来受診により二次感染を起こす危険性が高い。そのため，発熱を伴う発疹や咳き込み発作，濃厚な伝染性疾患との接触歴のある児などをトリアージの時点において隔離することが，二次感染の防止につながる。

3 トリアージの過程（図I-1）

前述のような外来を受診する子どもの特性をふまえ，ステップ1からステップ3の過程を経て，急激な病態悪化の可能性があるかどうかの臨床的な病態把握（病態評価）と緊急度の判断を行い，治療の優先度を決定する。"順番通りの診察"か"すぐに診察"かあるいは"二次三次医療機関へ転送"かなど，その評価基準は施設の医療資源に合ったものである必要がある。そして，トリアージは，個々のトリアージ・ナースの主観的な判断でなく，客観的で一貫性のあるチームとして共有できる患者評価のプロセスであることが求められる。

(1) ステップ1（第一印象）

全身状態を来院時の初期印象から視診による迅速な心肺機能の評価を行う。ここでは，聴診器や血圧計，パルスオキシメーターなどは必要とせず，小児評価の3要素〔小児アセスメント・トライアングル（図I-2）〕すなわち，外観・

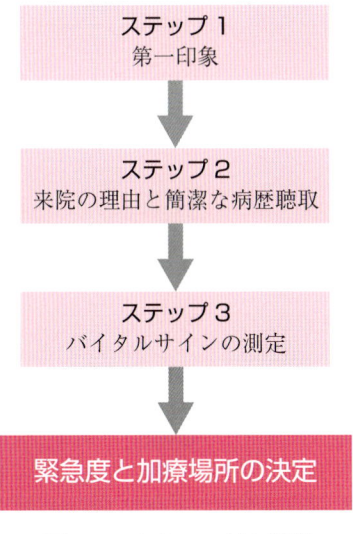

図I-1 トリアージの過程

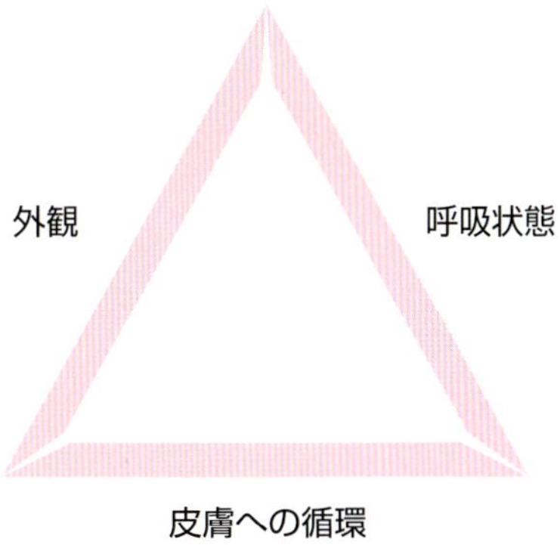

図I-2 小児アセスメント・トライアングル

呼吸状態・皮膚への循環を視診により30秒以内で評価し，救命のための介入の必要性を決定する。

（2）ステップ2（来院の理由と簡潔な病歴聴取）

来院の理由と来院までの経過や基礎疾患の有無を確認する。来院した家族のなかには，子どもの急な発病や事故により，混乱している家族もいる。そのため，オープンクエスチョン（開かれた質問）とクローズドクエスチョン（閉じられた質問）を使い分け，トリアージに必要な情報を収集しつつ，子どもの呈している症状と合わせ評価をしていく。

（3）ステップ3（バイタルサインの測定）

バイタルサインの乱れは，子どもの生体内の生理学的な変化を示している。バイタルサインの乱れにより，呼吸不全の前段階の呼吸窮迫，ショックの前段階の代償性ショックを早い段階で認識することができる。バイタルサインの測定は，子どもが泣いていない静かな状態で測定する。子どものバイタルサインは年齢や発達・成長に応じて異なるため，バイタルサインの評価基準があるとよい。

4　トリアージを行う際の注意点

（1）再評価

トリアージしたあとで，診察待ち時間の間に病態の変化を起こす可能性がある。そのため，再評価は重要であり，どのタイミングで行うのかを計画し実施する。

（2）アンダー・トリアージ（過小評価）とオーバー・トリアージ（過大評価）

オーバー・トリアージは患児の不利益にはならないが，アンダー・トリアージは患児の不利益に直結するため，緊急度の判断に迷うときは，緊急度の高いほうに割り当てる。

〔細井　千晴〕

5 救急処置

1 救急処置が必要な状態に陥りやすい子どもの特徴

　子どもは成長・発達の途上にあり，解剖・生理学的機能の未熟性から予備力がなく，変化が急速であり，重篤化しやすい。さらに心理的・社会的にも未熟であるため，救急処置を要する状態に陥りやすい。

　呼吸機能では，①舌が大きい，②気道が狭く脆弱，③呼吸筋が未発達，などのことから呼吸障害をきたしやすい。容易に呼吸不全状態に陥りやすく，呼吸が停止する場合がある。小児の心肺停止の2/3は呼吸停止から心停止に至るといわれており，呼吸障害を主訴としている子どもは，常に心停止に至る可能性があることを認識する必要がある。

　水分代謝機能では，①細胞外液の割合が多い，②腎の濃縮力が未熟，などのことから脱水に陥りやすい。例えば，嘔吐と下痢で外来を受診し，待ち時間の間に脱水が進行し循環血液量減少性ショックの状態に陥る可能性がある。

　循環機能では，①心筋のコンプライアンスが小さいため1回拍出量が増加しにくい，②容量血管の調整が不十分なため失血に弱い，③副交感神経が優位であるため低酸素に対し徐脈になりやすい，などのことから循環障害をきたしやすい。

　免疫機能ではその獲得過程にあるため，感染症にかかりやすく重症化しやすい。

　心理的・社会的な側面では，危険回避能力が未熟なために事故に遭遇しやすい。事故のなかでも溺水や熱傷，気道異物などは，生命の危機に直結する。また言語能力の獲得過程にあることから，症状を正確に伝えることができず，異常の早期発見や対応が遅れる場合がある。さらに保護者に生活のすべてを依存している乳幼児では，保護者の不適切な養育による疾病や事故により救急処置を要する状態になる場合がある。

　このような特徴から，診療所，病院に関わらず，子どもに救急処置が必要になる可能性があることを認識するとともに，その対応を知っておくことが重要である。

2 救急処置が行われる子どもと家族へのケア

(1) 子どもへのケア

　子どもには身体的な不快や苦痛に加え，状態把握のための採血，輸液ライン

表Ⅰ-12 小児救急場面の特徴と救急プレパレーションの要件

	小児救急場面における プレパレーションの特徴	救急プレパレーションに 求められる要件
患者側の要因	準備性が低い	左記の条件において子どもに信頼（安心・擁護の感覚）が伝わること
	身体症状による苦痛や見慣れない環境による不安を抱えていることが多い	
医療者側の要因	子どもとの面識がない コミュニケーションの機会が少ない	
	費やせる時間が短い タイミングや場所を選べない	「その場で・すぐに・短時間で」実施可能なこと

［清水称喜：さまざまな場面でのプレパレーション　救急外来の場面．小児看護，31（5）：623，2008．より引用］

の確保のための静脈内留置針の穿刺，尿量測定のための膀胱留置カテーテルの挿入，傷の消毒など医療処置に伴う不快がもたらされる。また，心のよりどころとなる母親が見当たらず，見慣れない環境下で多くの医師や看護師に取り囲まれ，身体的苦痛だけでなく恐怖などの心理的な苦痛をももたらされる。

　救急の場面であっても，子どもの権利は尊重されるべきであり，その状況にあったプレパレーションを実施する。小児救急場面の特徴と救急プレパレーションの要件を表Ⅰ-12に示す。救急場面では，①突然の出来事で子どもの準備性が低い，②身体症状により苦痛を生じていることが多い，③説明に費やす時間が限られている，④医療者と子どもが初対面であり面識が浅い，など他のプレパレーションと異なる要素がある。救急処置時におけるプレパレーションの進め方を表Ⅰ-13に示す。その場ですぐに信頼関係を樹立し，時間的制約のあるなかで，子どもの対処能力を引き出す関わりが，救急処置時のプレパレーションとして求められる。

(2) 家族へのケア

　救急処置を要する子どもは予期せぬ事故や急激に症状が出現することが多く，子どもの保護者は困惑し，強い衝撃を受けている場合が多い。予測していなかった出来事に対し混乱していることが多く，そのなかで適切な情報を収集するためには，保護者の混乱や驚きに理解を示しつつ，より具体的な質問により正確な情報を得るようにする。

　救急処置は家族が子どもに会えないことが多く，何が生じているのか，この先どうなるのかなど，状況が見えないことによる不安を生じさせる。処置中は，タイムリーに子どもの状況や行われている処置について説明することが大切である。処置が一段落した時点で医師からの説明があることや子どもに面会でき

表Ⅰ-13 救急処置時におけるプレパレーションのステップ

時期	プレパレーションのステップ
処置前	**1. 処置前のアセスメントと導入** ● 現病歴，最近の医療行為の有無，診察室入室時・診察中の様子から"医療・処置に対して特別な怯えがないか"を査定 ● 入室時のアイコンタクト，バイタルサイン測定，診察介助などの場面から"子どもが自分に許容する心的距離"を査定 ● 今から実施するプレパレーションがその子どもに適用可能かどうかを査定 ● バイタルサイン測定や診察介助の場面は貴重なコミュニケーションの機会と位置づけ，次段階への導入となるように関わる **2. 子どもへの説明** ● "今から痛みを伴う処置がある"ことをごまかさずに伝える 　例）「Aちゃんあのね，昨日からゲーゲーしてるでしょう。元気になるために，今からお注射をするよ」 ● 子どもの反応に対し，説得や安易な励ましを行わず，子どもの気持ちを受け止めることに集中し，覚悟ができるのを待つ 　例）「そうだよね」感情の受け止めに専念し，泣き方や声のトーンなど注意深く読み取る ● 時間は1分程度とし，その間は子どもとのやりとりだけに専念する ● 実施者は子どもの目線に合わせて屈み，子どもを名前で呼ぶ
処置中	**1. 子どもへの具体的説明** ● 何が起こるのか，どんな感じがするのかを処置と同時進行で説明する（予測的実況中継的説明） 　例）「お手てをここに置いて」「コレ（アルコール綿）で拭くよ，スースーするよ」「コレ（駆血帯）をココ（腕）に巻くよ，キュッキュとするけど痛くないよ」 **2. 子どものがんばる力の強化** ● 子どもにどうしてもらいたいかを具体的に示す（指示） 　例）「もう少しお手てを伸ばして」 ● うまくできていることを伝え誉める（明確化・賞賛） 　例）「そうそう，上手にできてるよー」 ● 医療者のペースに巻き込まず子どものことばや反応に耳を傾ける（受け止め・共感） ● 最も苦痛の強い瞬間を，子どもと周囲のものが一体感を作り出し乗り越えられるようにする（一体化） 　例）「ハイ！じゃあ，ちょっと痛いよ，イチ，ニノ，サン！」
処置後	**1. 子どものがんばりをねぎらい誉める** ● 子ども，親，医療者で共に喜び合うことを通して，子ども自身が「自分ががんばった」と思える自己効力感につなげる ● がんばりを見える形で承認する

［清水称喜：さまざまな場面でのプレパレーション　救急外来の場面．小児看護，31(5)：622-627，2008．を基に作成］

ることを伝え，家族の側に寄り添い家族を支える。

　家族が子どもの側にいたいと希望した場合，可能な限り側にいられるよう環境を整え，家族の見えない不安を軽減する。子どもの身体の不必要な露出を避け，汚染された医療器具などが目に触れないように整理する。また「〇〇ちゃん，お母さんがきましたよ」と看護師自ら子どもに声をかけたり，手を握った

りして，家族にも同様に促し，家族が子どもを励まし支えられるように支援する。

　母の混乱が強かったり，子どもの状態が重篤であったりする場合の医師からの説明の際は，なるべく両親がそろった状態や母親を支えるキーパーソンとなる人がいる状態で行えるように配慮する。その際は，家族のプライバシーが守られ，感情を自由に表出できる環境（面談室などの個室）を提供し，側に付き添い，家族を見守る。また，治療方針と家族の思いにずれが生じないよう調整をはかる。医療者は子どもへの処置に集中しがちであるが，決して待合室で家族を支えるスタッフなしに放置されるようなことがないようにする。

　家族は不安とともに，自分の不注意や対応が悪かったのではないかという自責の念を抱くことが多い。自責の念は，保護者としての責任を感じている表れであり，その責任から今後親としてできることを考えることができれば，保護者にとってマイナスの感情ではないと考えられる。今置かれている自分の状況を再認識し，自分は何をするべきなのかを考えていけるように，保護者の思いや存在を肯定し保障したうえで，今後のことが考えられるようなきっかけを提供していく。

3　救急処置時の看護のコツと留意点

　体重は子どもの病態の評価や薬物療法・輸液療法などの治療に欠かせない情報である。救急時には体重を測定できないことが多いが，介助者が抱いて測定しその後，介助者の体重を差し引くなどの方法で体重を把握する。最近の体重を家族から情報を得てそれを目安としてもよい。

　外来で行われる救急処置は多岐にわたる。救急処置が行われる際は，子どもに適切な処置が提供でき，さらに子どもの苦痛が最小となるよう，①プレパレーションの実施，②過不足なく迅速な物品の準備，③子どもの身体の固定を含めた適切な処置介助，を行う。おのおのの救急処置時における看護のコツと留意点を表Ⅰ-14に示す。

4　転院搬送時における留意点

　搬送元および搬送先施設の医師間，看護師間のコミュニケーションはとても大切である。搬送元が，状態を安定させるための試みや薬剤や輸液の施行など，行った治療とその反応，子どもの状態，子どもの体重，保護者との会話や保護者の様子，子どもとその保護者への説明内容などを搬送先に伝えることにより，

搬送先は子どもに必要な医療を提供するための準備を行うことができる。搬送中に子どもの容態に変化が生じた場合はその状況を速やかに搬送先に伝えることにより，搬送先は準備物品の修正をすることができる。

搬送先は，その後の子どもの経過について必ず搬送元にフィードバックする。フィードバックすることにより，施設間の連携を深めることができる。

搬送の際，保護者は子どもと別に，自ら搬送先に移動しなければならない場合がある。搬送は，「専門的な治療が必要なほど，うちの子は悪いのか」と家族の不安を助長させる。搬送前には搬送の目的を説明したうえで，搬送先の施設名・電話番号を伝え家族が確実に到着できるようにする。また，精神的な混乱をきたしている場合，車の運転は危険な場合がある。落ち着いて向かうように説明し，保護者の状況を客観的に評価し，場合によってはタクシーの利用を勧めることも必要である。

5　日頃からの準備

(1) 救急処置物品と救急薬品

救急処置時に使用される物品と薬品を表Ⅰ-15に示す。それぞれが必要かどうかの決定は，その施設において行う救急処置の頻度と内容，地域の小児救急医療体制と搬送システムなどの視点で考察する。

物品や薬品は救急時に速やかに使用できるよう，すぐに取り出せる場所に保管しておく。そして常に整備点検することが重要である。必要な物や数を揃えるだけでなく，薬品やディスポーザブル製品は使用期限内であるか，喉頭鏡は点灯するかなど，いつでも直ちに使用できるように整備点検を行う。またこれらの救急処置用品や救急薬品は，ひとつにまとめ移動ができるように"救急カート"に常備するとよい。

(2) 教育・トレーニング

子どもが救急処置の必要な状態に陥った場合，速やかに処置が実施される必要がある。そのためには，スタッフの日々のトレーニングが重要である。日常的に救急処置が行われない施設では，経験を重ねるためのトレーニングがより必要である。

トレーニングで技術を習得するとともに知識の習得も重要であるため，救急処置が必要となる疾患やそれに対する処置について学習の機会を設ける必要がある。

表Ⅰ-14　外来で行われる救急処置および看護のコツと留意点

救急処置	看護のコツと留意点
モニタリング ● 心電図モニター ● 呼吸モニター ● 血圧モニター ● パルスオキシメーター ● 呼気二酸化炭素モニター	● それぞれのモニター機器の使用方法，注意点，限界を知っておく ● 子どもの状態に合った適切なアラーム値を設定する
酸素投与 ● 経鼻カニューレ ● 簡易酸素マスク ● ベンチュリーマスク ● ネブライザー付き酸素吸入器 ● リザーバー付き酸素マスク	● 低流量システム，高流量システムを理解し，子どもの吸入酸素濃度を正しく把握する ● それぞれの装置の適応・限界を知り，適切な装置の選択を行う ● 低酸素血症に対して適応があるのであって，換気不全にはある程度適切な換気が必要である
口鼻腔吸引	● 粘膜が脆弱であること，身体の動きをコントロールする力が未熟であるため，粘膜の損傷をきたしやすい。適切な吸引圧の設定を行い，頭と上半身の固定を確実に行う ● 出血傾向のある子どもの場合，吸引圧を低めにする ● 日常的に行われる処置であるが，合併症や子どもの苦痛を考え，慎重に必要性を判断する
気道確保 ● 頭部後屈，顎先挙上 ● 経口エアウエイ ● 経鼻エアウエイ ● 気管挿管	● 頭部および舌の大きい子どもでは，舌根沈下をきたしやすく，気道閉塞を解除する基本的な方法である ● 肩の下にバスタオルなどを丸めて肩枕を入れ，頸部を伸展させることも有効である ● エアウエイは適切なサイズを選択する ● 経口エアウエイは覚醒している子どもには使用しない ● より確実な気道確保として気管挿管が実施される場合がある
人工呼吸 ● 口対口・口対口鼻 ● バッグ・アンド・マスク	● 口対口・口対口鼻の場合，感染防止のためフェイスシールドやポケットマスクを使用する ● 1秒かけて空気を送り，適切な換気のパラメーターである胸郭の挙上を確認する ● 蘇生用のバッグには自己膨張式と流量膨張式があり，それぞれの利点・欠点を理解しておく ● マスクは下顎を越えず眼球を圧迫しないサイズを選択する ● マスク保持のコツは，母指と示指で"C"の形を作りマスクを口と鼻に密着させ，残りの中指，薬指，小指で"E"の形を作り下顎を挙上する（E-Cクランプ法）
胸骨圧迫心臓マッサージ	● 1分間に100回のペースで胸が1/3沈むようにしっかりと押す ● 胸骨圧迫心臓マッサージと人工呼吸の比率は30対2で行う ● 蘇生者が2人の場合は胸骨圧迫心臓マッサージと人工呼吸の比率は15対2で行う ● 自分の手が子どもの心臓の代わりになっていることを意識して"強く""早く""圧迫をしっかり解除し""中断を最小限に"する
血管確保 ● 末梢血管確保 ● 中心静脈確保 ● 骨髄針挿入	● 保護者に利き手を確認し，子どもの活動の妨げが最小になるような場所（利き手と反対側の手背など）を選択する ● 末梢血管確保が困難であり緊急性を要する場合，中心静脈を確保したり骨髄針が挿入されたりする場合がある

救急処置	看護のコツと留意点
膀胱留置カテーテル	● 正確な尿量の把握は循環動態の把握のために重要である ● 羞恥心に配慮する
吸入	● 喘息発作時，β_2刺激薬の吸入は一過性に換気血流比の不均衡分布を生じ，呼吸状態の悪化を招くことがある。そのため，中発作以上では酸素の併用を考慮する ● 施行中は器械の大きな音がするため子どもの恐怖心が増強する。音楽を流すなどして不快な音がまぎれるような配慮をする
胃洗浄	● 胃管カテーテルは可能な限り太いものを選択する ● 胃管カテーテル挿入後はカテーテル先端が胃内にあることを確認する ● 鼻粘膜の損傷を予防するために，子どもの固定を確実に行う
胸郭に対する処置 ● 胸腔穿刺・胸腔ドレナージ	● 緊張性気胸の救急処置として行われる ● 緊急性を要するため，安全かつ確実に実施されるように，物品は過不足なく揃え，適切な介助を行う
シーネ固定	● 受傷した四肢を動かさないように保護するために行う。これにより，痛みや浮腫，合併症を軽減する ● 専門医による処置が受けられるまで一時的に骨折部位を安定させたり，受傷した関節を固定したり，傷を保護したりするために用いられる ● 固定の間，子どもが良肢位を保ちつつ動かないでいられるような工夫をする ● 固定を強くしすぎることによる血流障害に注意する
止血	● 出血部位を直接圧迫しても止血されない場合は，止血部位の直上で止血帯を用いて圧迫する ● 止血帯に使用するものは，幅広のものであれば手ぬぐいや紐などもよい ● 止血帯装着時間は2時間が限度とされているため，特にその後搬送を行う場合などは，装着時間を明記し申し送る ● 血を見ることにより子どもは恐怖心が増強するため，汚染されたガーゼなどは速やかに片付ける。その際，出血量を測定する
鼠径ヘルニア嵌頓整復術	● 整復操作を行うまで時間がある場合は，坐位や上体高位を保つと脱出腸管の浮腫や血行障害が進行するので，側臥位や骨盤高位で安静を保つ ● 子どもの下肢を固定しすぎると腹筋が緊張し整復がより困難となるため，整復の手技の邪魔にならない程度に下肢の固定を行う
腸重積非観血的整復術	● 整復術施行までは禁飲食とする
透視下食道異物摘出術	● 異物摘出施行までは禁飲食とする
肘内症徒手整復	● 整復時に痛みが生じることを子どもと保護者にあらかじめ伝える ● 整復後は，患側でバイバイやバンザイができることを確認する

表Ⅰ-15 救急処置時に使用される物品と薬品　（太字は最低限揃えておきたい物品と薬品）

モニター機器	血管確保物品
● 心拍・呼吸モニター ● 除細動器 ● パルスオキシメーター ● 血圧計 ● ドップラー血流測定器 ● 体温計 ● 簡易血糖測定器	● **翼状針（21〜25G）（23G）** ● **静脈留置カテーテル（18〜24G）** ● 輸液ポンプおよび輸液セット ● **輸液固定のためのシーネやテープ** ● **酒精綿，駆血帯** ● 骨髄針 ● 中心静脈穿刺セット ● **注射針（18〜26G）** ● **注射器（1〜50ml）**

気道管理物品	その他の物品
● **酸素ボンベ** ● **簡易酸素マスク（乳児・小児・成人用）** ● リザーバー付き酸素マスク（乳児・小児・成人用） ● 経口エアウエイ ● 経鼻エアウエイ ● 鼻カニューレ（小児・成人用） ● 気管挿管チューブ（2.5〜9.0mm） ● スタイレット（乳児・小児・成人用） ● 喉頭鏡のハンドル ● 喉頭鏡のブレード：直型（0・1・2・3），曲型（2・3） ● マギール鉗子 ● 開口器 ● バイトブロック ● 吸引カテーテル（4.5〜16Fr） ● ラリンゲアルマスク ● **バッグ用マスク（乳児・小児・成人用）** ● **自己膨張式蘇生バッグ（小児・成人用）** ● 流量膨張式蘇生バッグ（0.5L・1.0L・2.0L）	● 膀胱留置カテーテル ● 輪状甲状膜穿刺キット ● 気管切開や外科的輪状甲状膜切開キット ● 骨折管理のためのシーネ ● 胸骨心臓マッサージのための板 ● 胸腔穿刺セット ● 胃管カテーテル（5〜18Fr）

気道管理に使用される薬品
● 挿管時前投薬：硫酸アトロピン（アトロピン®）・フェンタニール（フェンタネスト®）・ベクロニウム（マスキュラックス®） ● 鎮静薬：ミダゾラム（ドルミカム®）・ケタミン（ケタラール®）・チオペンタール（ラボナール®） ● 筋弛緩薬：スキサメトニウム（サクシン®）・ベクロニウム・臭化パンクロニウム（ミオブロック®）

呼吸管理に使用される薬品
● ステロイド：メチルプレドニゾン（ソルメドロール®）・ヒドロコルチゾン（サクシゾン®）・デキサメタゾン（デカドロン®）

循環管理に使用される薬品
● 心肺停止：**エピネフリン（ボスミン®）・硫酸アトロピン** ● 不整脈：**リドカイン（キシロカイン®）**・マグネシウム・アミオダロン（アンカロン®）・プロカインアミド（アミサリン®）・ATP（アデホス®） ● 循環不全・ショック・電解質異常：ノルエピネフリン・ドパミン（イノバン®）・ドブタミン（ドブトレックス®）・カルシウム製剤（カルチコール・塩化カルシウム）・重炭酸（メイロン®）・ブドウ糖

けいれん時に使用される薬品
● ミダゾラム・ジアゼパム（セルシン®）・リドカイン・フェニトイン（アレビアチン®）・ペントバルビタール（ネンブタール®）・チオペンタール

その他の薬品
● **吸入用β刺激薬（ベネトリン®，メプチン®）** ● 活性炭 ● 利尿薬：フロセミド（ラシックス®） ● 輸液剤：生理食塩液・乳酸リンゲル液 ● 浸透圧剤（マンニゲン®）

（3）搬　送
　小児科の病棟や集中治療室をもたない施設では，より高いレベルの医療を提供するために，子どもを他施設に搬送しなければならないことがある。自施設の救急対応への限界を知っておくとともに，高次医療を提供できる施設がどこにあるのか，どのような搬送システム（ドクターカーによる搬送チームなど）を備えているのかを知っておく必要がある。

〔細井　千晴〕

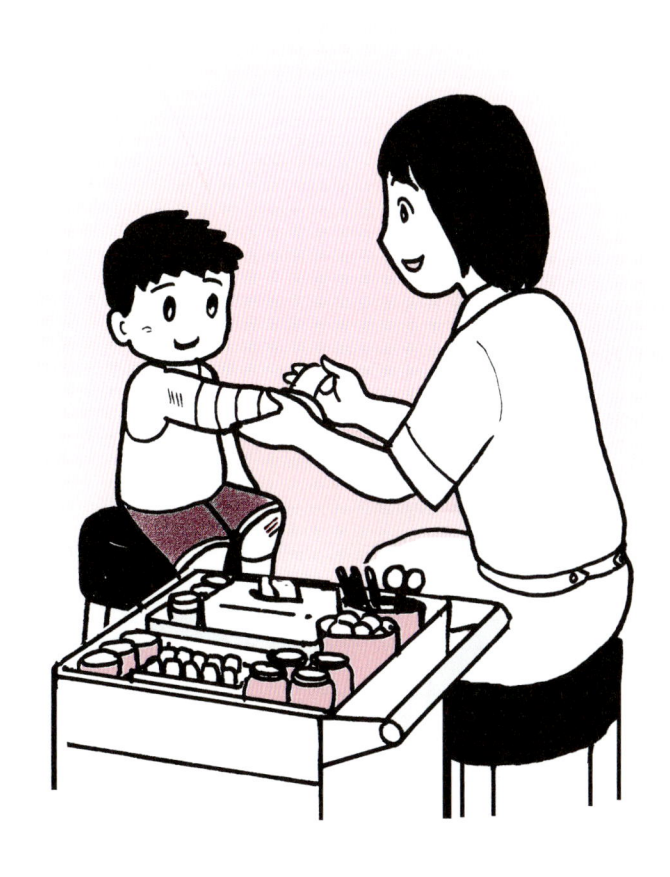

6 相談業務

　近年，少子化や核家族化という社会的変化に伴い，育児経験の減少，伝承不足，育児サポートの不足などから，母親は子どもの変化に判断や対応ができず不安を強く抱いている。また，慢性疾患のある子どもの親は日々行わなくてはならない子どもに対する療養上の注意や子どもの将来を考えた悩みなど複雑な問題を抱えている。そのため，相談内容は病気や症状に関するものだけでなく，子どもの発達や育児に関するものまで多岐にわたる。

　外来における看護相談は，待合室や受付窓口で「ちょっと聞きたいことがあるんです」と声をかけられる相談から，外来相談室や在宅支援室などに寄せられる相談，さらに，適切な病気の理解を促すための指導や発達段階に応じたセルフケアの指導などを目的に看護師が意図的に実施する相談など，様々な形で実施されている。

　相談業務の役割は，相談内容に対し適切なアドバイスを行うことにより，保護者が安心して子どもの世話をすることができ，子どもの成長・発達を促すことである。

1 日常業務のなかでの相談

　普段の挨拶や接遇によって子どもやその保護者は困ったときに相談する看護師を選ぶ。そのため，日頃から話しかけやすい雰囲気を作っておくことが重要である。また，不安や悩みなどを抱えやすい時期を捉え，その時期に積極的に声をかけるようにすることも重要である。不安や悩みを抱えやすい時期は，①病気を診断されたときや入院の日程や手術が決定したとき，また在宅療養へ移行したときなどの治療の節目，②入園や入学，またアイデンティティを確立するという重要な発達課題をもつ思春期への移行時などの発達の節目，③下の子の出生時などの家族形態の変化時，などである。

　また，なかには悩みを抱えつつも相談できない保護者が存在することも忘れてはならない。待合室で母子の様子を観察し，相談を表出しやすいよう配慮することが必要である。片隅に子どもをあやすことなくポツンと座っていたり，長い時間うつむいたままの母親や診察終了後に涙を流していたりする保護者をみつけることがある。「お子様の具合はいかがですか？」とやわらかく声をかけ，話をするきっかけを作ると「この先どうしたらいいのかわからなくて…」「夫はまったく育児に協力してくれないので大変で…」「子どもをかわいいと思え

ない…」など，保護者は抱えている問題や疲労，悩みなどを表出することができる。

　日常業務のなかで関わる場合，時間と場所が設定される相談と異なり，話を聞ける時間は短く，他の患児・保護者への対応や配慮も求められる。その場合，瞬時に自分の状態を感知し「どのくらいの時間を割いて話を聞くことができるか」を判断し相談に応じる。そのためには，診察中の医師や他の看護師と調整をはかり，相談に応じられる時間を確保する必要がある。調整をしても相談に応じられない場合や相談内容が複雑である場合などは，外来相談室などの専任の相談者に依頼をする。専任の相談者が存在することが望ましいが，不在の場合は，あらためて時間の調整を行い相談に応じる。

　相談に応じた後の評価は重要である。次回の外来受診時に，保護者の表情や様子を注意して観察したり，声をかけ様子を聞いたりすることで，問題が解決できたのか，あらたな問題が発生していないかなどの評価を行う。また，相談に応じた看護師が必ず次回外来受診時に関われるとは限らない。そのため，相談内容やその対応について記録を残す。記録により，異なった看護師の関わりでも統一した継続的な関わりが可能になる。

2　時間と場所が確保できる相談

　外来相談室や在宅支援室などにおいて専任の相談者が相談に応じる場合，相談者と初対面の場合が多い。初対面の場合，信頼関係の構築が大きな鍵となる。以下に相談のプロセスを述べる。

(1) 相談者との関係作り

　初対面の場合，信頼関係構築にはまず自己紹介を含めた挨拶が重要である。挨拶をして相談者と向き合い，相談者に安心と信頼を与える。そして，相談者の初めのことばを正確に聞き取る。話の内容だけにとらわれず，声の調子や話し方，表情などに注意を向け，相手の気持ちや状態を感じ取っていく。受容，傾聴，共感は相談業務の基本的な姿勢であり，あるがままの相談者を受け入れ，相談者の話をじっくり聞く。相談者に寄り添い，相手を直そうとするのではなく，わかろうとする気持ちが重要である。

(2) 問題の見極め

　相談内容を明確にしていく。誰が，誰の，どのような問題について，どのようなことを相談したいのかを，オープンクエスチョン（「お子さんの病気についてお母さんが一番心配なことは何ですか？」など）とクローズドクエスチョ

ン（「お子さんの〇〇について心配はありますか？」など）を使い分け，その
なかで，問題と主訴を聞き分けていく。ことばで表現されない場合，「もしか
したら〇〇〇ということでしょうか」と言語化していくことで，相談者の気持
ちを明確にしていく。

（3）問題の共有

なるべく相談者が使用したことばを繰り返し，「私は〇〇〇と受け止めまし
たが，それでよろしいでしょうか」など相談したいことを再確認する。

（4）話し合い

相談者の主体性を尊重し相談者自ら問題の解決や不安の緩和，養育環境の改
善などができるように，援助していくことが重要である。今やれていることを
評価しつつ，誤った認識は修正をしていく。「どうにかしてあげたい」「何かし
てあげられることはないだろうか」と手助けの方法を考えてしまうことで指示
的になりやすいが，相談者の自己決定を尊重し，解決のためのきっかけや情報
を提供していく。また情報は，医療者が知っていることをすべて話すことが，
かならずしもよいとは限らない。情報の必要量は人によって異なり，情報を与
える側は柔軟な姿勢で，相手の必要量を察知して情報を提供することが大切で
ある。説明は専門用語を使用せずわかりやすいことばを心掛ける。

過度の負担を強いられている場合は，社会的なサポートシステム（保健セン
ターや地域の子育てネットワークなど）を紹介し対処能力を拡大できるよう調
整をはかる。

複雑な問題の場合，自分が対応できる問題なのか自分の能力を常に査定し，
自分での対応が困難であると判断した場合は，他の専門家に支援を求めたり，
専門家に相談者を紹介したりする必要がある。適切な機関に家族を紹介できる
ように，どのような領域にどのような専門家がいるのかを知っておく必要があ
る。

3　小児救急の電話相談

子どもの発病時に判断や対応ができず，医療機関を受診する保護者が増加し，
小児救急医療は社会問題化している。このような背景のなかで，小児救急にお
ける電話相談に対するニーズは高まっている。電話相談の役割は，①子どもの
急な病気やけがに対して，病院受診の必要性を判断し助言すること，②受診の
目安を含めた家庭での対応方法をアドバイスし安心を提供すること，である。
相談者は「このまま様子をみて大丈夫か」「自分のケア方法は正しいか」「悪く

なったらどうしよう」などの不安・心配の解決のために電話をしてきたということを受け止め,「心配なら受診してください」と相談者に判断を委ねることは避ける。

　相談のプロセスは電話相談においても同様である。しかし対面と異なり,子どもの様子を目で見て確認することができないため,相談者（保護者）の訴えのみで判断しなければならない。相談者に判断を任せることは,意味づけされていない,あるいは問題と認識されていない状態を見逃す危険性があるため,保健医療的知識はもちろん,必要な情報を聞き出す卓越したコミュニケーション技術が必要である。可能な限り具体的な質問により情報を聞き出すことが重要であるが,質問攻めは相談者の責められているという感情を引き起こす可能性があるため,前もって「確認のために,いくつか質問をさせていただいてよろしいですか？」と選択権を与えてから必要な情報を得るようにするとよい。また,ノンバーバルなコミュニケーションが成立しないため,ことばのニュアンスや声のトーンなどの聴覚情報だけをもとにアセスメントをしていく能力が必要である。子どもの年齢や相談者の話す状況をイメージしながら,必ず「はい」「ええ」などと声に出し,話を聞いているというメッセージを返していく必要がある。

〔細井　千晴〕

● 引用文献

1) 江本リナ：検査や処置を受ける子どもとその家族の看護. 筒井真優美・編, 小児看護学；こどもと家族の示す行動への判断とケア, 第1版, 日総研, 名古屋, 2003, pp.207-217.
2) 羽鳥文麿：小児救急医療における鎮痛と鎮静. 大関武彦, 他・編, 今日の小児治療指針, 第14版, 医学書院, 東京, 2006, pp.2-3.
3) 埼玉県立小児医療センター虐待診断チェックリスト・重症度判定表.
4) 清水称喜：さまざまな場面でのプレパレーション　救急外来の場合. 小児看護, 31(5)：622-627, 2008.

II 健康教育

　　少子化・核家族化など社会状況の変化により，看護師や看護学生たちも子どもと接する機会が少なくなっているが，子どもと遊んだことがない，抱いたことがない，ミルクを作ったことがない，など子どもと接した経験がないままに親になる人が増えている。一方，情報が氾濫するなかで，子育てをする親の心配や不安な思いは様々にある。子どもがどのような成長段階をたどっていくのか，どのようなことに注意をしなければいけないのか，年齢に添った予防接種はどのようにして受ければいいのか，病気のときにはどのような対応をすればよいのかなど，子育てをする家族が知っておくべきことはたくさんある。しかし，家族は，自分の病気や健康についての知識はあっても，子どものことについての知識は少ない。子どもにかかりやすい感染症の知識があることで，予防接種のことや，罹患したときの保育所や学校への対応が理解できる。乳幼児健診での成長・発達のスクリーニングが行われることで，早期発見による対応や福祉，教育からのアプローチを受けることもできるようになる。親や家族が，様々な機会を通して，健診や予防接種の意味，病気のときの対処方法，事故予防などの健康教育を受けることは，子どもの健康を維持・増進させ，成長発達を助けるうえで大事なことである。と同時に親自身の子どもに対する育児能力を向上させる絶好の機会であることを認識して，看護師が親や家族と関わることが重要である。

1 家庭での症状への対処

　　小児の外来受診で多い症状は，発熱，熱性けいれん，脱水（嘔吐や下痢）などである。ここでは，この3つを取り上げて，家族が行う観察や対処方法について述べる。

1 発　熱

　　小児の発熱の原因としては，感染性疾患が最も多くを占める。
　　発熱時に汗をかくと熱が下がるという思い込みからたくさんの洋服を着せ，さらに毛布に包んで受診する家族，内服薬1包ごとに解熱薬が含まれていると思っている家族，薬を2～3回内服すれば熱が下がると思っている家族，熱に

よって頭がおかしくなるのではないかと心配している家族など，家族にとって子どもの発熱は，不安と心配の原因としてとても大きな割合を占めている。子どもの発熱の状況に応じた家庭での対応ができるように，細やかな看護指導が必要となる。

(1) 来院時のケア

発熱で外来受診する子どもの家族へ看護師が指導する場合，家庭での状況を把握し，家族がどのような対処をしているか確認し，また来院時の様子を観察して指導することが大切である。汗をかかせようとする家族の場合，子ども本人が熱いか寒いかを言える場合は子どもに確認のうえ，熱ければ薄着にして毛布などは取る，冷やすことなどを勧め，悪寒があれば暖めるようにする。手足が冷たければ，靴下を履かせるなどして暖めてあげる。

子どもの様子をみて，発熱による水分喪失，脱水予防について説明し，水分補給のことも一緒に促すようにするとよい。

受診時の状況で具体的に指導すること，なぜその方法がよいかを含めて話すことで，家族の受け入れや理解を促進することができる。

(2) 夜間の対応

夜間の電話相談で，熱が37〜38℃の間で元気もあり食事（ミルク）も摂取できるのだが，今すぐ受診したほうがよいのか，朝まで待っても大丈夫なのかという質問がある。熱があることで受診するかどうかの判断ができず，とにかく病院に聞いてみて確認しようとする。第1子であれば家族の不安は強く，どうすればよいのか迷うことばかりであろう。また，子育て経験のある家族では，相談の内容が異なる場合も多い。受診して薬はもらっているが，熱が下がらないのでどのようにすればよいかという質問もある。発熱時の対応についての説明が不十分である場合と，指導を受けたとおりに対応しているが熱が続いて不安な場合などが考えられる。熱への対処が不安なのか，熱が続いていることが不安なのか家族の不安の中身を知ることが，指導の第一歩となる。家族の不安を確認し，外来の問診と同じく関連症状や周囲（家族や保育園での流行など）の状況を確認したうえで受診の必要の判断と，家族の要望を聞くことが必要となってくる。その際，看護師は，家族がどのような情報を必要としているのか，家族は病状をどのように捉えているのかを確認しつつも，熱に伴う関連症状や随伴症状と家族の説明を合わせて重症な場合を想定しながら，家族から症状を確認していくことが重要となる。そして，受診の目安となる判断材料を説明していくことが必要となる。

表Ⅱ-1 発熱時に必要な情報

- 発熱はいつからか，急な発熱か，微熱が続いた後の発熱か
- 平熱と比べてどのくらいの上昇か
- 関連症状の有無：気道症状（咳嗽・喘鳴・鼻汁など），消化器症状（下痢・嘔吐など），膀胱・尿路症状（頻尿・尿の色・陰部の汚れなど），痛み（頭痛・耳痛・咽頭痛・腹痛・関節痛・排尿時痛など），皮膚症状（発疹，傷など）
- 基礎疾患がある場合は，その疾患からの発熱か感染なのかを確認する必要がある
- 家族や周囲（保育園・幼稚園・学校）の感染症の流行状況
- 予防接種歴
- 旅行先（海外・国内）と交通手段

(3) 発熱時に必要な情報

　発熱による受診時や電話相談時には，表Ⅱ-1のような内容を頭におきながら，家族から情報収集を行い，異常の早期発見とともに家族への指導に活かす。家族に質問することによって，家族自身の気づきにもつながっていく。

(4) 家族への指導

　また，家族への指導は，問診時，診察時，診察後など様々な場面で可能である。指導にあたり，パンフレットなどを活用して説明することで，家庭での具体的な行動につなげることができる。パンフレット（図Ⅱ-1）には，熱が出たときの対処方法のみならず，受診のポイントを強調することが大事である。また，家族が気になることには，解熱薬の使用の仕方である。使用方法を誤って覚えていたり，小児用坐薬は体重によって坐薬使用量を1/2，1/3であったりすることから，具体的な使用方法を説明する。

2　熱性けいれん

　熱性けいれんは，子どもの10人に1人の割合で起こるといわれている。救急車搬送の多くが熱性けいれんの子どもである。熱性けいれんは，1回だけの場合がおよそ50％だが，複数回起こすことが10～30％である。

　家族の目の前で熱性けいれんを起こしたとき，冷静に観察を行うことは難しい。きょうだいや家族に熱性けいれんの既往者がいる場合でも，熱性けいれん時の観察やその対応は容易ではない。実際，小児科の看護師で熱性けいれんの子どもを数多く見ていても，「わが子となればあわててどうしようかと思った」という人もいる。「きょうだいが起こしたことがあるけど，やっぱりパニックになって」という家族が多い。「子どもがけいれんを起こしている」と電話をかけてきた家族に，落ち着くこと，救急車を呼ぶことを指示した場合もある。

熱のおはなし

【熱が出たときのチェックポイント】
* 顔色・機嫌はどうですか？
* 食欲は？水分はとれていますか？
* ぐったりしていませんか？
* けいれんを起こしていませんか？

熱が高くても機嫌がよく、水分がとれ比較的元気な様子が見られれば、あわてる必要はありません。上記の*症状が1つでも見られたら、早めに受診しましょう。

生後3か月未満の赤ちゃんの発熱には注意し、早めに受診しましょう。

【熱が出たときどうすればいいの？】
①安静が一番です。ゆっくり休ませましょう。
②厚着をさせず、薄着にしましょう。
　寝具の調整や、衣類を1枚脱がせ涼しくなる工夫をしましょう。手・足が冷たかったり、ほほに赤みがないときは、暖めてあげましょう。
③環境を整えましょう。
　夏の冷房は、23〜25度を目安にし、クーラー等で直接風が当たらないようにしましょう。冬の暖房は、室温20度を目安にし、湿度は65〜70％が適当です。比較的元気であれば、疲れない程度の入浴（シャワー）をしてもよいでしょう。
④食事は好きなものをこまめに、口あたりのどごしの良いものなど、工夫してあげましょう。

【解熱薬の使い方は知っていますか？】
＊解熱薬は、一時的な解熱効果はありますが、病気を治す薬ではありません。
＊熱で食欲がなかったり、機嫌が悪かったり、眠れないときなどにご使用ください。
＊使用回数は、1日2回を目安にし最高3回までとしましょう。
＊坐薬を使って10分以内に便と一緒に出たら、もう一度使ってください。15分以上経過していれば大丈夫です。

使用量・使用方法に注意しましょう。

①1個を切り離し、図のように両手で左右に切り離します。
②とがったほうから肛門内に入れます。（坐薬の先にオリーブオイルや水などをつけると、スムーズに入ります）
③子どもの体重で使用量が決まります。医師の指示量を守りましょう。坐薬は冷蔵庫などで保管してください。
④3歳を過ぎると坐薬を入れることを嫌がります。効果に差はありませんので、粉・錠剤を希望してください。
⑤おとなの坐薬を間違って入れないようにしましょう。
⑥1/3や2/3を使用する場合は図のようにはさみ等で切って使用しましょう。

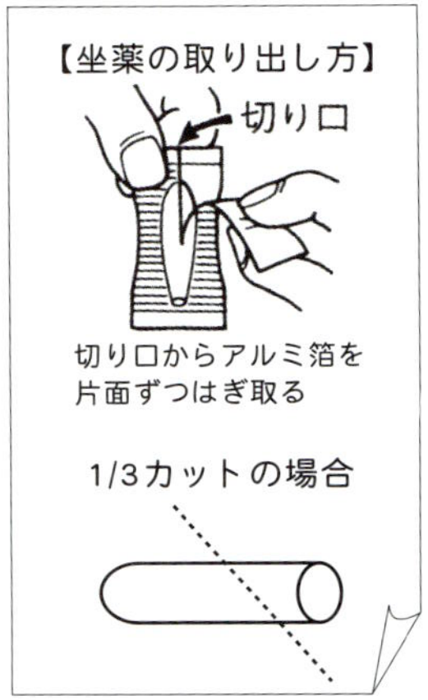

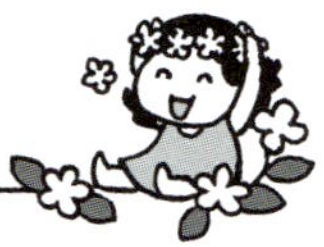

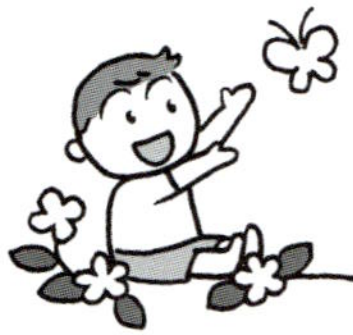

【坐薬の取り出し方】

切り口からアルミ箔を
片面ずつはぎ取る

1/3カットの場合

（参考文献：日本小児科外来　発熱指導の資料　作成者：大分こども病院　看護師　松本三枝）

図Ⅱ-1

表Ⅱ-2　熱性けいれん時の観察点

- けいれんの様子：どのようなけいれんであったか（眼球の様子・手足の動き・からだの突っ張りや硬さなど）
- けいれんの持続時間：いつから始まりいつ終わったか
- 意識や呼吸の状態：顔色・意識の有無・呼名反応など
- けいれん後の意識や手足の動きなど
- 家族に熱性けいれんの既往者がいるか
- けいれんは初回か，以前にあった場合はその場合の状況や抗けいれん薬の使用の有無

　一方，熱性けいれんを実際に見た経験をもっていたことで，「落ち着いて観察できました」「友達の子どものけいれんを見たことがあったので」と言われ，冷静に観察ができる家族もいることから，熱性けいれんとはどのようなものかを，家族に知ってもらうことも必要である。

　当院では，啓発活動として9月（救急の日）に実技講習会を開催している。その年によってテーマが違うが，「熱性けいれん時の対応について」の場合は，スタッフがけいれん時の対応について良い例と悪い例をあげて具体的に説明をしている。例えば，悪い例として；けいれんを起こしているときに体をおさえてけいれんを止めようとする，舌を咬まないように口に硬いものをくわえさせる，パニックを起こしている状態など。良い例として；周りの安全を確かめる，静かに寝かせる，嘔吐による窒息を防ぐために顔を横に向ける，けいれんの様子を観察する，などである。実際に人形を使い，母親役の看護師が実演しながら説明する。実際に熱性けいれんの子どもがいる家族などが参加しているが，家族があわてて十分な観察ができず，またあわてて受診前に事故を起こしたりすることがないように，落ち着いて行動することを家族に理解してもらうことが大切である。

　「熱性けいれん」のパンフレット（**図Ⅱ-2**）には，病気についての説明とその対応，けいれん止めの坐薬の使用法などを，イラストで実際の状況をわかりやすく説明するとよい。看護師は，家族にまず落ち着いてもらうこと，その後観察すること，受診の目安を説明することが必要である。**表Ⅱ-2**は，熱性けいれんを起こしたときの観察点である。

3　脱　水

　子どもは，体重あたりの水分量が多く脱水を起こしやすい。脱水の原因は様々であるが，嘔吐・下痢や発熱により水分や電解質が失われることや，経口摂取ができなくなって脱水を起こすことが多い。

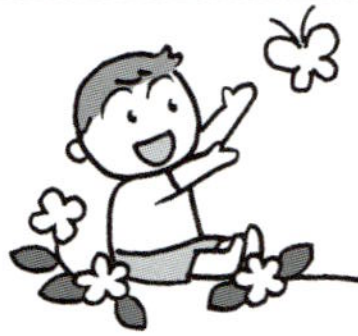

熱性けいれん

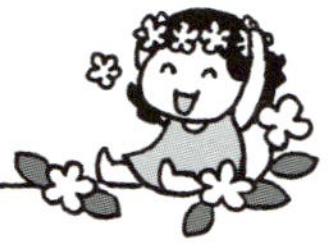

原因
脳が熱に対して敏感な人に起こります。遺伝性があり、両親やきょうだいに熱性けいれんの人がいることが多いです。

症状
発熱に伴って起こるけいれん（ひきつけ）です。熱の上がりかけ（急に高くなるとき）に起こります。6か月以降の乳幼児に多く見られ5〜6歳までには、ほとんどの人は起こらなくなります。

予防接種
発作は数分以内におさまり1回のみで、1日何度も繰り返し起こることはまれです。意識の回復は早く、麻痺を残さないのが特徴です。また、後遺症も残りません。熱性けいれんを起こした子どもの半分は1年に1回きりで、3回以上起こすことは10%以下です。

ひきつけたときどうするか
①あわてない……けいれんは数分で止まります。
②何もしない……口の中に指や棒などを入れない、大声で呼んだり、体を押さえつけたりしない。
③楽な姿勢で……体を横に寝かせ服をゆるめる。どんな危ないものは取り出す。
④吐かないか注意……吐きそうなしぐさをしたら、顔を横に向けて吐いたのがつまらないようにする。
⑤じっと観察する……時計を見て何分続いたか、手足は突っ張っていたか、グラーンとしていたか、眼は上を向いていたか、横を向いていたか、部分的なけいれんか、全身的なけいれんか、けいれんの様子をよく見て先生に知らせてください。

けいれんが5分以上続くときは救急車で病院！
対策：2回以上けいれんを起こしたことのある人や、1回でもけいれんの時間が長かった人はけいれん予防の薬を常備し、熱が上がり始めたらできるだけ早めに薬を使いましょう。

けいれん予防の坐薬の使い方（ダイアップ坐薬）
①熱が37.5℃前後のときに気がついたら坐薬を入れましょう。
②坐薬を入れた8時間後に38.0℃以上の熱があればもう一度坐薬を入れましょう。そうすると初回坐薬を入れて2〜3日はけいれんの予防ができます。
③8時間後に熱がなければ、坐薬は入れずに様子を見てかまいません。再び38℃以上に熱が上がった場合は、2回目の坐薬を入れてください。
④熱に気づかず、急に熱性けいれんを起こしてしまった場合、けいれんの途中でも坐薬は入れずに様子を見てください。けいれんが止まっていれば、坐薬は入れずに様子を見ましょう。
⑤熱さましの坐薬も使いたい場合、30分間隔で使用できます。
＊熱性けいれんは学童期に入ると自然に起こらなくなりますが、インフルエンザでは、学童期の子どもでも起こすことがあり、注意が必要です。

```
手足の状態
時間・眼球の方向
呼びかけに反応は？
顔色
おもらし
手足の温度
など
```

（参考文献：お母さんに伝えたい子どもの病気ホームケアガイド
作成者：大分こども病院 看護師 河野 桜）

図Ⅱ-2

下痢と嘔吐のときの食事療法

- 下痢や嘔吐の原因は、大部分が腸内感染です。そのなかでもウイルス感染が多く、次に細菌感染となります。
- 下痢や嘔吐、発熱があると、体の中の水分や電解質の喪失を伴うため脱水になりやすいのです。
- 市販のスポーツドリンクは、電解質の中のカリウムの濃度が低く糖質濃度が高すぎるだけ、乳幼児イオン飲料（アクアライト・乳幼児ポカリスエット）を飲ませてあげるとよいでしょう。
- 嘔吐・下痢が続き、ミルクを飲まなくなったときは、早めに受診しましょう。

水分の開始

- 嘔吐の症状が強いときに、絶食期間をつくると、症状の軽くなることがありますが、絶食期間は数時間を限度とします。給食をめざす必要があります。経口的に水分や電解質の補給をめざす必要があります。
- 嘔吐があっても、乳幼児イオン飲料を少しずつゆっくりと与えることで、改善することがあります。1さじずつを数分おきに与えて吐き気を気がないかみてから増量します。急に量を増やしたりしないでください。
- 乳児の場合、少量から始めすこしずつ増やしていきましょう。イオン飲料が100ml以上飲めたら、母乳を飲ませてもよいです。ミルクなら、20〜30mlぐらいから与え様子を見ながらすこしずつ増やしていきましょう。
- 幼児の場合、嘔吐がなくなれば、脂肪分・繊維の多いものを除き、なるべく早く食事を再開しましょう。
- 食欲が出てきたら、腸を刺激しない消化のよいものをあげましょう。

＜白身魚のあんかけの作り方＞

① 15gのたら、かれい等に少量の水を振りかけ、ホイルで包みオーブントースターで蒸し焼きにする。
② だし汁に醤油・砂糖で薄味にし、少量の水ときき片栗粉を混ぜ、あんを作る。
③ ①に②をかける。

食品の選び方

	好ましい食品	避けたい食品
穀類	おかゆ・白パン・うどん	そば・そうめん・マカロニ・スパゲッティ・菓子パン
豆類	豆腐・裏ごしした煮豆	皮付きの豆類
野菜	軟らかく煮た、繊維の少ない物（大根・人参・かぶ・ほうれん草）	生野菜・繊維の硬い野菜（ごぼう・れんこん・たけのこ・わらび・海草）
芋類	繊維のある物は裏ごし	里芋・さつまいも
果物	りんご・缶詰の果物	みかん・柿
肉類	鶏のささみ・脂質の少ない白身魚・赤身魚	脂の多い肉類・ベーコン・ハム・たこ・イカ・貝類
乳製品		牛乳・生クリーム・ヤクルト
卵類		脂を多く使った卵料理
その他	番茶・麦茶	菓子・コーヒー・ココア・炭酸飲料・香辛料

（参考文献：保科清　よいこの食生活　保健シリーズ No.4　作成者：大分こども病院　看護師　松本三枝）

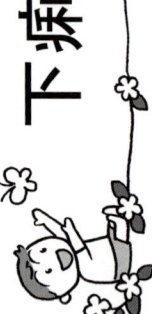

図Ⅱ-3

表Ⅱ-3 脱水時の観察点

- 最後の排尿はいつか，尿量はどうか，前の排尿からの時間はどれくらいあいているか
- 水分・食事の摂取量はどの程度か，いつもと摂取量は同じか少ないか
- 皮膚の乾燥（かさつき・ツルゴール反応）
- 涙が出ない，口腔内乾燥がみられる
- 大泉門の状態，体重の減少状況，など

　嘔吐の場合，家族は，「吐いたので飲ませないといけないと思って」と，嘔吐していてもすぐに水分を与えることがある。下痢の場合は，「下痢があるから水分は控えています」という。また「本人が好きだから」と，嘔吐や下痢の状態でも炭酸飲料を与えている。下痢に伴って腹痛があっても「本人が好きだから」「食べたがるから」とスナック菓子や脂物を食べさせている家族もいる。

　水分を補うことが必要であることは理解できているが，どのような場合にどのような飲み物を与えることが適切か，下痢や食物が消化できないときに胃腸に負担のかかる脂物は避けどのような食物が適切か，より細かく指導する必要がある。水分摂取を促す場合，少しずつという説明を行うが，子どもは年齢により一口だけといっても容器に入っている物を渡せば，容器にあるもの全部飲んでしまう。さらに飲みたいと欲っしているのだから，与えれば与えた分だけ飲んでしまう。また，子どもは好きな物でなければ飲まない，など様々な場合がある。水分摂取を促すには，コップに一口分だけ入れて渡すのを数分ごとに行うことや，1日に必要な水分をどのようなものでどのくらいずつ飲ませるのか，具体的に家族へ指導する。

　また，脱水状態の観察点は，表Ⅱ-3のように示されるが，家族に指導するときは，その内容をより，子どもの状態に近づけて説明することが大切である。例えば，泣いても涙がでない，口の中がネバネバしている，おむつの重さがいつもより軽い，おむつを替える時間が長い，母乳を飲ませた後にいつもより胸の張った感じが残る，ミルクの量が少ないなど，具体的にわかりやすくことばを添えて説明する。そして，このような状態がみられるときは，早めに受診するように指導することが必要である。

　「下痢と嘔吐のときの食事療法」のパンフレット（図Ⅱ-3）には，水分の摂取方法と好ましいイオン飲料や具体的な食品をあげて，家庭での水分や食事の選択に役立てるようにしている。

〔大井　洋子〕

2 育児指導

　育児情報は，様々な媒体を通してあふれているといえる。子どもの状態が自分の得た情報と同じであれば家族は安心するが，違う場合には家族の不安を増すことになる。そのため，様々な場面を通し，子どもに関わる多くの職種が子どもの育児について相談にのることで，育児についての不安を少しでも軽減することが求められている。

1 健診や受診時の指導

　看護師は家族と密に接する職種であり，子どもや家族を最もよく観察できる立場にある。健診や予防接種で来院したときと，病気で来院したときとでは家族の不安は異なり，観察のポイントも違ってくる。

　健診では，個別にゆっくりと時間をとって普段の様子を聞くことから，どのような不安を抱いているか把握する。看護師が捉えた問題に関して，看護師が対応できるもの，専門家に相談したほうがよいもの，地域との連携が必要な場合など，医師や他の専門職，看護師と話し合いながら判断することが大切になってくる。例えば，家族が心理的ストレスを感じているならば，看護師が臨床心理士へ相談しサポートを得る，もしくは家族に心理士への相談をすすめる。家庭への訪問が必要と判断した場合には，市町村の保健師へ訪問の相談や依頼を行う，保育園での関わりに関することであれば，保育園へ連絡するなどである。

　また，年齢によって育児に対する不安が変化するように育児指導の内容も変化する。離乳食が始まれば栄養士からの指導も必要になる。子どもに障がいが発見されればソーシャルワーカーや福祉関係からの支援も必要となる。しかし，他職種からの支援を上手に受けることができる家族と，そうではない家族がいる。看護師は，家族の必要な支援内容に応じて，最も相談しやすい人を紹介したり，調整するなどの役割を果たすことが大切である。周囲からのサポートを必要としているかどうか，どのようなサポートをすることが家族に必要なのかを，判断することがまずサポートの第1歩となる。そのためには，看護師自身が家族に対して話しやすい雰囲気や場所を設定できること，またサポートを求めやすい場所であることを家族に感じてもらうよう意識して接することが大切である。

　外来では，疾患に対しての不安や家庭での対応についての訴えが多い。しかし，そのなかには子どもの心理的な問題から身体症状につながっているもの，

家族からの虐待による外傷や発育不良などの身体症状が起きているもの，家族が子どもに障がいがあるというだけで生じる不安など，様々なことを予測しながらの対応が必要となる。外来では症状や疾患だけでなく，親子の会話や子どもと家族の行動などへアンテナを張る必要がある。看護師は，問診で実際に家族や子どもと話し，観察することで問題を発見したり疑いをもつことがある。問診の時点で，詳しく聞くことがよいのか，他のとき（診察時，診察後）がよいのか，誰が聞くことが適切かなどを判断することが必要となる。判断した看護師は，次にそれを誰に伝えて実践するのかその方法を選択する必要がある。あわただしい外来のなかで短時間にできることなのか，じっくりと時間をかけて対応すべきなのか，看護師だけで支援できる内容かどうかを看護師は判断しなければならない。そのためには，問題を抱えていると思われる家族にはどのような場合があるのか，支援が必要だと思われる場合は誰に相談してすすめていくのかなど，看護師間で話し合い，対応方法や他職種からの意見を，いつ，どこで，誰が，聞くかなどを明確にしておくことが必要となる。また，受診の際の受付から，問診，診察，会計までには看護師だけではなく，事務職員や保育士などが関わる。これらの人も含め，「おや？」と感じたならば，そのことを誰かに伝えることや，そのときの様子を観察すること，その後の対応について事前に話し合っておくことも大切になってくる。

2　出産前後保健指導*

　　大分県では育児等保健指導事業（ペリネイタルビジット）とよばれる，産科・小児科と行政が一体となった産前からの育児支援が，市町村単位で実施されている。この事業では，出生前から家族と子どもを行政と医療の面からサポートする体制が整えられている。

　　この事業に参加している産科を受診した妊産婦は，産科からの紹介状を渡さ

＊出産前後保健指導（大分方式ペリネイタルビジット）
　わが国の母子保健施策のひとつとして行われている事業はペリネイタルビジット（出産前保健指導）ですが，大分県方式では，3市（大分市，別府市，杵築市）とその他の市町村分を県と，大分県産婦人科医会，大分県小児科医会，大分県医師会で経費を負担し全県下の妊産婦を対象として行っています。妊産婦さんが産科医からの紹介状を持って，妊娠28週から産後56日までに小児科医を訪れ，小児科医や看護師から育児に関する指導を受け生まれる前から小児科のかかりつけ医を作ることで育児不安を予防する事業です。また育児支援の必要な妊産婦さんを妊娠中から見つけ出し，地域の保健師などとともに早期の見守り，支援を行う役割もあります。産科・小児科などの医療機関と行政が一体となった産前からの育児支援といえます。

れる。家族が希望し事業に参加している小児科へ受診希望を連絡し，日時を決めて受診する。小児科では，「はじめてのお母さんへ —小児科医からの子育てアドバイス—」というペリネイタルビジットのパンフレット（大分県小児科医会編）（図Ⅱ-4）に沿って指導が行われる。初めに医師が診察とは別に時間を設け，大まかにパンフレットに沿って説明する。その後，看護師がそれぞれの施設で行っている健診や予防接種，病気のときの受診方法などについて，具体的に説明する。それぞれの小児科によって違いはあるが，自分の施設の特徴を説明し，家族とのコミュニケーションがゆっくりとできる最初の場面となる。家族は，診察以外で医師や看護師と話ができることで安心する。さらにこの事業を通して，医療と行政との連携もスムーズとなってきている。

　実際の事例を紹介する。

1例目：夫婦とも県外出身者で転勤により在住。実家での出産後「お産は大変でしたが，お産の前から小児科の先生と知り合いになれていて，帰ってきた後の子育ても安心してできています」と語っている。

2例目：パニック障害のある母親。抗不安薬を内服し，精神科の医師と保健師の家庭訪問，時間外の電話相談が数回あったが，ペリネイタルビジット後，「話が聞けてよかった。早い時期に，小児科での指導を受けてとても安心して子育てができています。自信がつきました」と，語っている。

3例目：虐待経験のある母親。「自分の子どもに自分と同じことをしてしまいそうで怖い」とペリネイタルビジットの場で相談があった。虐待経験の親の会を紹介することで，「気持ちが落ち着いて子育てできています」と語っている。

　以上のように，育児等保健指導事業（ペリネイタルビジット）を通して医療と行政の連携ができ，家族をみんなで支えていこうという認識につながっている。看護師は，自分が担当した家族に対する意識も高くなり，外来受診や健診の場合に積極的に話しかけたり家庭での様子を聞いたりしている。

3　育児支援活動「わいがや」

　当院では，健康な子どもを対象とした「わいがや」という育児支援活動を実施している。職員が，それぞれの職種の特性を活かし企画・運営を行っている活動である。1年間を通して計画をして，医師・看護師の何でも相談，保育士の遊び，栄養士の離乳食講座などを企画し，外来掲示や院内情報誌への掲載，対象になりそうな方々へ参加を進め，ペリネイタルビジットで来院した家族に

"はじめてのお母さんへ"

ー小児科医からの子育てアドバイスー

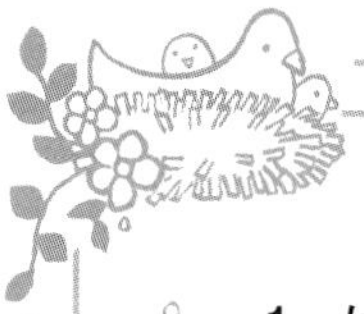

≪内　容≫

1. はじめに
2. 母乳育児
3. お部屋の温度
4. 皮膚の清潔
5. よくみられる赤ちゃんの症状へのアドバイス
6. お出かけ
7. 予防接種
8. 乳幼児健診
9. たばこ
10. テレビ
11. 赤ちゃんが夜間・休日に具合が悪くなったとき
12. パパの出番ですよ!

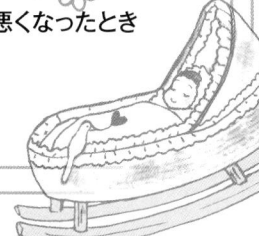

ペリネイタルビジット・パンフレット
（大分県小児科医会編）

図Ⅱ-4-1

1. はじめに

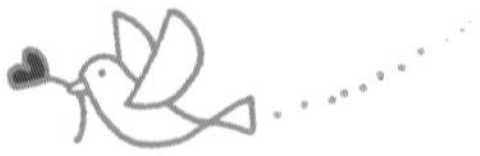

　初めておなかに赤ちゃんを授かり，おなかも大きくなるとお母さんは赤ちゃんの子育てに大きく夢を膨らませる一方，不安感をもたれることも多いようです。このような不安を少しでも解消できればと，大分県内の産婦人科医（大分県産婦人科医会）と小児科医（大分県小児科医会）が一緒になって平成13年からこのペリネイタルビジット事業を開始しました。これは産婦人科医と小児科医が連携して妊娠・出産・育児を経験される"お母さんとそのご家族を支援したい"という強い思いからです。ペリネイタルビジットでは出産前・後に産婦人科医がお母さんの希望される小児科医を紹介し，お母さんとできればお父さんも一緒に小児科クリニックを訪れていただいて，子育て相談をしていただくものです。なんでも気軽に小児科医にお聞きください。
　このペリネイタルビジット事業は大分県で最も積極的に取り組まれていて，医師会（大分県産婦人科医会・大分県小児科医会・大分県医師会）と行政（大分県・大分市・別府市・杵築市）が協力して事業を行っています。今後は大分市・別府市・杵築市以外の県内の他の市町村にもペリネイタルビジット事業が広がり，大分県が全国一"子育てしやすい県"になることを願っています。

2. 母乳育児

　赤ちゃんが生まれると母乳がでるようになりますが，赤ちゃんがおっぱいを吸う刺激によって，母乳分泌を増加させるプロラクチンというホルモンが分泌され，母乳がたくさんでるようになることが知られています。赤ちゃんにおっぱいをしっかり吸わせましょう。

　母乳栄養の良い点は，
① 赤ちゃんを病気から守ってくれる物質をたくさん含んでいる
② 消化吸収しやすくて安全である
③ アレルギーを起こすことが少ない
④ お母さんと赤ちゃんの結びつきをより強いものにする
⑤ 赤ちゃんがほしがるときにすぐに与えることができる
⑥ 経済的である
などがあげられます。

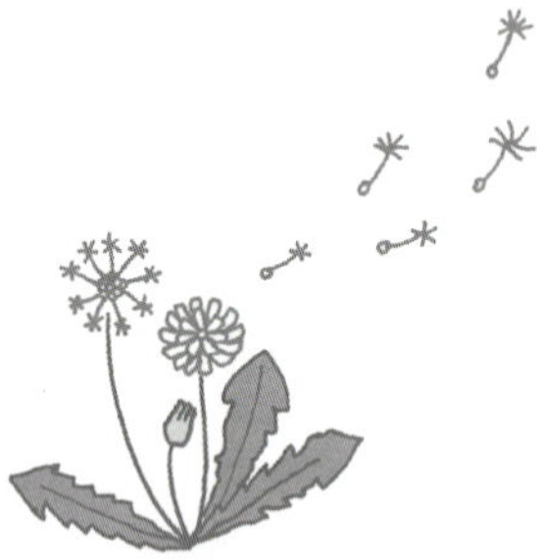

しかし母乳栄養にも問題点があります。

① ビタミンK欠乏症
　母乳栄養児ではビタミンK不足により，生後1か月頃にまれに頭蓋内出血を生じるこ

図Ⅱ-4-2

とがあります。このため新生児や母乳栄養児のビタミンK不足を防ぐために出生当日・産科退院時にビタミンKシロップを飲ませるようになりました。また生後1か月健診でもビタミンKシロップが与えられ、母乳栄養によるビタミンK不足が予防できるようになりました。

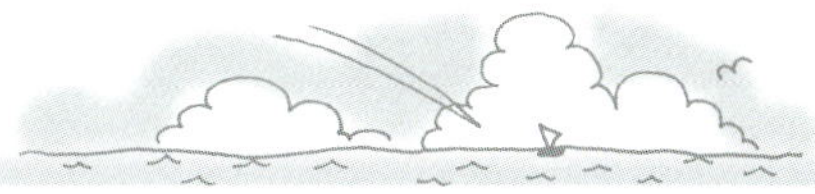

② 母乳性黄疸

母乳栄養児では生後1か月健診時にもまだ黄疸が残っていることがあります。しかし便が黄色であれば母乳による黄疸が疑われます。その多くは生後2か月頃までには消失し、赤ちゃんにはなんら影響がありませんので母乳を続けましょう。便が白い場合や黄疸が強い場合は小児科医に相談しましょう。

母乳はお母さんの血液からつくられますので、お母さんがとられる食事・薬・嗜好品などから多少なりとも影響を受けます。食事はバランスのとれた内容を心がけましょう。

③ 薬の母乳移行

お母さん方が服薬した薬の一部も母乳に移行することが知られています。しかし多くの薬で、母乳中の量はお母さんの服薬した量の1％未満といった微量であることが報告されていて、一次的な服薬であればほとんどの薬は赤ちゃんに問題ないと考えられます。長期間にわたり服薬する場合は医師に相談してください。

④ 嗜好品の母乳移行

妊娠中にアルコールを多く摂取すると胎児性アルコール症候群とよばれる障害が、生まれてくる赤ちゃんに生じることが知られています。またアルコールは容易に母乳中に移行し、母乳中のアルコール濃度はお母さんの血液濃度と同じ程度となります。しかもアルコールを代謝分解する酵素は、赤ちゃんでは未熟ですからおとなより大きな影響を与えます。ですから妊娠中と授乳中のお母さんはアルコールを避けることが賢明です。

⑤ 嗜好品の母乳移行

コーヒー・紅茶・緑茶に含まれるカフェインの母乳への移行は少ないようです。しかしカフェインの大量の摂取（1日8杯以上）では赤ちゃんの興奮・不眠などの影響が心配されます。カフェインを含む嗜好品は飲み過ぎないようにしましょう。

⑥ お母さんの病気

お母さんの病気が母乳を介して赤ちゃんに感染することはほとんどありません。しかし一部のウイルス感染症が母乳を介して赤ちゃんに感染することも報告されていますので、産婦人科医・小児科医にお聞きください。

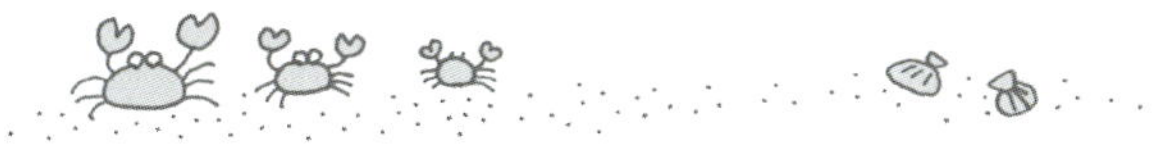

図Ⅱ-4-3

3. お部屋の温度

病院から退院したばかりの赤ちゃんでもお母さんが快適と感じられる温度環境であれば体温調節は可能です。夏は27℃，冬は20℃であれば大丈夫です。大切なことは室温をほぼ一定にすることで，このことが暑さや寒さのストレスから赤ちゃんを守ります。しかし厳密な温度設定でなくても大丈夫です。

冬の暖房時には加湿を行ったほうがよい場合もありますので注意しましょう。

4. 皮膚の清潔

赤ちゃんは新陳代謝が盛んで皮膚からの分泌物も多く，また排泄物で皮膚が汚れやすいので皮膚の清潔を保つことはとても大切です。特に顔や頭は皮脂の分泌が盛んで脂漏性湿疹（かり）がでやすいところです。皮脂はお湯のみでは落ちにくく，石鹸を使用して洗うことも必要です。赤ちゃんの表皮はおとなの1/3の薄さで，デリケートですのであまり擦りすぎないようにしましょう。

5. よくみられる赤ちゃんの症状へのアドバイス

神奈川県の小児科の先生が，9396人の赤ちゃんの1か月健診でお母さんが訴える心配事を調査しました。そのときの上位10番目までの症状とその対処方法を多い順に示していきます。

① 乳児湿疹
赤ちゃんの肌はすべすべして綺麗なことが多いのですが，ときには顔や頭に脂漏性湿疹（かり）や乳児湿疹もよく見受けられます。石鹸を使って洗うことで軽快することも多いのですが，ひどい場合には小児科医に塗り薬の相談をしてみてください。また乳児湿疹の原因が食物アレルギーのこともありますので注意しましょう。

② 鼻づまり
赤ちゃんの鼻は小さくて分泌物も多く，風邪もひいていないのに鼻がつまる場合があります。部屋の乾燥がひどいと，いっそうひどくなります。赤ちゃんは口呼吸がうまくできないので，鼻が完全につまってしまうとおっぱいが飲めなくなったり，眠れなくなってしまう場合があります，見える範囲内であれば鼻を綿棒できれいにしてみましょう。また入浴も効果的です。入浴で身体が温まり，お風呂の湯気を吸い込むことで，つまった鼻水が柔らかくなるからです。どうしても鼻づまりが改善しないときは小児科医を受診してください。鼻の奥までカテーテルで吸引をすればすっかり楽になります。

③ ゲップが出にくい

　ゲップが出やすい赤ちゃんと出にくい赤ちゃんがいます。ゲップが出にくくて，吐きやすい，うなりやすいなどの症状がみられることもありますが，これらの症状がなければゲップが出にくくても問題ありません。長時間をかけてゲップを出そうとするとお母さんも赤ちゃんも疲れてしまいますので，10分試みて，10分休んで，また10分とやってみましょう。3～4か月頃には赤ちゃんのゲップのトラブルは自然に解消します。

④ よく吐く

　赤ちゃんが吐くことはよくあります。母乳を飲みすぎたり，泣きすぎたりすると空気もたくさん呑み込んでしまい，吐くのです。また哺乳後に少量吐くことがありますが，これは溢乳（いつにゅう）といって病気ではありません。たくさん吐いても，機嫌も良好で，体重も順調に大きくなっているのであれば心配ありません。

　おっぱいの飲みがいつもより悪くて元気がない，吐く回数と量がだんだん多くなってきた，等の症状がみられれば病気のこともありますので，小児科医に相談しましょう。

⑤ おむつかぶれ

　赤ちゃんはおむつの中に便と尿をします。長い間おむつをぬれたままにしていると尿や便の成分が刺激となっておむつかぶれができてしまいます。赤ちゃんはおっぱいを飲むたびに便をすることもしばしばで，おむつかぶれができやすいのです。予防は清潔と乾燥につきます。おしりが赤くなったら，まずおしりを石鹸でよく洗ってみましょう。洗っても良くならない場合は小児科医に塗り薬を相談してみてください。おむつかぶれに似ていてなかなか治りにくいものにカンジダ性おむつ皮膚炎があります。カンジダというカビで起こる皮膚炎で，おむつかぶれの薬では治らず，別の薬が必要になります。

⑥ ミルクの量がわからない

　現在では自律調乳といって，赤ちゃんのほしがるときに好きなだけ飲ませるのが原則です。ミルク缶に書いてある量はあくまで参考程度にしてください。

⑦ 目やに

　黄色の目やにが目頭に少しつく程度であれば心配ありません。緑色や黄色の目やにがたくさんみられて目が開きづらくなるときは，涙が鼻に流れ出す通路（鼻涙管）がつまって結膜炎を起こしている可能性がありますので小児科医を受診してください。

⑧ ゼイゼイ

　授乳中や授乳後にゼイゼイが聞かれることがありますが，母乳やミルクのねばねばが喉の奥でからまっているのです。赤ちゃんは咳払いが下手なので少しの間ゼイゼイが聞こえますが，ねばねばが食道に流れると消えてしまいます。肺や気管の病気がなくてもみられるのです。

⑨ 便が出づらい

　新生児のころはおっぱいを飲むと便をする反射があり，おむつ替えも大変です。

図Ⅱ-4-5

しかし生後1か月を過ぎると，1日1回，2～3日に1回といった具合に便の回数がだんだんと少なくなってきます。場合によっては4～5日に1回しか出なくなる赤ちゃんもいます。しかし便が出なくても，笑顔もみられ，おっぱいの飲みもよく，たくさん吐くこともなければ心配ありません。

　便をするときにいきんで苦しそうにする，肛門が切れて出血するなどの症状がみられるときは便秘です。おなかのマッサージや肛門を綿棒で刺激することも有効です。また砂糖水や果汁，離乳食がすすんでいれば果物・野菜を加えることも有効です。どうしても便が出にくい場合は小児科医に相談してください。浣腸をする場合がありますが，習慣になってしまうことはありません。

⑩ シャックリ

　シャックリは横隔膜のピクツキによって起こり，哺乳後には多くの赤ちゃんでみられます。シャックリが止まらないと苦しそうに見えますが，このことによって他の病気が引き起こされることはありません。何もしなくて大丈夫です。

6. お出かけ

　赤ちゃんもお出かけすることがありますが，お出かけしても大丈夫な月齢は決まっていません。あくまで参考ですが，宮参りやおじいちゃん・おばあちゃんの家へは1か月健診が済んでからがよいでしょう。またデパートなどショッピングに出かけるのは4か月健診が済んでからがよいでしょう。ただ冬のインフルエンザ等が流行している時期はできるだけ人ごみは避けるのは当然です。

　また余裕をもったお出かけで赤ちゃんに無理のないようにしましょう。

7. 予防接種

　赤ちゃんはお母さんから抵抗力(免疫)をもらって生まれてきますが，しだいにその力は失われます。お出かけや集団生活(保育園・幼稚園・学校)に入るといろんな感染症にかかる機会が増えてきますので，それを防止するために予防接種が必要となります。予防接種は感染症から赤ちゃんを守るとともに社会全体を守ることにも役立っています。

　予防接種は一般的には生後3か月を過ぎたら受けることができます。受け方についてはかかりつけの小児科医にお聞きください。大分県では予防接種の相互乗り入れ制度があり，お住まいの市町村以外のかかりつけ小児科医でも接種を受けることができます。

　予防接種を受けるときは，接種記録を残すために「母子健康手帳」の持参を忘れないようにしましょう。

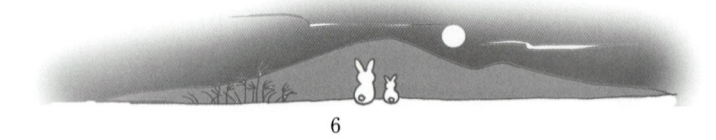

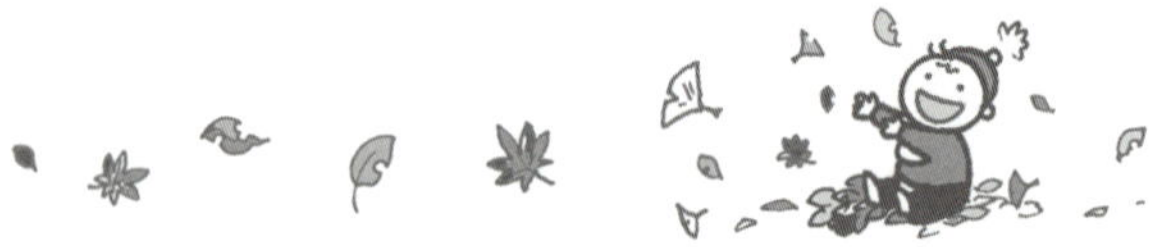

図Ⅱ-4-6

8. 乳幼児健診

　健診を受けることによって赤ちゃんの病気の早期発見・早期治療が行えるようになります。また赤ちゃんが順調に育っていることの大切な記録にもなりますし、子育てが順調であることを証明してくれて、お母さんの大きな自信につながります。乳幼児健診を受けるときにも「母子健康手帳」を持参しましょう。

　健診の月年齢は各市町村で多少異なり、健診方法も個別に一人ずつ行う個別健診と集団で行う集団健診があります。

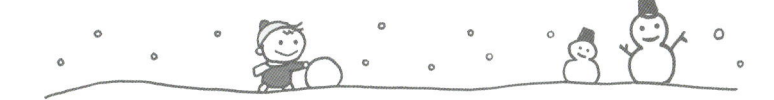

9. たばこ

　たばこの煙にはニコチンをはじめ多くの有害化学物質が含まれていて、発癌性物質としても恐れられています。たばこを吸う人も、その側にいる人（受動喫煙とよびます）も大きな悪影響を受けます。

　たばこによって赤ちゃんが早く生まれて体重が小さくなるなど妊娠中の影響も決して見過ごすことはできません。また受動喫煙が赤ちゃんの身体・精神発達へ悪影響を及ぼすこと、喘息を発症する危険性や乳幼児突然死症候群の危険性が増大することも警鐘されています。

　また赤ちゃんの誤飲で最も多いのがたばこであり、受動喫煙以外にも異物誤飲事故の原因となります。妊娠や出産をよい機会ととらえて赤ちゃんと家族のために禁煙することを勧めます。最近ではたばこを吸う人の禁煙を助ける"禁煙外来"も行われていますので、ご相談ください。

10. テレビ

　日本とアメリカの小児科学会は"2歳まではテレビ・ビデオを見せないように"と提言を行っています。これは赤ちゃんが長時間テレビ・ビデオを見ることにより、親子の愛着形成が妨げられたり、ことばの発達が遅れたり、情緒が不安定になったりと悪影響が報告されているからです。最近の調査ではお母さん方の6～7割がテレビ・ビデオを見ながら授乳しており、6か月の赤ちゃんの3割が意識的にテレビ・ビデオを見せ始められていることが報告されています。

　赤ちゃんにとってはテレビ・ビデオよりもお母さん・お父さんの語りかけ・まなざしに優るものはないのです。

図Ⅱ-4-7

11. 赤ちゃんが夜間・休日に具合が悪くなったとき

　いつも病気・予防接種・健診など何でも相談できる小児科のかかりつけ医をもちましょう。しかし診療時間外の夜間・休日に赤ちゃんの具合が悪くなった場合も小児科看護師・小児科医師に相談することが可能です。「大分県こども救急医療電話相談」が行われており，大分県内の小児科看護師・医師が交代で下記の時間帯を担当していて，病気やケガのアドバイスや夜間・休日でも診察可能な小児科医療機間の紹介をしています。

　　　　「大分県こども救急医療電話相談」　TEL：097－503－8822または＃8000
　　　　　　　　平　　　　日　：　19：00～翌朝8：00
　　　　　　　　日曜日・祭日　：　9：00～17：00　　19：00～翌朝8：00

　下記の大分県の「豊の国ほっとネット」でも休日・夜間当番医情報を知ることができます。

　　　　　http://www.hotnet.pref.oita.jp/qq/men/qqtpmenult.aspx

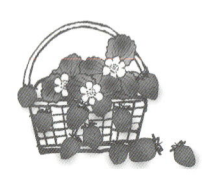

12. パパの出番ですよ！

　赤ちゃんが生まれるとお母さんは普段の家事に加えて，赤ちゃんのおむつ替え・授乳・沐浴と忙しい日々をおくることになります。また生後3か月頃までは夜間の授乳のために睡眠も十分とれず，お母さんの心身の負担も多くなってきます。このようなときにお父さんの積極的な育児参加が，お母さんの負担を随分と軽減してくれるものです。

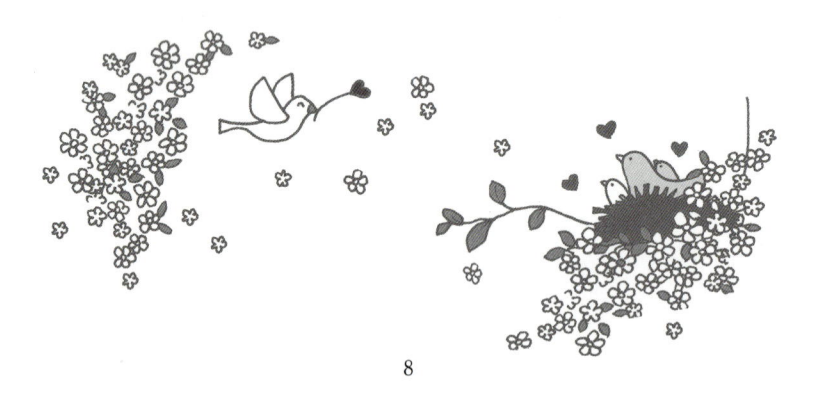

図Ⅱ-4-8

も紹介している。この会に参加したことから，友達になって他のテーマの「わいがや」に一緒に参加することや，救急の日の啓発活動に参加したりすることがある。様々な活動がきっかけとなり，同じ年齢の子どもをもつ家族同士が問題を共有できる友人に出会うきっかけにもなっていることを実感している。普段の生活で，ソーシャルサポートを受ける場合に同じ子育て中の友人の存在は大きい。子育てを通して，友人をつくるきっかけのひとつとなることから，「わいがや」や，救急の日の啓発活動への参加を進める場合に，どのような方法で呼びかけるか，またそのテーマの選択をどのようにするべきか等，実際の家族背景を含めた場面を通して考えている。

〔大井　洋子〕

3 事故防止

　子どもは何でも口に運び飲み込むことから，家庭での事故で最も多いのが誤飲である。誤飲で多いものは，たばこ，医薬品，化粧品，洗剤などで，年齢によっても違いがある。さらに，寝返りを始める頃，はいはいを始める頃，つかまり立ちをはじめる頃，歩き始めてまだ足がしっかりしていない頃，走り始める頃など子どもの成長につれ，転倒・転落，熱傷など様々な事故が起こり，事故の危険性は高くなる。家庭での事故は，どのようなことから起こるのか，どのようなことに注意することが必要なのか，家族に注意してほしいことや注意できることについての説明をすることが事故予防の基本となる。

　子どもの成長過程で，子どもの動ける範囲は日々拡大していく。その活動範囲が広がることでの危険を，当院では健診時に指導するようにしている。年齢によっては，まだ必要ないと思えることでも，子どもにとっての危険は家族が常に意識しておく必要があることを説明することが必要である。家族に子どもの行動は予測できないものであること，事故が起きる原因で考えられることはどんなことかなど，実際を知ってもらったうえで説明することが効果的と考える。そこで健診の待合室に，実際に誤飲のレントゲン写真を掲示する，事故を起こしやすい場面を示す，炊飯器や電気ポットなどの家庭にある品物の注意点を示すなどで注意を喚起している。さらに健診に来院した家族に，子どもの成長に合わせてどのような危険があるのか，家庭にはどのような危険があるのかを，「わが家の安全チェックシート」（図Ⅱ-5）を使って実際に考えてもらうようにしている。この用紙を使って個々に，具体的に家族と話をしながら安全対策をどのようにすることが必要であるかを指導している。

　外来受診で最も多いのは誤飲である。誤飲は，お金や指輪をついうっかり机の上に置いていてそれを飲み込む，おもちゃの部品が外れてそれを飲み込む，紙やティッシュを食べてしまうなどがある。そしてそのなかで最も多いのがたばこで，同じお子さんが2度3度とたばこの誤飲を起こしている場合もある。このような家族に対しては，1度目の誤飲時の指導が不足であったことを反省し，2度目の指導は，誤飲を起こした家庭の状況を詳細に聞き取り，家庭で実際にできる方法をもう一度家族と検討する必要がある。

　転倒・転落事故が起きて受診された場合は，その後の対応についての指導と，同じ事故を起こさないように事故の状況を確認する。そして，家庭で注意できることや改善できることを家族と一緒に話し合うことが必要となる。子どもの

わが家の安全チェックシート

部屋の様子，赤ちゃんの様子を思い浮かべながら，当てはまる項目に○をつけてください．

● 居間・寝室で

□ベビーベッドに赤ちゃんをおいたまま，あるいは柵をあげずに一人にしておくことはありますか？	ない	ときどき	よくある
□赤ちゃんをテーブルやソファにおいたまま一人にしておくことがありますか？	ない	ときどき	よくある
□たばこ，薬，化粧品，洗剤などを赤ちゃんの手が届くような所に置かないようにしていますか？	はい	ときどき	いいえ
□赤ちゃんはビーズや硬貨などの小さなもので遊ぶことがありますか？	ない	ときどき	よくある
□ストーブ，アイロン，ポットなどやけどの原因になるようなものに気をつけていますか？	はい	ときどき	いいえ
□壁にかけてある額などが落ちないような対策はしていますか？	はい		いいえ
□お兄ちゃん，お姉ちゃんに，赤ちゃんの世話を頼むことがありますか？	ない	ときどき	よくある

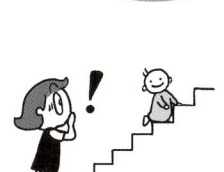

● 階段，玄関などで

□階段や玄関など段差があるところに，赤ちゃんが落ちないような対策はしてありますか？	はい	いいえ

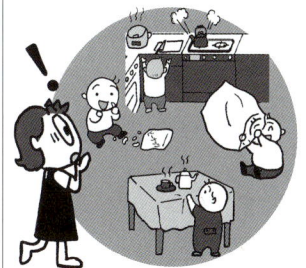

● 台所，食堂で

□熱湯などを取り扱うときには赤ちゃんに注意していますか？	はい	ときどき	いいえ
□熱いお茶やコーヒーの入ったカップ，カップラーメンをテーブルの端に置くことはありませんか？	置かない	ときどき	よく置く
□ピーナッツなどの小さな豆類を食べさせることがありますか？	ない	ときどき	よく与える
□ビニール袋や紙袋，風船などを赤ちゃんの手の届くような所に置かないようにしていますか？	はい	ときどき	いいえ
□家に消火器を備えていますか？	はい		いいえ
□家に煙の検知器を備えていますか？	はい		いいえ

● お風呂場，洗面所で

□目を離した隙に赤ちゃんが入らないように浴室の入り口に鍵をかけたり，開かないような対策を立てていますか？	はい	ときどき	いいえ
□浴槽に水を溜めておくことがありますか？	いいえ	ときどき	いつも
□赤ちゃんをお風呂場で遊ばせることがありますか？	いいえ	ときどき	いつも

● 外で

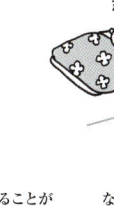

□家の中に赤ちゃんを一人おいて出かけることがありますか？	ない	ときどき	よくある
□自動車に乗せるとき，小児用のシートベルト付き座席を使っていますか？	はい	ときどき	いいえ
□車の中に赤ちゃんを一人でおいておくことがありますか？	ない	ときどき	よくある

＊答えの欄の右端に○がついた部分は安全対策が十分ではありません．できるだけ早く適切な対策を立ててください．

図Ⅱ-5

［日本外来小児科学会・編著：お母さんに伝えたい子どもの病気ホームケアガイド，医歯薬出版，東京，1994，pp.708-709を参考に改変］

> ### 頭部外傷後の注意
>
> 乳幼児の頭部は，皮膚や骨がおとなに比べて弱いため，脳に外界からの衝撃が及びやすく，明らかに骨折がなくても脳や周辺の血管に損傷が生じていることがときどきあります。外傷を負った当日は安静に保ち，ご両親の注意深い観察が必要です。
> その際には，以下のことに注意してください。
>
> 1. 意識障害（名前を呼んでも応答がない，自分の名前や年齢がわからない）
> 2. 頻回な嘔吐（軽症の頭部外傷でもしばしば認められますが，繰り返すようなら注意してください）
> 3. けいれん
> 4. 原因不明の発熱
> 5. 強い頭痛
> 6. 元気がない，哺乳力の低下，泣き声が弱い
>
> これらにあてはまることがあるようなら，まず当院にお電話ください。そして，当直の先生の指示に従ってください。
>
> 　　　　　　　大分こども病院
> 　　　　　　　　大分市戸島83-7
>
> 　　　　☎０９７－５６７－００５０（代表）
> 　　　　　　　５６７－２３１１（救急）

図Ⅱ-6

　転倒・転落は，頭部外傷や頭部打撲を起こすことが多く，この場合は特に家族の心配も強く不安も大きい。時間が経過してから症状が変化することがあるため注意することが必要となる。このことから，診察後24時間の経過観察と変化があったときの対応について「頭部外傷後の注意」のリーフレット（図Ⅱ-6）を添えて家族へ説明している。どのような変化が起こるのか，症状としてはどのようなことに注意が必要なのかを具体的に示している。
　熱傷は，まず冷やすことを指導する。電話で連絡してきた場合，家族はあわてていることが多いため，まず落ち着くこと，そして冷やしながら受診することを指導している。泣いている子どもをなだめながら冷やすのはとても大変である。家庭で十分に冷やし落ち着いてから受診する場合もあるが，気道に蒸気を吸い込んだ可能性がある場合や，範囲が広い場合などは救急車での受診が必要となることもある。受診後は熱傷の状況と範囲，冷やした時間について確認することが必要である。
　事故予防には，事故を起こした状況とその原因を明確にし，今後同じことが起こらないよう家族に指導することが必要となる。
　事故が起こった場合，家族は自分を責めることが多く，子どもの起こした行

動にあわててしまう。事故が起こったときの家族の気持ちとして，今まで寝返りをしていないのだから，今寝返りをして落ちるはずがない，手が届くはずがないところだから，まさか背伸びしてコップを倒せるわけがない，ちょっと目を離すだけだから机の上に灰皿があっても大丈夫だ，などと思っていることがほとんどである。子どもの行動は，予測できないものだということを思い浮かべることができずにいる。事故が起こった場合，まず家族に落ち着いて対処してもらうことが必要となる。家族が落ち着くことが，子どもの精神的安定につながることを説明する。また受診した後，家庭で子どもの苦痛ができるだけ緩和されるように，家庭での対応について指導することが必要となる。

　当院では，事故で受診した場合，事故の状況を記入する事故用紙の作成を行っている。この用紙がカルテにあることで，事故を起こしたことのある子どもかどうかわかる。熱傷や外傷がある場合は，外来通院となるので受診時に経過の観察とともに家族に関わることができ，事故後の対応が家庭でどのようにされているのか確認することができる。さらに，子どもの様子に変化がないかどうかの観察もできる。それ以外の場合は，事故後の受診時に，その後の様子を尋ねるようにしている。事故の再発予防を考え，子どもの成長・発達による状況の変化について家族に聞くことで，指導できるチャンスでもある。

〔大井　洋子〕

4 健康診査と生活指導

　乳幼児の健康診査は，異常を早期に発見し，早期に適切な措置を講じるうえできわめて重要である。乳幼児健康診査の目的は，乳幼児の健康であり，すべての乳幼児が身体的・精神的・社会的に具合のよい状態を維持できるよう行うものである。乳幼児の心身の状態や生活実態を把握し，それに基づいた育児や，生活の質の向上を目的として実施される。

　以前は，先天性疾患のスクリーニングやなんらかの疾病の予防，早期発見・診断とともに乳幼児の健康保持・増進に重きが置かれていた。しかし，近年では親子関係への支援に重点が置かれてきている。病気や障がいのある子どもの育児支援はもちろん，様々な内容，形で育児不安をもつ家族への支援が求められてきている。

　それに対応するうえで，できるだけ個別健診の形で，育児不安解消のための相談や親子への育児支援など心の問題への早期介入による健全育成をはかろうと社会のニーズに合わせて健診の形も変化してきている。

　健診を実施する際は，保健所などで行われる集団方式と市町村が医療機関に健診を委託する個別方式がある。近年の社会のニーズに合わせて個別健診が増えてきているが，それぞれの健診の方式には，長所と短所があり，各地域の状況や子どもの月齢に合わせて実施方法が検討され行われている（**表Ⅱ-4**）。

　集団方式は，行政などが対象者を1か所に集めて行う場合がそうである。医師による健診のほかに歯科健診や栄養相談，保健師による保健指導などを組み

表Ⅱ-4　集団健診・個別健診の長所と短所

	長　　所	短　　所
集団健診	関連多職種による健診が可能 多角的な視点でケースカンファレンスが行える 受診率が高い 未受診者が把握しやすい 結果を施策に反映させやすい 仲間づくりが容易 費用が安い	健診日が少なく，固定される 健診医を選べない 利便性が悪いことがある 個人を同じ医師がみないので継続管理が難しい 説明が不十分となりがち 待ち時間が長くなることがある
個別健診	希望する日に受診しやすい 健診医を選べる 利便性がよいことが多い 継続的な管理が可能である 個人に応じた指導ができる 説明を十分にできることが多い	健診医にレベルの差がある 多職種による健診が難しい 受診率が低くなりがち 統計処理が難しい 地域の資源の活用が行われにくい 費用がかかる 健診を通じた地域の仲間づくりがしにくい

合わせて実施される。多職種による健診の実施により総合的検討が行える。また、同じ地域の同年齢の子どもをもつ親が集まるため交流のきっかけになる、さらに地域の保健師とのつながりができるなどの利点がある。しかし、受診する家族からの感想では母親同士の交流ができたり、同年齢の子どもが見られてよかったとの意見の一方で、待ち時間が長いことや診察や相談が流れ作業的との指摘もある。また、開催日が決められているため仕事を休まなければならない、他の子どもと比べられるために育児不安につながることもある。経過観察や精密検査が必要な場合にも、伝え方が難しく、子どもと家族への十分な説明と配慮が必要である。

個別方式では、かかりつけ医（なじみのある医師）にみてもらえるために経過を追ってみてもらえる。待ち時間が比較的短く、ゆっくり時間をかけて診察してもらえる、相談についてもじっくりとできるなどの利点がある。しかし、歯科健診など別途受けなければならない、同年齢の同じ地域の子どもをもつ親との交流が少ないなどの制約もある。個別健診が多くなってきているなかでは、健診の時間を決めて待合室などで他の子どもや家族と関わりをもつ機会を作ったり、子どもや家族の状況に応じて育児サークルの紹介や地域保健師とのつながりなどの積極的な活用が必要である。

1　乳幼児健康診査の実施時期

健診は、1か月、3～4か月、6～7か月、9～10か月、1歳6か月、3歳など節目ごとに行われ、発達・成長を確認することが子どもたちにとって重要である。健診の主な内容は、身体の発育や精神・運動発達の確認、病気の早期発見、養育上の問題や心配事への対応などがある。

健康診査および保健指導の回数は、「乳幼児の健康診査及び保健指導要領」において、原則として表Ⅱ-5に示す回数が推奨されている。指導にあたっては、地域内の医療施設、相談機関との連携をはかり、必要に応じて指導回数を増加することが望ましいとされている。

表Ⅱ-5　乳幼児健診の時期と回数

実施時期	回　数
乳児期前期（生後6か月まで）	月1回
乳児期後期（生後6か月から1歳まで）	2か月に1回
幼児期前期（1歳から3歳）	年2回以上
幼児期後期（4歳から就学まで）	年1回以上

公的な健診としては，乳児期に2回と1歳6か月，3歳の時期に行うことが，母子保健法により定められている。具体的な実施時期としては，心身の異常の早期発見と離乳指導などに適した3～6か月に1回と，心身の異常の早期発見と育児指導などに適した9～11か月に1回，行政より委託された医療機関で個別に一般健康診査が行われる。
　1歳6か月健診では，母子保健法により満1歳6か月を超え満2歳に達しない幼児について健康診査を実施することを市町村に義務づけている。
　この健康診査では，生活習慣の自立，う歯の予防，栄養状態，その他育児に関する指導なども併せて行われる。
　3歳児健康診査は，母子保健法により満3歳を超え満4歳に達しない幼児について健康診査を実施することを市町村に義務づけている。3歳児は，身体・精神発達の面が特に重要な時期であることから，発育状況・栄養状態・身体および歯の疾病，精神発達などの総合的な健康診査を行う時期として位置づけられている。
　このほかに私的健診を実施している医療機関もある。誕生日ごとに健診を受けるなど子どもと家族の状況により健診の回数を増やすことを勧奨する場合もある。

2　乳幼児健康診査における保健指導

　各時期の健診において診察で行われるポイント，発達上のチェック項目，保健指導のポイントを表Ⅱ-6に示した。
　保健指導にあたっては，親子の心の健康をも重視し，家族に不安を与えずに，また子どもの個性を踏まえた支援をするように心掛ける。また電話相談を含む複数の相談先に関する情報提供も行う必要がある。
　栄養指導では，母乳栄養，人工栄養，離乳食，卒乳についてなど，子どもの発達の時期に合わせて行う。
　予防接種では，各時期に接種すべき予防接種が行われているかを確認しつつ，今後必要になる予防接種についての必要性や接種時期，スケジュールについて説明する。スケジュールを検討する際は，母親の就業や集団保育の状況などを考慮に入れ，また，保健所等で集団で行われる予防接種の予定も加味する必要がある。
　事故防止では，月齢により安全チェックリストによる危険性を指摘し，予防策について指導する。たばこなどの異物誤飲，やけど，豆などによる窒息，階

表Ⅱ-6 乳幼児健康診査および保健指導のポイント

月齢	健診でのチェック項目	発達チェック項目	保健指導
1か月	・身長，体重は順調に増えているか ・胸の聴診とおなかの触診 ・大泉門の閉じ具合 ・斜頸（首にしこりはないか） ・股関節脱臼がないか ・筋の緊張 ・陰囊，外陰部 ・へその乾き具合 ・黄疸があるか（生理的黄疸かどうか） ・皮膚の状態 ・原始反射（モロー反射など）	・裸にすると両足をばたばたさせるか ・声をかけると泣きやむか ・顔をみつめるか	・育児に対する悩みや心配事への相談・解消 ・栄養指導（授乳） ・果汁の与え方 ・困ったときに育児サポートをしてくれる人がいるか確認
3〜4か月	・身長，体重は順調に増えているか ・胸の聴診とおなかの触診 ・頭の形，斜頸 ・股関節脱臼がないか ・陰囊，外陰部 ・斜視ではないか ・皮膚の状態 ・口，耳の中の状態 ・へその状態	・首のすわりの様子 ・声をたてるか（アーアー，ウーウーなど） ・音に反応するか ・うつ伏せにすると顔をあげようとするか ・声のするほうへ顔を向けるか ・あやすとわらうか ・声をたてて笑うか	・育児に対する悩みや心配事への相談・解消 ・栄養指導（離乳食開始にあたって） ・生活指導（外気浴など） ・予防接種の指導 ・困ったときに育児サポートをしてくれる人がいるか確認
6〜7か月	・身長，体重は順調に増えているか ・胸の聴診とおなかの触診 ・斜頸 ・股関節脱臼がないか ・陰囊，外陰部 ・斜視ではないか ・皮膚の状態 ・口，耳の中の状態	・おすわりの様子 ・寝返りの様子 ・手をのばして物をつかむか ・顔にかかった布をとろうとするか	・育児に対する悩み，心配事への相談，解消 ・栄養指導（離乳の進め方，進み具合の確認） ・生活指導（夜泣き，感染症の心構え） ・事故防止 ・予防接種の指導，進み具合の確認 ・困ったときに育児サポートをしてくれる人がいるか確認
9〜10か月	・身長，体重は順調に増えているか ・胸の聴診とおなかの触診 ・大泉門の閉じ具合 ・斜頸 ・股関節脱臼がないか ・陰囊，外陰部 ・斜視ではないか ・皮膚の状態 ・歯の生え具合 ・パラシュート反射	・おすわりの様子 ・はいはいの様子 ・つかまり立ちの様子 ・小さな物をつかむか ・パパやママのまねをするか	・育児に対する悩み，解消 ・栄養指導（離乳の進め方，進み具合の確認） ・生活指導（おもちゃなど） ・事故防止 ・予防接種の指導，進み具合の確認 ・困ったときに育児サポートをしてくれる人がいるか確認
1歳6か月	・身長，体重は順調に増えているか ・胸の聴診とおなかの触診 ・大泉門の閉じ具合 ・陰囊，外陰部 ・斜視や難聴ではないか ・歯科健診	・ひとりで歩けるか ・意味のあることばを言えるか ・積み木をかさねたり，なぐり書きをするか ・コップから飲めるか ・絵本をみて指をさすか	・育児に対する悩み，解消 ・栄養指導（幼児食，楽しい食事） ・生活指導（自立へ向かう指導） ・事故防止 ・虫歯予防（歯のみがき方） ・予防接種の指導，進み具合の確認 ・困ったときに育児サポートをしてくれる人がいるか確認
3歳	・身長，体重は順調に増えているか ・胸の聴診とおなかの触診 ・陰囊，外陰部 ・視聴覚検査 ・歯科健診 ・尿検査	・走ったり，階段を上ったりできるか ・簡単な会話ができるか ・名前を言えるか ・友達と仲良く遊べるか ・三色の区別ができる （赤・青・黄色）	・育児に対する悩み，解消 ・栄養指導（偏食） ・生活指導（自立完成へ） ・事故防止 ・虫歯予防（歯のみがき方） ・予防接種の指導，進み具合の確認 ・困ったときに育児サポートをしてくれる人がいるか確認

段やベッドからの転落などの事故防止について保護者は特に注意したい事柄である。乳児にとって安全な環境を整備するのは保護者の大切な役割であることを話す。きょうだいの有無や住居などの家庭の状況に合わせて事故の具体的な防止方法を提案する。

　これ以外にも，保護者の心配事で各月齢によってよく相談を受ける内容について，パンフレットなどの資料を活用し説明することで保護者に安心感を与える（図Ⅱ-7，8）。

うんちのこと

うんちは赤ちゃんの健康のバロメーターです。うんちの量や硬さ，臭い，色は，赤ちゃんの健康状態を知る手がかりになります。母乳の場合，特有の甘酸っぱい臭いがすることが多く，ミルクよりやや軟らかめで，黄色っぽいのが特徴です。月齢によっても変化します。

月齢別のうんちの特徴

0 か月
うんちは少しずつ1日10回くらいします。だいたいいつも，黄色い軟らかいうんちです。授乳中か，そのすぐ後に出ることが多いです。

1 か月
軟らかく水っぽいうんちや，少し粘りのあるうんちです。少し前までは，飲むとすぐに出ていたのですが，徐々に間隔があくようになります。

2 か月
黄色や緑色のうんちが出ます。便の回数も減ってきて，1日1～2回です。ときどき下痢気味になり，5回くらい出ることもあります。体の大きさや，飲む量によってうんちの回数も違ってきます。

図Ⅱ-7

3 健康診査における看護師の役割

問診では，健診票に書かれていること以外に家族が不安に思っていることや健診の場で聞きたいと思っていることを確認する。家族が不安に思っていることや聞きたいことがきちんと相談できるように情報を医師や栄養士，他の看護師につなげて，多職種が関われるように配慮する。診察室では泣いてしまいなかなか通常の子どもの様子がつかみにくいことも多い。問診や待合室での子どもの様子を観察することで多くの情報が得られる。こうした情報を健診のなかで活かしていくことが重要である。

診察では，問診や計測などの場で得られた情報を医師に伝えつつ，家族がリ

歯が生えた！さあ，歯を磨きましょう！

0歳児では，嫌がるのが普通です。だからといって押さえつけてするのはタブー！この時期は，歯磨きを日常の生活習慣の中に入れることを目標にしましょう。
1歳児でも，まだ歯磨きを理解できる年齢ではありません。また，口の中は敏感なので，嫌がるのは当たり前です。子どもが嫌がるときは，無理じいしないで，楽しい雰囲気で，遊びの延長で要領よく磨きましょう。

むし歯を作らないためには，まず歯磨き！

- 歯磨き………ブクブクうがいができるまでは，水だけで磨きます。前歯だけしか生えていないときは，ガーゼで拭き取るだけでもよいです。
  歯磨きのときは，頭をきちんと固定してあげましょう。力を入れず，優しく丁寧に磨いてあげてください。終わったあとは，お子さんを誉めてあげてください。

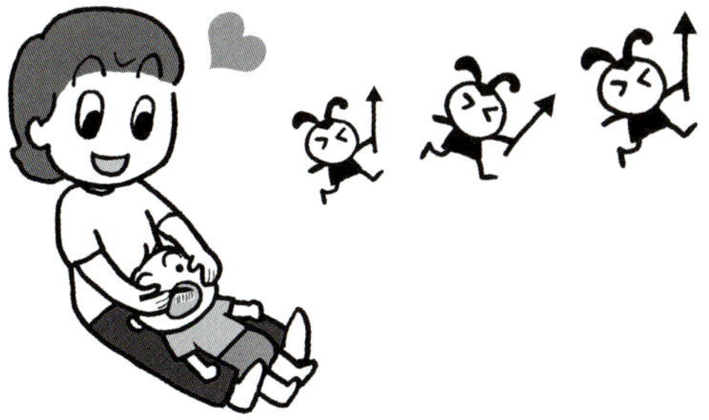

図Ⅱ-8

ラックスして健診を受けられるような雰囲気をつくることが重要である。不安に考えていることや相談したいことがきちんと相談できたか確認しつつ，必要なときは看護師から相談を引き出すことも必要となる。

さらに診察後の医師からの説明や相談への対応が十分に理解できているか，またより個々の生活に即した具体的な助言を加えたりすることも看護師の役割として重要なもののひとつである。

健診の結果により経過観察が必要な場合には，今後どのくらい経過観察が必要か，今後の健診のスケジュールを含めて説明する。説明にあたっては，なぜ様子をみていていいのか，どの時期まで様子をみていくのか，もし治らなければ今後どのような治療が必要になるのかなどが医師からの説明により理解できているか，必要に応じてより具体的に説明を加える。

診察後の保健指導では，看護師からの一方的な情報提供にならないように，家庭での生活状況や子どもの家族の関わり，育児不安など，対象の状況や話を聞きながら，それぞれの家庭に合わせた支援を行うように配慮する。心配ごとに関する解決法では，母親の考えた解決法をできるだけ優先する。また医療側から解決法を示すときには，複数の選択肢を提供することも重要である。解決法が一つであると，その方法でできないときの母親への負担や不安は大きくなりやすい。できるだけ母親自身が話し合うなかで自分なりの解決法をみつけられるように支援していく。

健診は，保護者の育児能力を高めるための学習の場，保護者の安心の場，保護者のメンタルヘルスを視野に入れた支援，助言の場であることが望ましい。個々の子どもや家族に合った助言を行う。

最近の育児では，情報が過多になりやすく，その情報により自らの育児に自信をもてない母親が多い。一つひとつの情報に振り回されることなく，情報がうまく活用していけるような支援が必要であり，回答が一つではなく，その親子なりのありようを認めていくことが重要である。

そのためには，「良く育ってますね」など誉めて育児に自信をつけさせ，保護者の育児態度を理解し，育児が楽しめるように支援していくことが重要である。見つめあい語りかけ，抱きしめる育児による心の健康の重要さを話し，それが子どもの情緒，社会性の発達を促す意味で大切であり，人間関係の基礎をつくっていくことを説明していくようにする。

〔立川　美保，石井　由美〕

5 服薬指導

1 小児外来における服薬指導の特徴

　服薬は，病気の治療・症状緩和などを目的に行われる。子どもへの服薬は，年齢により服薬の必要性を理解することが難しく，薬を嫌がる場合もある。外来を訪れる子どもへの服薬は，実際には医療者ではなく家庭で親や家族により行われる。服薬指導とは，子ども自身またはその保護者が医薬品を適正に用いることができるように，医薬品を与える側が指導することであるとされている。子どもに必要な服薬が適切な形で行われるように子ども自身へ，また親や家族への服薬指導は，外来看護において大変重要なケアのひとつである。

　子どもは，年齢により薬の必要性や病気，治療に関することへの理解が難しく，自分自身だけで薬を管理したり使用することができず，親や家族により行われる。さらに，発達とともに薬の量や剤形が変化すること，子どもの生活リズムや食生活の発達により，乳児期には服用できていた薬が2～3歳くらいになり味覚などの感覚の発達により飲めなくなったり，本人が嫌がるようになるなどの困難が新たに生じてくる場合もある。

　さらに，慢性疾患の子どもたちの服薬では，数年にわたるものや生涯飲み続けなければならないこともある。この場合，発達段階に合わせて，内服について子ども自身が理解し，管理していけるようになるための関わりが必要である。しかし，子どもは自己管理できるようになるまでは，親や家族がその役割を果たしていくことが必要となる。

　外来での服薬指導を行ううえでは，子どもの発達段階や理解力に応じて子ども自身に説明するとともに，親や家族にも薬の必要性・具体的な内服方法を説明することが重要である。そして，初めて子どもに薬を飲ませる場合，継続的に服薬を続けるうえでの方法や子どもへの関わり方，薬を嫌がる子どもへの飲ませ方など，子どもや家族の生活状況に合わせた方法の指導とともに具体的な方法の検討を家族と相談しながら行っていくことが大切である。

2 家庭での服薬

（1）服薬指導のポイント

　子どもの場合の服薬指導は，実際に行う親や家族への指導が中心となる。家庭で服用させるうえで必要な内容としては，基本的な服薬方法，処方された薬の管理，他科を受診するときの「お薬手帳」の活用についてが中心となる。

①家庭での服薬の実際

　薬を飲ませる前は，手洗いを行い清潔な手で薬を取り扱うようにする。服用の際は，ⓐ1日何回の薬か，ⓑ1回の量は何錠か，何メモリ分か，ⓒどのような時間に服用するのか，などを医薬品情報書で確認し，指示された用法・用量を守って内服させる。

　子どもの場合，乳児期ではまだ母乳やミルクだけであったり，離乳食が2回であるなど，食事の回数が3回ではないこともあり1日3回食後などの指示ではいつ飲ませればよいかわかりにくいことが多い。年齢や生活リズムを確認したうえで具体的にいつ飲ませたらよいかを説明することが必要である。服用する時間は，睡眠前後は避けて機嫌のよいときに飲ませる。哺乳後や食後は嫌がったり，嘔吐することがあるので，時間指定がない限り空腹時に飲ませてもよい。内服する際は，抱っこなどで上体を挙上させて飲ませるようにする。子どもへ説明を行ったうえで内服させ，内服が終わったら，口の中に薬が残っていないか確認する。内服後は，子どもにがんばったことを誉める。

　頓服薬の場合は，どのようなときに使用するのかについて医師からの説明が理解できているか確認する。一度使用した後，再度使用したい場合には，何時間以上あけて使用してよいか，1日に何回使用してよいかの確認も必要である。

　薬は，その子どもの現在の症状や状況に必要なものとして処方されるので，医師の指示がないのにきょうだいや他の子どもに飲ませることは決して行わない。このことは，内服薬でも外用薬・貼付薬においても同様である。

　症状が改善した場合は，自己判断で薬の増減や中止をしないようにする。服用中に発疹や嘔吐などの副作用が出現した場合は，服薬を中止し，処方した医療機関に相談する。

②家庭での薬の管理方法

　外来で処方された薬は，家庭で保管されることになる。薬の特徴に合わせて適切な管理がされないと服薬により治療や症状緩和への効果が十分に出ないことにもつながる。また，子どもやその家族の年齢により，家庭における薬の誤飲事故の危険もあるため，適切な管理方法に関する指導も重要である。

　剤形や薬の特徴により保管の方法は様々である。薬の種類や用法の記載されているものを参考に保管に関する指導を行う。剤形ごとの一般的な保管方法は**表Ⅱ-7**に示すとおりである。

　「お薬手帳」は，アレルギー歴や他の診療科で処方されている薬が記載されている重要な情報源である。子どもの場合，小児科以外に中耳炎で耳鼻科を受診

表Ⅱ-7　薬の管理方法

	保管方法・注意事項
シロップ	服用中は，冷蔵庫で保管する。飲み残したら必ず破棄をする 希釈されていたり，容器の開閉により雑菌が混入することもあるため長期保存はできない 子どもが誤って飲んでしまわないように冷蔵庫の高い位置に保管する，またセーフティキャップを使用する 遮光が必要な薬は遮光性のある袋に入れて保存する
粉　薬 錠　剤	缶に乾燥剤とともに入れて保管する。湿気が入ると変性する可能性がある 定期的に服用する薬と頓用で服薬する薬や中止になった薬は，分けて保管する
坐　薬	冷蔵庫で保管する
軟　膏	開封後しばらくたったものや，先が固まって変色しているものは使用しない チューブの口部分や軟膏つぼの縁からあふれている軟膏は，きれいにふき取って保管する
点眼薬	残った点眼薬は破棄する 開封後の有効期限は1週間ぐらいのものから1か月くらいのものまで薬剤により違うので注意

する，湿疹で皮膚科を受診するなど複数の医療機関を受診することも多い。受診の際には必ず持参し，医師や看護師，薬剤師に見せることで複数科で処方されるときに薬の重複を避けたり，併用してはならない薬などの注意を受けるなどの「お薬手帳」の活用方法を指導する。

(2) 剤形ごとの服薬方法（表Ⅱ-8）

　薬の形状には，シロップ，ドライシロップや細粒，粉末，顆粒状の粉末，錠剤，坐薬，軟膏など様々なものがある。乳児期や幼児前期では，シロップや散剤が多いが，学童期に入ると錠剤が飲めるようになる。

①シロップ剤

　シロップ剤は，甘くて飲みやすいことが多く，散剤が苦手な子どもには使用しやすい。薬剤が分離・沈殿している場合があるので容器を振ってから1回量を正確に量る。飲みにくい場合は少量の水やジュースで薄めてよい場合もあるが，量が多くなりすぎて飲みきれない場合もあるので，できるだけ少量で薄めるようにする。使用後のスポイトやシロップ剤の容器の蓋などの計量カップは雑菌がつきやすいのできれいに洗って乾かす。

　幼児・学童の場合は，薬杯に入ったシロップをそのまま飲ませてもよい。また自分の気に入ったカップなどを使用して内服させる。

②粉　薬

　子どもの薬のなかで一番よく処方される剤形である。通常散剤は，水と一緒

表Ⅱ-8 剤形ごとの特徴

剤形	特徴	内服方法	注意事項と工夫
シロップ	色と香りが小児用に工夫されたもの 薬によって独特の苦味が残ることがある	そのまま必要量を飲ませる	
			・コップで飲める場合は，自分の好きなコップなどで飲む ・飲みきれる量の水で薄める
		スプーンを使用して飲ませる	
		・スプーンの1/3くらいの量を口の奥のほうに流し込む ・スプーンは舌の上に乗せる	・4～5か月を過ぎ，離乳食の開始でスプーンに慣れているようなら使用できる ・一度に入れる量が多すぎると口から出てしまうので注意が必要である
		スポイトに吸って飲ませる	
		・3～4滴くらいの量を口角より流し込む	・母乳栄養児で乳首を嫌がる場合には，スポイトを使用する
		乳首を使用して，吸啜反射を利用して飲ませる	
		・子どもに乳首を吸わせる ・吸っている乳首に量ったシロップを入れて飲ませる	・ミルクなどに混ぜると，ミルクを嫌がるようになる可能性があるので混ぜない
		ペースト状にして飲ませる	
		・シロップ剤に小麦粉・コーヒークリームなどの粉を混ぜ，ペースト状にする ・ペーストを指で上顎か頬内側に塗りつけて，好みのものを飲ませる	・ペーストをつける際，苦味を感じやすい舌の上は避ける
粉薬	散剤・ドライシロップ 粒子の大きさにより粉末・細粒・顆粒などがある 必要時に溶解して飲むように作られた製剤である 投与量を細かく設定できる 多種類の薬剤との混合が可能である	ペースト状にして飲ませる	
		・薬を数滴の水でペースト状にして，上顎や頬の粘膜に塗りつける。その後にミルクや白湯を飲ませる	・ドライシロップは，ペーストにすることはできない
		水に溶かして飲ませる	
		・少量の水で飲む直前に飲みきれる量の飲み物に溶かす ・スプーン，スポイトなどを使用して飲ませる	・粉薬は，溶かしてから長時間おくと，薬効に影響がでたり，かえって苦味が強くなることがあるので飲ませる直前に溶かす
		食べ物に混ぜて飲ませる	
		・小さな容器に散剤をあけてごく少量（子どもが一口で飲める量）の水，または味の濃い食べ物を加えて溶かして飲ませる ・スプーンなどで食べさせる ・最後に口の中に薬が残らないように水を飲ませるか，薬を混ぜていない食べ物を食べさせる ・このほかにオブラートの使用や薬ゼリーを使用する方法もある	・食べきれる量の食べ物に飲む直前に混ぜる ・ご飯やミルクなどの主食になるものはそのものを嫌がる可能性があるため，使用しない ・混ぜるものは，味の濃いもののほうが飲みやすい（アイス，コンデンスミルク，ケーキシロップ，チョコシロップ，ピーナッツクリームなど） ・スポーツ飲料やオレンジジュース，ヨーグルトなど酸味のあるものは苦味が強調されやすい ・蜂蜜は，乳児ボツリヌス症の危険があるため，3歳くらいまでは使用しない
錠剤	様々な大きさのものがある	・5歳くらいから錠剤が飲めるようになるといわれている ・初めて飲む際は，まず飲み物を口に含んでから錠剤を口に入れてさらに飲み物を飲んで一緒に飲み込む	・子どもの状況に応じて，飲めるものを処方してもらうようにする（大きさや形状など） ・大きくて飲み込めないときは，半分に割ったりつぶす方法もあるが，薬によっては，効き方が変わってしまうこともあるので薬剤師にも確認する

に服用する。子どもの場合は散剤のざらつきや味を嫌がり，水に溶かしたり，何かに混ぜたりすることで飲ませることも多い。家庭で内服する場合，使用が可能な物品として乳首・コップ・スプーン・スポイトなどがある。子どもの年齢や発達により，どの物品を使用する方法が適当であるか，家族と相談しながら選択をすることが必要である。2種類以上の散剤を同時に飲ませるときには1袋ずつ別々に飲むことを嫌がる子どももいるので，一緒に混ぜてもよいものかどうかを説明する。薬によっては，合わせて飲むことで苦味を増したり，味が変わったりして飲みにくいこともあるので注意が必要である。

散剤のなかでも抗生剤は，飲み合わせや飲ませ方に注意が必要なものが多い。マクロライド系（クラリスやジスロマックなど）やペニシリン系（ユナシンなど）の薬は，酸性の飲み物（イオン飲料やオレンジジュースなど）に混ぜるときわめて苦くなる。セフェム系の薬（フロモックスなど）は苦味を防ぐ製剤になっているため，細粒をつぶしてよく溶かすとかえって苦くなるため，水で速やかに飲ませるほうが苦くない。

③錠　剤

3歳以下の子どもには，誤嚥の危険性もあるため，処方は控えたい。粉薬が苦手な子どもやその親は，錠剤を飲ませたがるが，まずラムネなどのお菓子で飲み込む練習をすることを指導する。錠剤は，溶けると粉薬以上に苦いため，うまく飲み込めないとさらに薬が苦手になることがある。年齢と理解度，飲み込みの練習などを検討したうえで親や家族と処方について検討する。

④坐　薬

坐薬は熱が高いときや吐き気があるとき，けいれんのときなど，子どもの状態に合わせて使うことが多いので使用する方法やタイミングを説明する。使用する際は，冷蔵庫から出して冷たいまま使用すると刺激になり入れてからすぐに便とともに出てしまうことがある。使用する際は，手で少し温めて使用することを説明する。挿入する際には，オリーブ油などをつけて滑りやすくすると痛がらず，刺激が少なくなる。

作用の違う2種類の坐薬を使用する場合には，最初に入れた坐薬から30分くらいあけて使用することも説明する。

(3) 薬を飲ませるうえでの子どもへの関わり方

子どもの理解力に応じて，必要であることを伝えることやなぜ必要なのかを伝えること，その方法を具体的に家族に示すことも必要である。年齢に合わせて，内服ができたら，子どものがんばりを誉めることや薬が飲めたときシール

を貼る表を活用し，意欲をもたせることも有用である。

　慢性疾患のために継続的に薬の使用が必要な場合には，年齢や個々の自立度に合わせて，病気に関する理解とともに薬の必要性の理解や管理を促していく必要がある。本人に管理を任せていくとともに親や家族が声かけをしたり，確認したりすることも必要である。子どもの自立度に合わせて，1日分ずつ分けておくなどの方法を子どもや家族とともに検討する。飲み忘れが多い場合には，継続的に飲むことができるよう，生活リズムに合わせたタイミングの検討も必要である。

(4) 服薬が困難なときの支援

　子どもが1～2回嫌がるとどのようにして飲ませてよいかわからなかったり，前回は飲めていたのに今回は飲めなかったりすることで，親もどのように飲ませればよいのか戸惑ってしまうことがある。

　まず第一に子どもに薬を飲ませるときは，きちんとことばで説明をして「薬を飲んだら元気になる」ことを子ども自身に理解させてあげる努力も必要である。月齢や年齢により，まだ十分に理解できない場合も同じように話しかけながら飲ませることが重要である。

　薬を嫌がる子どもたちだからこそ，何かに混ぜてだまして飲ませるには限界がある。特に離乳食を終わる頃には味覚も発達してくるので，薬が混ぜてあることがよりわかるようになる。薬であることをわかったうえで少しでも飲みやすい方法を親が一緒に考えていくことが重要である。味の好みは，子どもによりかなり違うので甘ければ飲むだろうと考えることもあるが，必ずしもそうではない。親や家族から子どもの好む味を聞いたうえで飲ませやすい方法と子どもが好む方法を子どもの性格などを考慮しながら，家族とともに考えていくことが重要である。方法を検討するなかでは，実際に看護師や家族が子どもに飲ませる薬剤の味やどういうものと混ぜると飲みやすいかなどの体験をしてみたり，外来で実際に薬を飲ませることも服薬が困難な子どもへの援助である。

　子どもによっては，このような色々な方法を行ってもなかなか飲めないこともある。こうした場合に家族が遠慮せずに医師や看護師に相談できるような配慮が外来では必要である。

〔梅田　久美，久東美奈子，石井　由美〕

6 予防接種

1 意義・目的

予防接種は，あらかじめ特定の疾患（感染症）にかからないように，あるいは重症になることを防ごうとするために行われる。これまでも，天然痘の根絶をはじめ，ポリオの流行防止など多くの疾病の流行の防止に大きな成果をあげ，わが国の感染症対策上きわめて重要な役割を果たしてきた。1994年の予防接種法の大幅な改正により，予防接種の目的は個人の健康を守ることが中心（個人防衛）となったが，ある疾病が社会全体に流行することを防ぎ，次世代の人々の健康を守ること（集団防衛）にもつながっている。そのためには，一定の予防接種の接種率を確保していくことが重要である。

2 予防接種の変遷

わが国の予防接種は，1948年に伝染病対策として疾病の流行を防ぎ強力な社会防衛という目的で予防接種法が制定されて始まった。その後，近年の生活環境の改善や衛生水準の向上，また医療技術の進歩によって重篤な感染症の発生が少なくなったことにより，1994年に本格的な改正となった。

この改正においては，①対象疾病の見直し（痘瘡・コレラ・インフルエンザ・ワイル病の削除，破傷風の定期接種化），②予防接種の努力義務化（個人の意思の反映が可能で，接種に対してNOといえる権利の確保），③集団接種から個別接種，接種前の予診の徹底，国民・予防接種担当医師への適切な情報提供の推進などによる，より有効かつ安全な予防接種体制の整備，④予防接種による健康被害に対する救済制度の充実が主な改正点である。

これは定期の予防接種は義務接種「受けなければいけない」から努力義務接種となり，「接種を受けるように努めなければならない」勧奨接種に変更された。これは，個人が病気の予防のために接種を受けることが基本であり，その積み重ねにより集団全体の免疫が維持され，病気の発生や流行を防ぐというもので，予防接種についての考え方の大きな転換である。

3 集団接種と個別接種

1994年に予防接種法変更後より，ワクチンを安全に接種するためにできるだけ集団接種から個別接種を推進するようになった。これまでは，接種率を上げるねらいもあり，集団で行っていたが，実施体制の整備として，予防接種事

故の発生をできるだけ少なくするため，個別接種方式が推進されている。

　日頃より被接種者の健康状態を把握しているかかりつけの医療機関を個別に受診し，個々の体調と都合のよいときを見計らって安全に予防接種を行うことが個別接種の意義である。定期接種の三種混合ワクチン，麻疹風疹混合ワクチンや日本脳炎については個別接種が望ましいとされている。また集団接種とは，一定の時期に一定の場所に被接種者を集めて集団で接種することである。この場合も必ず医師が予診票の確認と診察にて予診を尽くしたうえで，接種できるか判断を行う。現在では，ポリオ（一部の地域でBCG）を除く定期接種は，市町村から医療機関が委託される形で個別接種として行っている。

　どちらの方式であっても，予防接種実施にあたってはその必要性・効果・安全性・起こりうる副反応などについて正しくわかりやすく伝えたうえで，接種医師がこれらを十分に認識したうえで接種可能か判断し，実施することが重要である。

4　予防接種を行っていくうえでの保護者や家族への支援

　前述のとおり予防接種は，個人の意思を反映できる制度として義務接種から勧奨接種になり，予防接種を受けるかどうかの最終判断は保護者にあることになった。そのことから，接種するかどうかは保護者の自由と誤解されている現状もある。しかし，基本的な考え方としては「受けるように努めなければならない」ものである。

　保護者に対しては，予防接種に関して行政により作成された予防接種に関するガイドブックを産婦人科や集団健診などの機会に配布されている。しかし，こうした情報をうまく活用することが難しく，予防接種はいつからなにが接種できるかなど進め方に困る方や予防接種の必要性自体を理解していない場合もある。

　子どもたちに必要な予防接種を安全に受けられるようにするには，予防接種に関する情報や啓発により保護者が安心して自発的に受けられる環境や条件を整備することが重要とされている[2]。

　保護者への教育のポイントとしては，以下があげられる。
　　(1) 予防接種の必要性
　　(2) 予防接種とその対象となる病気，有効性と副反応
　　(3) 予防接種の種類と特徴，接種間隔
　　(4) 予防接種を受けに行くとき，接種後の生活について

保護者に対しては，上記のような予防接種に関する知識の普及が重要である。予防接種法改正後より個別接種が勧められていることからもかかりつけの医療機関が乳幼児健診や日々の受診の機会を捉えて，こうした知識の普及を行っていく必要がある。また副反応の危険ばかりを心配して，予防接種を控える保護者もいる。現在使用されているワクチンは，種類により異なるが副反応の頻度は少なく，病気を予防することによる子どもへの利益のほうが大きいと考えられている。しかし，子どもの体質により程度の差はあるので副反応が生じる可能性は，ゼロではない。そのためにも予防接種に関する知識を十分に理解し，日頃から子どもの健康状態を把握しているかかりつけ医療機関によく相談したうえで予防接種を行っていくことが重要である。

5 定期接種と任意接種

わが国において行われる予防接種は，制度としての国の法律，すなわち予防接種法に基づいて行われる定期接種とそれ以外の制度で行われるもの，そして任意接種に分かれる。

定期接種として対象となる疾患は，一類疾病：ジフテリア・百日咳・破傷風・ポリオ・麻疹・風疹・日本脳炎，BCG。二類疾病：インフルエンザと定められている（**表Ⅱ-9**）。定期接種には接種期間や対象者について一定の決まりを設け，これについて国は責任に関与する。他の制度によるものとして，B型肝炎は母子感染予防の観点から母子感染防止事業として行われ，任意接種であるが労災保険の適応となる。

定期接種に含まれない予防接種，例えば水痘，おたふく風邪（ムンプス）は任意接種となる。定期接種に用いられる予防接種でもその年齢からはずれたもの，例えば小児へのインフルエンザ，あるいは成人への麻疹・風疹などの予防接種は任意接種として行われる。現在日本で行われている予防接種とそのスケジュールは，**図Ⅱ-9**に示すとおりである[3]。

6 予防接種とその対象疾患（定期接種）(表Ⅱ-10)[4]

(1) DPT（ジフテリア・百日咳・破傷風）ワクチン

DPTワクチンは，ジフテリア（diphtheria），百日咳（pertussis），破傷風（tetanus）に対するワクチンを含む三種混合ワクチンである。

Ⅰ期として初回接種3回（3週間～8週間ごとに），追加接種は初回接種3回終了後おおむね1年を経過した時期の計4回の接種を，定期接種として生後3

表Ⅱ-9 予防接種の種類

	勧奨接種		任意接種
解 説	国が積極的に接種を 国民に勧める予防接種		接種に関して国は干渉せず, 個人の判断で受けるべき予防接種
	一類疾病	二類疾病	
	個人防衛＋ 集団防衛	個人防衛	
予防接種	ポリオ DPT BCG 麻　疹 風　疹 日本脳炎	インフルエンザ	おたふく風邪 水痘 B型肝炎 A型肝炎 その他

か月〜90か月の間実施する。その後2期として，11〜12歳（小学6年生）に百日咳菌を除いたDTトキソイド接種が1回行われている。生後3か月を過ぎたら，早期に接種を開始することが進められている。

　副反応としては，注射部位の発赤，腫脹，硬結（しこり）などの局所反応が主で，初回接種1回目のあと，7日目までに約13.2％，追加接種後7日目までに約40.6％である。硬結は，少しずつ縮小するが数か月残ることもある。通常高熱が出ることは少ないが，接種後24時間以内に37.5℃以上になることは，約0.6％にみられる。

①ジフテリア

　ジフテリア菌の飛沫感染によって起こる。症状は，高熱，のどの痛み，犬吠様の咳，嘔吐などであり，偽膜とよばれる膜ができて窒息することもある。発病2〜3週間後に菌の出す毒素により心筋障害や神経麻痺を起こすこともある。1981年に現在のワクチンが導入され，現在では患者発生数は年間0〜1名程度である。

②百日咳

　百日咳菌の飛沫感染によって起こる。

　風邪のような症状で始まり，続いて咳がひどくなり，激しい咳で顔を真っ赤にしてコンコンと機関銃をうつように連続的に咳き込む。このしつこい咳が長期間続く。連続的な激しい咳から，無呼吸発作，チアノーゼやけいれんを起こし命に関わることもある。1歳未満，特に6か月未満の乳児が罹患すると重症化しやすく死亡することもある。

　近年，DPTワクチンを3回以上接種している年長児や思春期・成人の百日

図Ⅱ-9

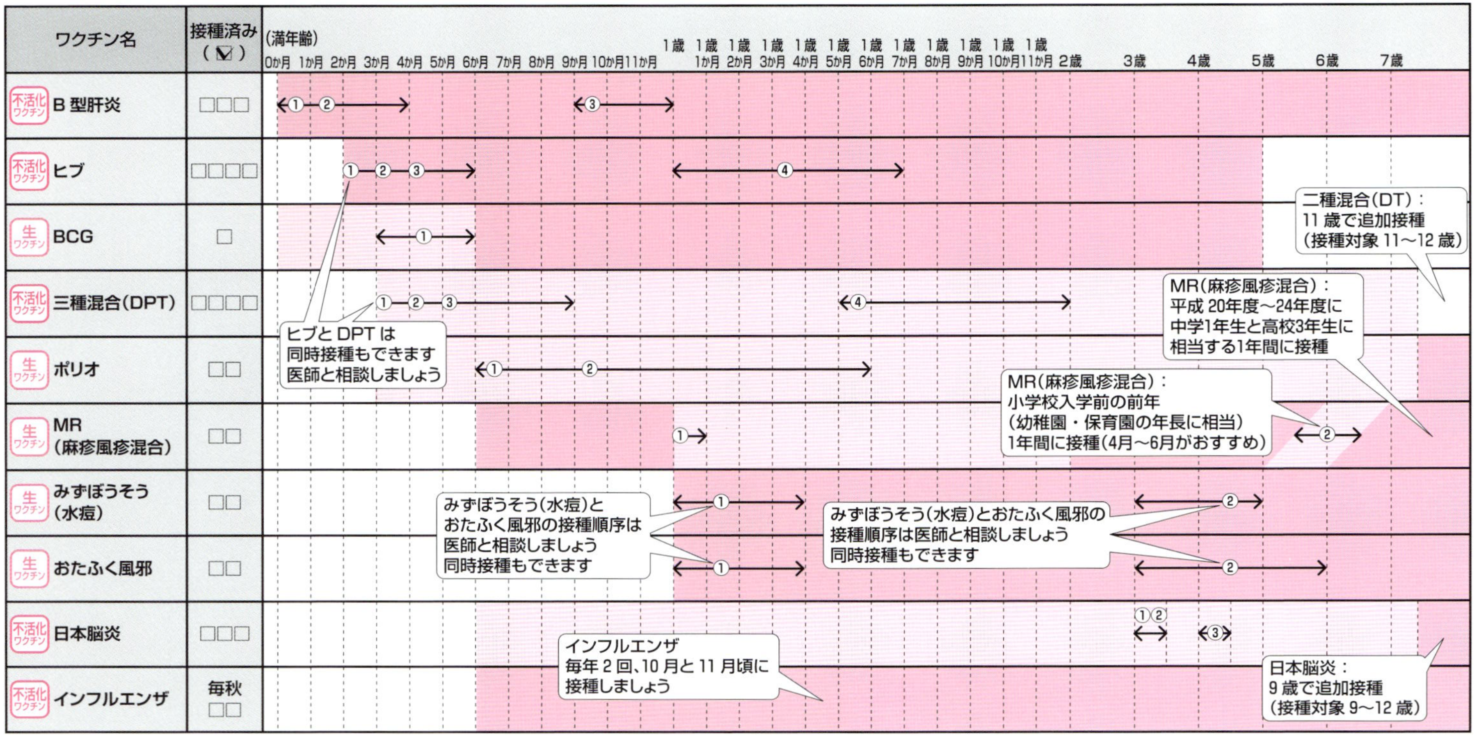

表Ⅱ-10-1　定期の予防接種（一類疾病）　　　　　　　（注）接種間隔の起算日は，接種した日の翌日である

対象疾病	ワクチン	接種		標準的な接種期間*
			対象者	
ジフテリア 百日咳 破傷風	沈降精製百日咳ジフテリア破傷風混合ワクチン（DPT）	1期初回	生後3月から生後90月に至るまでの間にある者	生後3月に達したときから生後12月に達するまでの期間
		1期追加	生後3月から生後90月に至るまでの間にある者〔1期初回接種（3回）終了後，6月以上の間隔をおく〕	1期初回接種（3回）終了後12月に達したときから18月に達するまでの期間
	沈降ジフテリア破傷風混合トキソイド（DT）	2期	11歳以上13歳未満の者	11歳に達したときから12歳に達するまでの期間
急性灰白髄炎（ポリオ）	経口生ポリオワクチン		生後3月から生後90月に至るまでの間にある者	生後3月に達したときから生後18月に達するまでの期間
麻疹	乾燥弱毒生麻疹風疹（MR）混合ワクチンまたは乾燥弱毒生麻疹ワクチン	1期	生後12月から生後24月に至るまでの間にある者	
		2期	5歳以上7歳未満の者であって，小学校就学の始期に達する日の1年前の日から当該始期に達する日の前日までの間にある者	
		3期	13歳となる日の属する年度の初日から当該年度の末日までの間にある者	
		4期	18歳となる日の属する年度の初日から当該年度の末日までの間にある者	

接種				備　　　考
回数	間隔	接種量	方法	
3回	20日から56日まで	各0.5ml	皮下	・20～56日までの間隔をおいて，1期初回接種を確実に行うことが必要 ・生後3月以降できるだけ早期に接種を開始する ・1期初回の接種は左右交互に行う ・皮下深く接種することで局所反応を軽減する
1回		0.5ml		
1回		0.1ml		接種量が0.1mlであることに留意する
2回	41日以上	各0.05ml	経口	・経口生ポリオワクチンは，室温で融解した後，よく振って混和させる。融解後にウイルス力価が急速に低下することから，速やかに接種すること ・経口生ポリオワクチンの輸送にはドライアイスを入れたアイスボックスまたはジャーを用いること ・融解した経口生ポリオワクチンを輸送する場合は，所定の貯蔵条件を維持する ・経口生ポリオワクチンの接種は，融解した経口生ポリオワクチンを消毒済みの経口投与器具で直接口腔内に注入して接種する ・投与直後に接種液の大半を吐き出した場合は，改めて0.05mlを接種する ・いったん経口投与器具に取った接種液を速やかに使用しなかった場合は，廃棄する ・下痢症患者には，治癒してから投与する
1回		0.5ml	皮下	・1期の予防接種は，できるだけ早期に接種を行う ・風疹と同時に行う第1期，第2期，第3期または第4期の接種は，乾燥弱毒生麻疹風疹混合ワクチンを用いて接種を行う ・乾燥弱毒生麻疹ワクチン，または乾燥弱毒生麻疹風疹混合ワクチンは，溶解後の力価減少を避けるために一度融解したものは直ちに使用する
1回		0.5ml		
1回		0.5ml		・第3期は中学校1年生に相当する年齢である者，第4期は高校3年生に相当する年齢である者 ・接種時期は4月～6月までが望ましい ・この第3期・第4期は，平成20年度から5年間の措置である
1回		0.5ml		

対象疾病	ワクチン	接種		
			対象者	標準的な接種期間※
風疹	乾燥弱毒生麻疹風疹（MR）混合ワクチンまたは乾燥弱毒生風疹ワクチン	1期	生後12月から生後24月に至るまでの間にある者	
		2期	5歳以上7歳未満の者であって，小学校就学の始期に達する日の1年前の日から当該始期に達する日の前日までの間にある者	
		3期	13歳となる日の属する年度の初日から当該年度の末日までの間にある者	
		4期	18歳となる日の属する年度の初日から当該年度の末日までの間にある者	
日本脳炎	日本脳炎ワクチン	1期初回	生後6月から生後90月に至るまでの間にある者	3歳に達したときから4歳に達するまでの期間
		1期追加	生後6月から生後90月に至るまでの間にある者（1期初回終了後おおむね1年おく）	4歳に達したときから5歳に達するまでの期間
		2期	9歳以上13歳未満の者	9歳に達したときから10歳に達するまでの期間
結核	BCGワクチン	・生後6月に至るまでの間にある者 ・地理的条件，交通事情，災害の発生その他の特別な事情によりやむを得ないと認められる場合においては，1歳未満		

※標準的な接種期間とは，定期（一類疾病）の予防接種実施要領（厚生労働省健康局長通知）により，市町村に対する技術的助言として定められている。

表Ⅱ-10-2　定期の予防接種（二類疾病）

対象疾病	ワクチン	接種
		対象者
インフルエンザ	インフルエンザHAワクチン	・65歳以上の者 ・60歳以上65歳未満の者であって，心臓，腎臓または呼吸器の機能に自己の身辺の日常生活行動が極度に制限される程度の障害を有する者およびヒト免疫不全ウイルスにより免疫の機能に日常生活がほとんど不可能な程度の障害を有する者

接種				備考
回数	間隔	接種量	方法	
1回		0.5ml	皮下	・1期の予防接種は，できるだけ早期に接種を行う ・麻疹と同時に行う第1期，第2期，第3期または第4期の接種は，乾燥弱毒生麻疹風疹混合ワクチンを用いて接種を行う ・乾燥弱毒生風疹ワクチン，または乾燥弱毒生麻疹風疹混合ワクチンは，溶解後の力価減少を避けるために一度融解したものは直ちに使用する
1回		0.5ml		
1回		0.5ml		・第3期は中学校1年生に相当する年齢である者，第4期は高校3年生に相当する年齢である者 ・接種時期は4月から6月までが望ましい ・この第3期・第4期は，平成20年度から5年間の措置である
1回		0.5ml		
2回	6日から28日まで	(3歳以上)各0.5ml (3歳未満)各0.25ml	皮下	・現行の日本脳炎ワクチンの使用と重症ADEM（急性散在性脳脊髄炎）との因果関係があるとの判断から，日本脳炎予防接種の積極的勧奨は差し控える旨の通知が市町村に対して行われている（平成21年6月より乾燥細胞培養日本脳炎ワクチンの接種が可能となった。対象は6月から90月未満で旧ワクチンを一度も受けたことがない者） ・なお，日本脳炎の流行地へ渡航する場合，蚊に刺されやすい環境にある場合等，日本脳炎に感染するおそれが高く，本人またはその保護者が特に希望する場合には，効果および副反応を説明し，予診票で確認し，かつ同意書に署名を得たうえで，接種を行うことは差し支えない
1回		(3歳以上)各0.5ml (3歳未満)各0.25ml		
1回		0.5ml		
1回		所定のスポイトで滴下	経皮	・接種部位は，上腕外側のほぼ中央部とし，肩峰に近い部分はケロイド発生率が高いので避けなければならない

接種			備考
回数	接種量	方法	
（毎年度）1回	0.5ml	皮下	・詳細は「インフルエンザ予防接種ガイドライン」を参照

咳の流行がみられる。百日咳特有の激しい咳がなく，息苦しさを伴った2週間以上続く長引く咳のために病院受診まで時間がかかり，診断が難しい。こうした近年の年長児や思春期・成人の百日咳の患者が乳幼児への感染源となっていることもあり，現在の2期のDTワクチンに百日咳ワクチンを加えた三種混合ワクチンの検討も始められている。

③破傷風

破傷風菌は，土の中にいる菌が，けがなどをしたとき傷口からヒトの体内に入って感染する。菌が体内で増殖し，その菌が出す毒素により中枢神経をおかすため，開口障害や筋肉硬直，けいれんを起こす。発病した人の約20％が死亡する怖い病気である。

破傷風はワクチンの普及している先進国では激減しているが，個人の抗体価が減少してくる高齢者になるにつれ増加する傾向がある。わが国では，1968年のDPTワクチンの乳児への集団接種が開始されて激減したが，毎年50人前後の患者が報告されておりその大半が高齢者である。

(2) ポリオワクチン

ポリオウイルスには，Ⅰ型，Ⅱ型，Ⅲ型の3種類があり，この3種類の弱毒ウイルスを混合した生ワクチンである。経口服用により2回の投与が必要である。1回のみでは，1つか2つの型だけに対する免疫しかつかない。6週間以上の間隔をあけて2回目を投与することにより1回目につかなかった型の免疫ができる。2回の間隔が長期間離れていても2回服用していれば，免疫の獲得には特に差異はない。

経口投与のため，被接種者に下痢の症状がある場合は，ワクチンの効果が弱まるので接種を見合わせる必要がある。

副反応としては，弱毒化されているウイルスではあるが，生ワクチンのため服用後体内で増殖し，450万人以上に1人程度の割合でウイルスが脳脊髄へ達して麻痺を生ずることがある。

予防接種を受けた子からは接種後約1か月にわたってウイルスが便中に排泄される。このウイルスがポリオウイルスに対する免疫のないもの，または抗体価が低いものに感染して麻痺を起こすことがある。頻度は一定ではないが，550万人に1人程度とされている。一度もポリオを受けていないきょうだいがいる場合は，一緒に受けることを勧める。

①ポリオ

ポリオウイルスに感染して起こり，人から人へ感染する。感染したものの便

中に排泄されたウイルスは，手→口→咽頭→腸へと感染し，3～35日（平均7～14日）で腸の中で増殖する。ほとんどの場合は症状が出ず，知らない間に免疫（終生免疫）だけができる。症状が出る場合，ウイルスが血液を介して脳や脊髄へ感染し，麻痺を残すことがある。麻痺の発生率は，1000～2000人に1人の割合である。麻痺が発症したものの一部は，麻痺が永久に残る。

　わが国でも，1960年代前半までは流行を繰り返してきたが，現在は予防接種の効果で国内での自然感染は報告されておらず，ポリオフリー国である。しかし，現在でのインドやアフリカではポリオの流行があり，日本での接種率の低下により，流行地域からのポリオウイルス流入，また，流行地域への海外渡航での感染などを予防するためにも，ポリオの接種は重要である。

(3) BCGワクチン

　BCGは，牛型結核菌を弱毒化してつくった結核に対するワクチンである。BCGの接種方法は，管針法というスタンプ方式で上腕の2か所に押しつけて接種する。接種したところは，日陰で乾燥させる。10分程度で乾燥する。生後5か月までに定期接種として接種する。接種後10日頃に接種局所に赤いぽつぽつができ，一部に小さいうみができることがある。この反応は，接種後4週間頃に最も強くなるが，その後かさぶたができて接種後3か月までには治る。

　副反応としては，接種をした側の腋窩リンパ節がまれに腫れることがある。

　また結核にかかっている場合は，接種後10日以内に接種局所の発赤，腫脹および接種局所の化膿などをきたし，通常2週間から4週間後に消炎，瘢痕化し，治癒する一連の反応が起こる。これをコッホ現象という。コッホ現象がみられた場合には，かかりつけ医を受診するように説明する。

①結　核

　結核菌が肺に感染し，全身症状を悪化させる病気である。結核に対する免疫は，母親からの移行がないので，乳幼児は結核に対する抵抗力が弱く，結核性髄膜炎や粟粒結核になることがある。BCGワクチンは，こうした乳幼児重症結核の発病予防に特に効果がある。わが国の結核患者はかなり減少したが，まだ3万人近い患者が毎年発生している。わが国では最大級の感染症で，平成16年現在で72079名が結核患者として登録されている。発病者の4割が70歳以上の高齢者だが，おとなから子どもへ感染することもあり，小児や若年者の結核も後を絶たない。

(4) MR（麻疹・風疹混合ワクチン）ワクチン

　麻疹ウイルスおよび風疹ウイルスを弱毒化して作ったワクチンである。麻疹

と風疹の対策を強化するために，麻疹ワクチンおよび風疹ワクチンそれぞれの単独ワクチンのかわりに麻疹風疹混合ワクチンの接種開始とともに2回接種制度が平成18年4月より導入されることになった。2回接種が必要な理由は，ⓐ数％存在すると考えられる1回の接種で免疫がつかなかったものに免疫を与えること，ⓑ1回の接種で一度はついたにもかかわらず，その後の時間の経過とともに再刺激を与え，免疫を強固なものにすること，ⓒ1回目の接種を受けそびれたものに接種の機会を与えることの3つである[5]。

　母親からの移行免疫がある生後6～9か月までは，麻疹にかかり難いといわれているが，免疫がなくなれば感染の危険が出てくるので，1歳になったらすぐに接種が必要である。また，接種後に麻疹患者との接触がない場合，抗体は低下していくので感染の危険が出てくる。2回目の接種は，小学校就学前の1年間の年長児が対象である。特に希望する場合は，単独の麻疹ワクチン，風疹ワクチンの接種も可能である。

　また，2006年の全国的な麻疹の流行の影響もあり，2008年4月より5年間の時限措置で，新たに中学1年生・高校3年生に相当する年齢のものが麻疹風疹混合ワクチンの定期接種対象者となった。

　なおガンマグロブリンの注射を受けたことのあるものは，半年間はMRワクチンの接種は行わない。

　副反応の主なものは，発熱が22.3～27.3％，発疹が8.6～12.2％である。これらの症状は接種後4～14日に多く出現する。

① 麻　疹

　麻疹ウイルスの空気感染により起こる。感染力が強く，予防接種を受けないと多くのものが感染する。高熱とともに，咳，鼻水，目やになどの風邪症状が出る（カタル期）。一時解熱後，再度高熱と，首筋から小さな発疹が全身に広がる（発疹期）。発病後1週間くらいが最もつらく，その後，発疹が黒ずんで（色素沈着），合併症がなければ10～12日で治癒する。主な合併症として，気管支炎，肺炎，中耳炎，脳炎などがある。現在，麻疹に対して有効な治療法はなく，感染者の500～1000人に1人が死亡し，脳炎や肺炎などの合併症を起こす。

　2006年には茨城県南部・千葉県で地域流行がみられ，年末年始にかけて埼玉県から東京都へと拡大し，5月の連休明けには全国に拡大する全国的流行がみられた。特に成人麻疹では1999年以降最大の流行を記録し，麻疹の二大死因のひとつである麻疹脳炎の患者が9例（13～28歳）報告された。

②風　疹

　風疹ウイルスの飛沫感染により起こる。「三日はしか」といわれるとおり，風邪症状で始まり，3日くらいの発熱，軽い発疹，後頸部リンパ節腫脹などが主症状である。合併症は，6000人に1人の割合で脳炎，3000人に1人の割合で特発性血小板減少性紫斑病を起こし，まれに脳内出血を起こすことがある。妊娠初期〜中期の母親がかかると，白内障，聴力障害，心臓病などのある先天性風疹症候群の児が生まれてくる可能性があるので，それを防ぐために，また，自身の風疹の発症や合併症を防ぐうえで接種は重要である。

　1994年（平成6年）以降，患者数が大きく減少していたが，2003年（平成15年）から一部の地域で流行が始まり，2004年（平成16年）春には日本各地で地域流行が起こった。

(5) 日本脳炎ワクチン

　現在の日本脳炎ワクチンは，日本脳炎ウイルスを感染させたマウス脳の中でウイルスを増殖させ，ホルマリンなどでウイルスを不活化し精製したものである。初回接種として3歳頃に1週間の間隔で2回接種し，その後1年度に追加接種として1回行う。2期として9〜12歳（小学4年生）に追加接種を行っている。北海道では日本脳炎ウイルスの伝播がないため予防接種は行われていない。

　副反応としては，2日以内に37.5℃以上の発熱が約1.9％認められ，接種局所の発赤，腫脹は8.9％認められる。また，70〜200万回に1回程度，きわめてまれにADEM（急性散在性脳脊髄炎）が発生すると考えられている。ADEMは，ウイルス感染後，ワクチン接種後にまれに発生する脳神経系の病気である。通常数日から数週間程度で発熱，頭痛，けいれん，運動障害などの症状が発現する。

　2005年（平成17年）5月30日以降，副反応の問題によりワクチン接種の積極的勧奨接種は行っていないが，接種希望者は定期接種として接種することは可能である。勧奨接種中止の理由は，日本脳炎ワクチンとの関与が疑われる重篤なADEMの症例が経験されたためである[6]。

①日本脳炎

　日本脳炎ウイルスの感染で起こる。ヒトから直接ではなく，ブタの体内で増えたウイルスがコガタアカイエ蚊より媒介され感染する病気である。7〜10日の潜伏期間の後，高熱，頭痛，嘔吐，意識障害，けいれんなどの症状を示す急性脳炎になる。

抵抗力の弱いお年寄りや幼児は，感染後発病しやすく命を落とす場合もある。感染者のうち1000～5000人に1人が脳炎を起こす。脳炎にかかったときの死亡率は，約15％で，神経に後遺症を残す人が約50％ある。

流行は西日本地域が中心であり，患者数は毎年10名程度である。しかし，ウイルスは北海道など一部を除く日本全域に分布している。飼育されているブタにおける日本脳炎の流行は毎年6月から10月だが，この間に地域によっては約80％以上のブタが感染している。以前は小児，学童に多く発生していたが，予防接種の普及により減少し，最近では予防接種を受けていない高齢者を中心に患者が報告されている。

7　予防接種とその対象疾患（任意接種）

（1）おたふく風邪（流行性耳下腺炎）ワクチン[7]

弱毒化ムンプス（おたふく風邪）ウイルスを使った生ワクチンである。多くの先進国ではムンプスワクチンは，麻疹・風疹とともにMMRワクチンとして1回または2回定期接種されている。

1回定期接種では，おたふく風邪の発症者数が90％減少している。わが国では任意接種であり，1歳以降の希望者に1回接種を行っている。接種率は20％程度と低率である。

このワクチンは，比較的副反応が少ないワクチンで，接種後3％に急性耳下腺腫脹を認める。耳下腺が腫れるのは接種後18～21日頃であり，多くは片側だけの腫脹で期間は2日以内である。ワクチン接種後の症候性無菌性髄膜炎は0.05％程度であり，自然におたふく風邪に罹患した場合に比べて少ない。

①おたふく風邪（流行性耳下腺炎）

ムンプスウイルスを含む唾液や気道分泌物の飛沫感染や接触感染により，ヒトからヒトへ感染して起こる。感染して2～3週間たった頃，耳下腺の腫脹，圧痛を主症状として急激に発症する。おたふく風邪は治療薬がなく，感染すると耳下腺の腫脹が消失するまでの7～10日間は他人に感染させる可能性があるため，その間は登園・登校・外出できない。また，無菌性髄膜炎，腎炎および2～20万人に1人の割合で難聴などの合併症を伴う可能性がある。思春期以降にかかると，男性は睾丸炎，女性は卵巣炎を起こすことがある。

（2）水痘ワクチン（水ぼうそう）[8]

弱毒化水痘ウイルスを使用した生ワクチンである。1歳以降の希望者に1回だけ接種する。アメリカでは定期接種として積極的に勧められているが，わが

国では任意接種であり，接種率は高くない。健康小児に接種する場合の副反応は，少ない。接種後1〜3週頃に発熱や発疹などの全身症状が現れることがあるが，一過性で通常数日中に消失する。

①水　痘

　水痘・帯状疱疹ウイルスによって起こる。発疹は丘疹，水疱，膿疱，痂皮に移行する。伝染力は，麻疹に次いで強い病気である。2〜3週間の潜伏期のあと，体や頭に発疹ができ，全身に広がる。高熱が出ることもあり，その際に熱性けいれんを合併することもある。多くの場合，それほど重くならないで治癒するが，治るまでに7〜10日かかり，その間は，登園・登校・外出できない。また，まれに肺炎，肝炎，心膜炎，小脳炎，特発性血小板減少性紫斑病などの合併症を起こすことがある。

(3) インフルエンザワクチン

　インフルエンザウイルスをエーテル処理してつくられた不活化ワクチンである。接種は，小児の場合，毎年2回必要であり，13歳以上の人が毎年接種を受ける場合は，1回の接種でも2回の接種とほぼ同様の効果が得られると考えられている。その冬に流行する可能性が高いと予測されるA型インフルエンザ2種類とB型インフルエンザ1種類に対するワクチンを混合したものが毎年製造される。1994年の予防接種法改正によりインフルエンザワクチンは任意接種となった。2001年に二類勧奨接種ワクチンに指定されたが，対象は高齢者のみであり，小児への接種は任意接種である。小児への接種については，2004年に日本小児科学会より1歳以上6歳未満のインフルエンザワクチンの接種が推奨されるようになっている。

①インフルエンザ

　インフルエンザウイルスに感染して起こる。5〜14歳の学童が最も多く，4歳以下の乳幼児は急性脳症を起こし，死亡することもある危険な病気。インフルエンザに罹患すると，肺炎，気管支炎，脳症ライ症候群，心筋炎，中耳炎などの合併症もあって，生命の危険がある。通常，初冬から春先にかけて毎年流行する。Aソ連型，A香港型，B型の3種類が同時に，あるいは混在して，毎年少しずつ変異しながら流行を続けている。

(4) Hibワクチン

　Hibワクチンは，1990年代にはいり欧米を中心に導入され，1998年WHO（世界保健機関）が乳児への定期接種を推奨する声明が出されている。すでにアジアやアフリカを含む100か国以上で導入されており，90か国以上で定期

接種プログラムに組み込まれている予防接種である。

　日本では，2008年12月に発売が開始され，接種が始まった。接種年齢は，2か月以上より開始し，初回免疫として生後2か月から7か月になるまでに接種を開始し，4～8週間間隔で3回，追加免疫として3回目の接種から約1年後に1回の計4回接種する。4回の接種を受けた人のほぼ100％に抗体ができ，Hib感染症に対する高い予防効果が認められている。

　副反応としては，接種部位の赤みや腫脹でその他に発熱が数％報告されている。これらは一時的で数日以内に消失する。

①Hib髄膜炎

　Hibとは，ヘモフィルスインフルエンザ菌b型という細菌のことである。この細菌は，ヒトからヒトへ飛沫感染し，鼻咽腔に入り，肺炎や喉頭蓋炎，肺血症などの重篤な全身性感染症を起こす。なかでも髄膜に感染するHib髄膜炎は最も頻度が高く，予後が悪い病気である。生後3か月から5歳くらいまでの子どもが多くかかる。なかでも2歳未満の子どもがかかることが多い。

　Hib髄膜炎の症状は，発熱，頭痛，嘔吐，不機嫌，けいれんなどのかぜのような症状がみられ，そのうち約5％が死亡し，約25％に聴覚障害，発達遅延，神経学的障害などの後遺症が残るといわれている。

8　ワクチンの種類と特徴

　予防接種で使用するワクチンには，生ワクチン，不活化ワクチンの2種類がある。生ワクチンは生きた細菌やウイルスの毒性を弱めたもので，これを接種することによってその病気にかかった場合と同じように抵抗力（免疫）ができる。生ワクチンの場合，接種後から体内で毒性を弱めた細菌やウイルスの増殖が始まることから，それぞれのワクチンの性質に応じて発熱や発疹の軽い症状がでることがある。十分な抵抗力ができるまでに約1か月必要である。

　不活化ワクチンは，細菌やウイルスを殺し，抵抗力（免疫）をつくるのに必要な成分を取り出して毒性をなくして作ったものである。不活化ワクチンでは，体内で細菌やウイルスは増殖しないため，数回接種することによって抵抗力（免疫）ができる。一定の間隔で2～3回接種し，最小限の必要な抵抗力ができたあと，約1年後に追加接種して十分な抵抗力ができる。しかし，しばらくすると少しずつ免疫が低下するので，長期に抵抗力を保つためにそれぞれのワクチンの性質に応じて一定間隔で追加接種が必要である。

　またこのワクチンの種類に応じて接種間隔が決められている。

生ワクチン	
ポリオ，MR，麻疹，風疹，BCG	

　27日以上おく → 不活化ワクチン／生ワクチン

（生ワクチンを接種した日から，別の種類の接種を行う日までの間隔は，27日以上おく）

不活化ワクチン	
DPT，DT，日本脳炎 インフルエンザ	

　6日以上おく → 不活化ワクチン／生ワクチン

（不活化ワクチンを接種した日から，別の種類の接種を行う日までの間隔は，6日以上おく）

図Ⅱ-10　予防接種の接種間隔

　生ワクチン接種のあとは，次のワクチンまでに27日以上をあけること，不活化ワクチン接種の後には，次のワクチンまで6日以上あけることが決められている（図Ⅱ-10）[9]。

9　予防接種を受けに行くとき，接種後の生活について

（1）接種前の確認

　接種前には十分な予診を行い，健康状態を調べることが必要である。あらかじめ記載された予診票をもとにして，以下の点について十分に確認を行う。

　①被接種者の当日の健康状態，普段と変わったところがないか
　②最近の健康状態
　③今後，手術の予定がないか
　④受ける予定の予防接種に関してパンフレットや通知を読んであるか
　⑤予防接種を受けるに際して不安や疑問をもっていないか

（2）接種後の注意点と家族への指導

　接種後の急な副反応は，接種後30分以内に出現するため，局所の異常反応や体調の変化がないか子どもの様子を十分に観察する。また，その間は診療所，病院内に待機してもらうように説明する。

　接種当日はいつも通りの生活でよいが，激しい運動は控えるように説明する。以前は，当日の入浴は禁止されていたが，現在では注射をした部位をこすることがなければ，入浴は差し支えないとされている。

　当日以降も不活化ワクチンは接種後1週間，生ワクチンは接種後4週間，被接種者の体調に気をつけ，副反応の出現に注意し観察をすることを説明する。また受診が必要な症状について具体的に説明する。

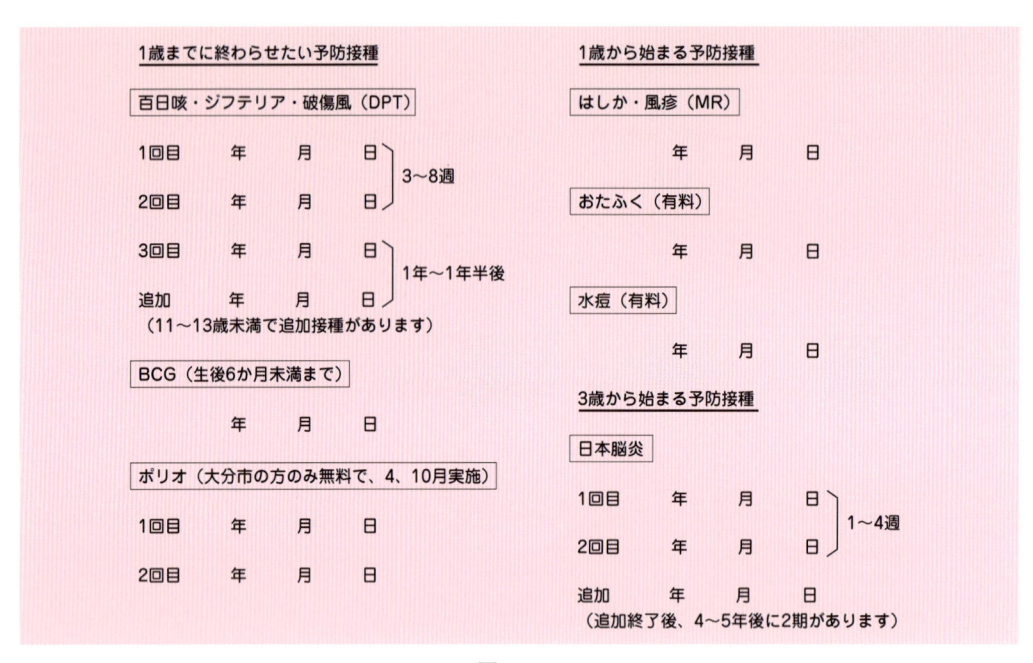

1歳までに終わらせたい予防接種	1歳から始まる予防接種
百日咳・ジフテリア・破傷風（DPT）	はしか・風疹（MR）
1回目　年　月　日 ⎫ 2回目　年　月　日 ⎭ 3〜8週 3回目　年　月　日 ⎫ 追加　　年　月　日 ⎭ 1年〜1年半後 （11〜13歳未満で追加接種があります）	年　月　日
	おたふく（有料）
	年　月　日
	水痘（有料）
	年　月　日
BCG（生後6か月末満まで）	3歳から始まる予防接種
年　月　日	日本脳炎
ポリオ（大分市の方のみ無料で、4、10月実施）	1回目　年　月　日 ⎫ 2回目　年　月　日 ⎭ 1〜4週
1回目　年　月　日 2回目　年　月　日	追加　　年　月　日 （追加終了後、4〜5年後に2期があります）

図Ⅱ-11

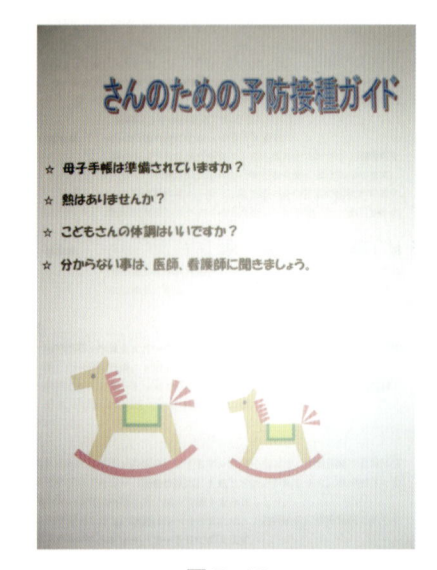

図Ⅱ-12

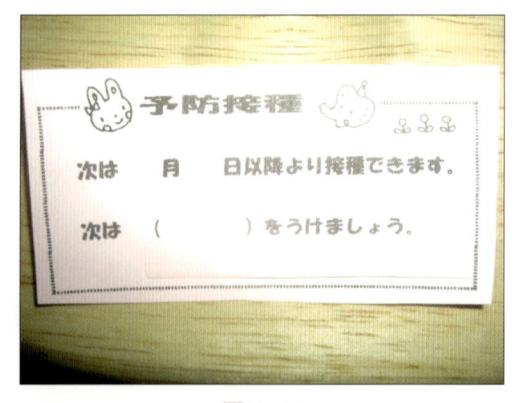

図Ⅱ-13

**はしかにならないために。
はしかにさせないために。**

予防接種を受けたことがない人は勿論、
1回受けたことがある人も
2回目の予防接種を受けましょう。

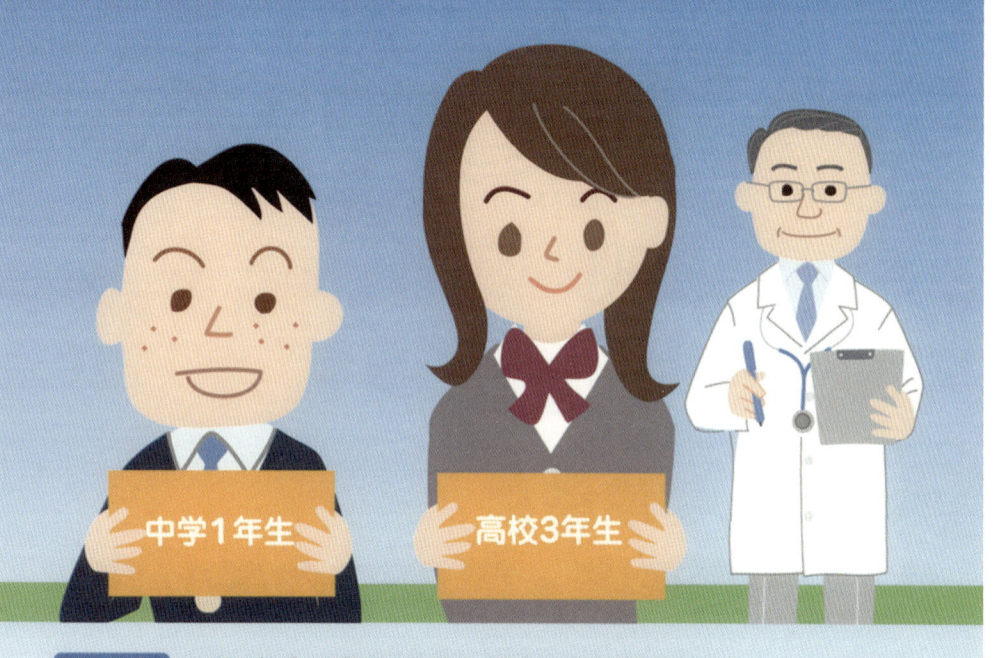

厚生労働省

中学1年生　高校3年生

対象者	中学1年生と高校3年生に相当する年齢の者
	（麻しん及び風しんに罹患したことが確実な者及びそれぞれのワクチンを2回ずつ接種した者は接種を受ける必要はありません。）

実施期間	平成20年度～平成24年度の5年間

接種時期	中1、高3に相当する年度（4月1日から3月31日）の1年間
	（中1で対象になる人は、高3になると実施時期が終了していますので、先延ばしにせず受けましょう。）

特に勧奨する接種期間	年度の最初3ヶ月間（4月から6月まで）

使用するワクチン	原則として麻しん風しん混合ワクチン（MRワクチン）

お問い合わせ　厚生労働省　健康局　結核感染症課　TEL03(5253)1111（内線2383）

※具体的な接種時期・接種場所等については、お住まいの市町村にお問い合わせください。

資料Ⅱ-1

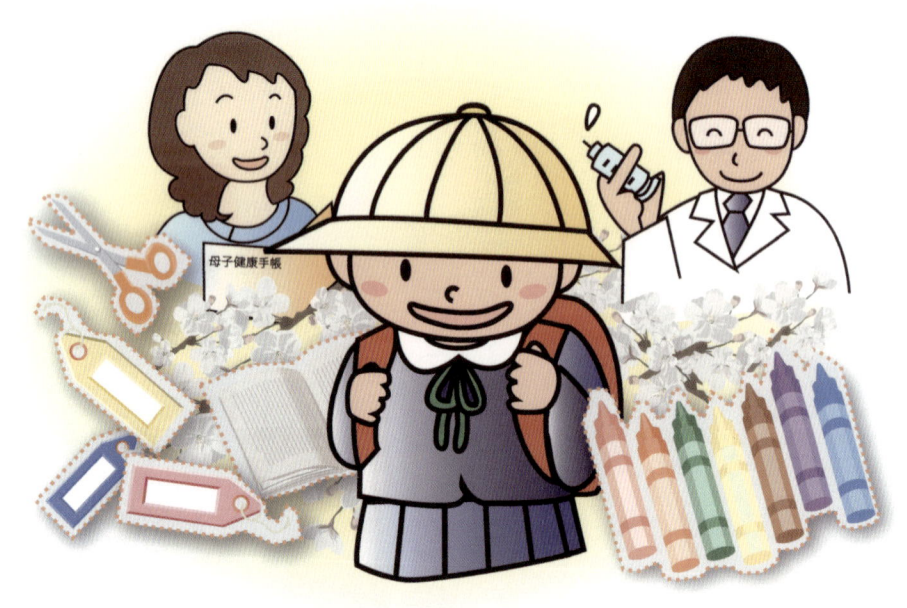

国立感染症研究所 感染症情報センター
http://idsc.nih.go.jp/index-j.html
IDSC Infectious Disease Surveillance Center

ランドセルに名前(なまえ)を・・・
母子健康手帳(ぼしけんこうてちょう)にワクチンを

小学校入学準備(しょうがっこうにゅうがくじゅんび)に
2回目の麻疹(ましん)・風疹(ふうしん)ワクチンを！

2006年4月1日以降、定期の予防接種としては麻疹・風疹混合生ワクチン(measles-rubella:MRワクチン)の接種が開始となり、同年6月2日から右記の年齢での2回接種となりました。

2009年 3/31 までに済ませましょう。

第1期、第2期を過ぎてしまうと定期の予防接種として受けられなくなってしまいます。

小学校の入学前に接種がすんでいるかどうかを確認しましょう。

第2期でまだ麻疹と風疹の予防接種をそれぞれ2回づつ受けていないお子さまはかかりつけ医とよく相談し、ぜひとも2009年3月31日までに受けましょう。

接種医療機関に関しては、お住まいの市町村（特別区）にお尋ねください。

対象者 第1期　1歳児
第2期　5～7歳未満で小学校就学前の1年間（就学前年度4/1～3/31）の者

接種方法 麻疹および風疹の予防接種は以下の方法による2回接種

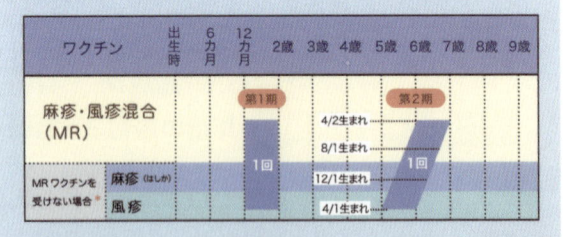

ワクチン	出生時	6カ月	12カ月	2歳	3歳	4歳	5歳	6歳	7歳	8歳	9歳
麻疹・風疹混合 (MR)			第1期 1回				4/2生まれ 8/1生まれ		第2期 1回		
MRワクチンを受けない場合* 麻疹(はしか)								12/1生まれ			
風疹								4/1生まれ			

＊同じ「期」内で麻疹ワクチンまたは風疹ワクチンのいずれか一方を受けたお子様あるいは麻疹ワクチンと風疹ワクチンをそれぞれ別々に接種することを希望するお子様。

資料Ⅱ-2

10　予防接種に関する知識を理解してもらううえでの工夫

　　　実際に予防接種を受けていくうえでは，保護者が月齢や集団接種として行われるワクチンの時期など地域や季節によりスケジュールを組んでいくことは難しいことも多い。予防接種に関するガイドブックの情報を活用しつつも，実際にいつなにから予防接種を行っていくか具体的な支援が必要である。

　　　そのような保護者への支援の工夫として

（1）初めて予防接種を受ける方や接種が進まない場合には，個人の状況や地域の状況に合わせた予防接種スケジュール（**図Ⅱ-11**）を立てる。

（2）病院で作成した予防接種ガイド（**図Ⅱ-12**）を用いて予防接種の重要性や副反応についてよりわかりやすく説明をする。保護者が不安に感じていることを確認し，説明を補足する。

（3）予防接種後は，次に何をいつ頃接種するといいのか。予防接種カード（**図Ⅱ-13**）を用いて，次回の予定を説明する。全体のスケジュールが立てられていても，途中で体調が悪かったり，家族の状況により予定通り接種できないことも生じるので各回ごとの確認も必要である。

（4）副反応や接種後の注意事項については，リーフレットを活用して，家庭に帰ってから出現する副反応などの説明も行い，受診の必要がある場合の判断や家庭での対応ができるようにする。

（5）待ち時間にみることができるよう待合室の掲示板に，制度の変更や接種時期・副反応などを載せたポスターを掲示する（**資料Ⅱ-1，2**）[10]。

　　　乳児期を過ぎると予防接種への関心度が低下するといわれており，実際に学童期の予防接種の接種率は乳児期に比べるとかなり低下する。そのためにも，通常の受診時にも掲示物により最新の予防接種情報を啓発することが重要となっている。

（6）保育所や幼稚園・小学校・中学校などの入学時は，予防接種を確認するうえでよい時期であり，こうした時期をとらえて積極的に勧めていくことも必要である。

〔立川　美保，石井　由美〕

●引用文献

1）日本外来小児科学会・編著：お母さんに伝えたい子どもの病気ホームケアガイド，医歯薬出版，東京，1994，pp.708-709.

2) 岡部信彦：予防接種法(予防接種制度)．小児看護，27(12)：1569-1573, 2004.
3) 国立感染症研究所感染症センター　http://idsc.nih.go.jp/index-j.html
4) 厚生労働省健康局結核感染症課：予防接種ガイドライン，財団法人予防接種リサーチセンター，2006.
5) 及川馨：予防接種の受け方のポイント．チャイルドヘルス，11(3)：17, 2007.
6) 渡辺博：わかりやすい予防接種．診断と治療社，東京，2006, p.11.
7) 庵原俊昭：ムンプスワクチン．小児看護，27(12)：1646-1650, 2004.
8) 藤田彩乃，須賀定雄，浅野喜造，他：水痘ワクチン．小児看護，27(12)：1642-1645, 2004.
9) 前掲書 4)．
10) 前掲書 3)．

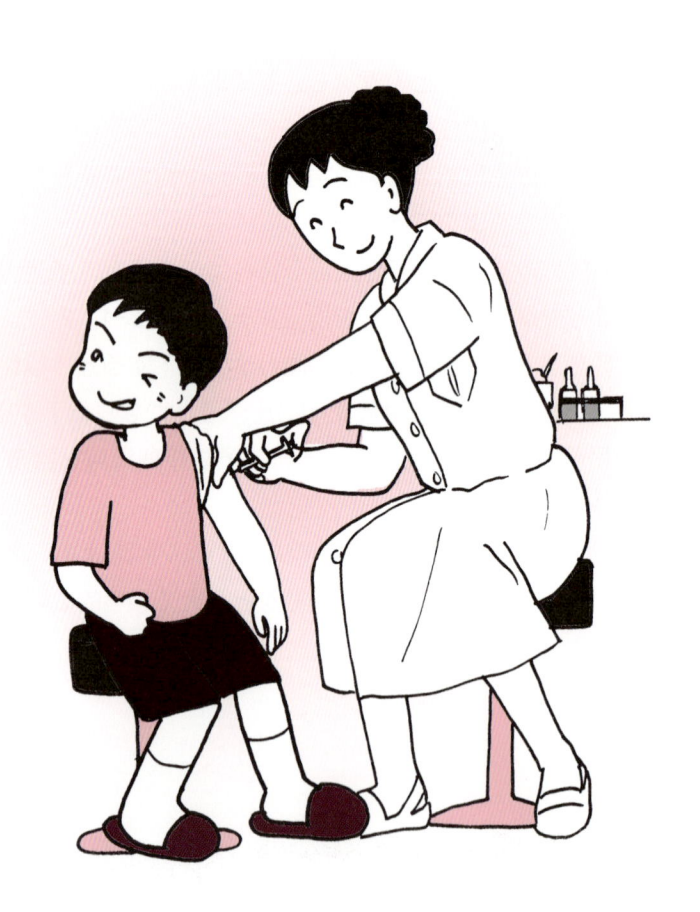

III 継続看護

1 継続看護とは

　近年の医療状況の変化のなかで，在院日数の短縮化，高度医療の在宅への移行が進んでおり，一貫した看護ケアを提供するために「継続看護」は特に重要であるといえる。「継続看護 continuing nursing care」とは，看護学大辞典[1]によると，特に空間の継続性として「1人の患者に対して，医療機関，家庭，職場を通して一貫した長期にわたる看護が提供される」ことをさすが，小児領域においては，幼稚園や学校などの子どもにとっての生活の場が含まれる。今後のわが国における医療制度においては，「入院から在宅医療まで切れ目のない形（医療制度構造改革試案2005.10）」が念頭にあることは明らかであり，これは病院の中においては「病棟〜外来の継続看護」，そして「病院〜地域の継続看護」への連続したものであり，継続看護とは「時間と空間の双方において継続されたもの」であるといえる。

　このような医療に関する制度改革の推進のなかで，実際の臨床現場にいる看護師は日々の看護を振り返る暇もないという現実に直面しているのではないだろうか。短期入院・高度医療の在宅ケアへの移行・地域における医療連携の推進など，「継続看護」を巡る状況を踏まえて考える必要がある。

1　病院の中での継続看護（病棟から外来へ）

　病院では入院期間の短縮に伴う早期退院によって，従来は治療の中心的役割を担ってきた入院（病棟）中心型の医療から，在宅（外来）中心型の医療へと転換を迫られている。長い入院期間のなかで，ゆったりと退院に向けての準備を行っていた以前と比較して，早期退院では入院した時点から退院を意識した計画が必要となる。退院に向けての計画は，看護計画のみならず治療計画，社会資源等の準備など総合的に立てられる必要がある。特に，小児専門病院では，様々な医療的状況に関する治療スケジュールが複雑に絡み合っていることが多く，それに関わる医師や看護師，場合によってはPT，OTなどの他職種が効果的なチームとして計画を共有し，関わる必要がある。特に看護計画は，入院期間中に解決できること，退院後に外来に継続しなくてはならないことを明確にする必要がある。退院後に継続するべき看護計画は，まず，入院中の看護計

画等に関して，外来に伝える必要がある．病棟〜外来間の継続看護では，サマリーなどの書類を用いたり，合同カンファレンスを行うなどの工夫がなされている．また，看護計画の継続の視点としては，入院中に達成したことであっても，それが家庭で適切に継続されているかを確認できるような内容が必要である．

合同カンファレンス：こども医療センターにおける病棟〜外来間の継続看護［継続カンファレンス］

(1) **病棟看護師**：継続を依頼したい患者について退院日に合わせて外来看護師へ連絡を行い，カンファレンスの日を設定する．

(2) **継続カンファレンス**：外来で実施されているカンファレンスに参加する．カンファレンスには，各診療科外来の看護師のほかに，救急外来の看護師も参加している．

申し送り事項は，

①病状や治療の経過．

②看護問題と入院中の経過．

③退院にむけての課題：医療的ケアの継続の有無，在宅での具体的な方法など．

④緊急時の対処：地域の医療機関との連携や，予測される救急外来受診時の状況，急変時の対処についての取り決めなど．

⑤地域の支援状況：在宅での育児を支援してくれる家族（祖父母など）の有無，訪問看護ステーションや地域の保健師，児童相談所などの関わりの有無など．

(3) **外来看護師**：申し送り事項について，退院後の初回外来時に確認し，外来において継続した看護計画を立てて実践する．

2　病院から地域の継続看護

1994年に健康保険法が改正され，在宅医療の位置づけが制度上明らかになった．それまで，高齢者が対象であった訪問看護においても，在宅で医療・療養を受ける，小児を含めたすべての人が対象となり，また，2000年からは，介護保険法に基づく訪問看護が開始になった．これらの制度の後押しもあり，急速に療養の場は「病院」から「地域（在宅）」へ変化した．疾病や障がいのある子どもと家族は，一定の条件を満たした時点で，退院という形をとり地域（在宅）へ移行する．

病院から子どもが地域に帰る際には，現在実施されている医療処置のある子どものケアや育児が在宅で継続できるように，環境を整える必要がある。多くは，家族がその役割を担うが，小児の場合は両親が若く幼いきょうだいがいる場合も多く，また近年の核家族化によって支援も少ないため，地域での療養環境を整える必要がある。病院から地域への連携の際には，従来，医療福祉相談室（保健師やソーシャルワーカー等）や地域医療連携室が窓口となっていることが多い。特に病院から地域への継続看護を考える際に，まずコーディネーター（調整者）が誰であるかを明確にする必要がある。そして，コーディネーターを中心に病院〜地域の継続看護を実施する。

こども医療センターにおける病院から地域の継続看護

(1) **訪問依頼表**：病院から地域への連携は，この書類から開始される。地域へ子どもに関する連絡をすることで，社会福祉や地域に関する情報提供の場やサポート体制を作ることができる。

(2) **訪問看護指示書**：病院（主治医）から訪問看護ステーションに伝える指示内容について連絡する。正式な書類には含まれないが，看護サマリーなども用いてケアが継続できるように働きかける。

(3) **退院前カンファレンス**：訪問看護ステーションや地域の保健師，児童相談所，地域の医療機関等と共にカンファレンスを実施し，継続した関わりを地域でも継続できるように連携する。

〔萩原　綾子〕

2 入院から退院後までのケア

1　入院・転院時のケア

　子どもが何らかの健康障害で入院を余儀なくされた場合や他施設からの転院の場合など，いずれも外来を受診し病棟に入院することになるが，外来での看護を意識した病棟での看護介入は今までどのくらいあっただろうか。地域や外来から病棟へという継続した看護は医療依存度の高い事例を除いてはあまり意識されていないのが現状だろう。しかし，家庭・地域での生活を医療の側面から支える外来看護の果たす役割は大きく，病棟での継続したケアのためには，外来での看護ケアを知ることは欠かせないことである。したがって，現在は外来との継続看護を意識せざるを得ない状況になっているといえる。病棟では，健康の回復と退院後の生活へ向けた看護が提供されることになり，外来通院と外来でのケアの状況，入院の理由となる健康障害や状態，それに伴う生活の再構築に必要な社会的情報など，それらの伝達が，外来と病棟の間で確実に行われることが病棟での看護をスムーズにする。

　健康障害のある子どもと家族にとっては，地域・外来・病棟とケアが提供される場が異なっても，一連の流れのなかに存在しており，ケアはその流れが途絶えることなく提供されることが重要でありかつ望ましい。つまり外来を中心に地域と病棟はつながっているといえる。実際には健康障害の程度と家族を取り巻く状況によって，ケアの継続には多少の違いがあるが，ここでは，他院から転院した事例と外来に通院しケアが提供されているなかでの状態の変化により入院が必要になった場合の2事例を紹介し説明する。

1）初めての入院（転院）

　入院は，子どもとその家族の医療との出会いであり，その時点から生活の場を病院に移すことになる。そして入院生活の中心は健康障害の治療・回復におかれ，今までにない生活がそこには待っている。私たち医療者にとっては当たり前の"日常"であるが，子どもと家族にとっては，まったく異なった生活スタイルであり，わからないことがほとんどで，戸惑いのなかでのスタートであることが予測できる。

　この状況のなかで入院生活への適応と不安の軽減に重要な情報は，子どもと家族はどのような状況で，あるいは何を望んで病院を訪れたのか，それに対し，どのような説明が行われ，どのような思いで入院に至ったのかということである。それらはそのときの心理的・社会的状況が大きく影響しているため，子ど

もと家族でも思いが異なる場合がある。さらに医療者からの説明内容についても子どもや家族の受け取り方が異なっている場合があることを忘れてはならない。つまり，入院までの短い時間ではあるが，外来での説明内容やそのときの家族と子どもの様子や言動は重要な情報であり，それに対する外来看護師の専門的アセスメントは，病棟でのケア継続をスムーズにし，病棟での看護師と子ども・家族との信頼関係の構築を早くすることができる。また，緊急性がない計画された入院では特に，どのような準備が行われてきたかについての情報は必須である。いわゆる入院前のプレパレーションがどのように行われたかということであり，プレパレーションに引き続く継続した看護介入が病棟では展開される。

　同じ施設内においては，看護師以外のスタッフは病棟が変わっても継続されるが，転院の場合は，関わるスタッフすべてが変わる。そのことによってケアが中断されないように注意が必要である。さらに転院の方法や外来をどのように通過したのかという外来看護師からの情報は，退院時の準備に必要なことを明らかにすることを知っておきたい。

事例1：A君は交通外傷で救命センターから私たちの病院の病棟に転院してきた。救急車で転院してきたA君は屋外に出ることもなく，そのまま外来では入院の手続きのみで，病棟へやってきた。前院の看護サマリーには治療の状況と経過が記載されていた。さらに，事故当初のこと，病棟に移るときのA君の思い，家族の思いなど事故後の「受容のプロセス」がわかる内容であり，心的外傷に対する心理的サポートとして何が必要かを引き続きアセスメントできた。創外固定器を装着していたA君の医療処置に対するケアは，医師の紹介状，看護サマリーに記載されていた管理の方法と教育内容により，病棟での管理方法へ移行することがスムーズにできた。転院の際，外来看護師からの「外来は手続きのみでした」という情報であらためてA君がほとんど外に出ていないことがわかった。しかし，母親はそこに気づいていないこともわかり，外泊，退院へと進めるにあたり，屋外の生活では自動車や道路での本人の状況への配慮が必要であること，同時に，外来のシステムと通院方法の説明が必要であることが明らかになり，退院への準備に役立った。

2）慢性疾患・長期療養中の入院（転院）

　疾患によってはひとつの診療科だけでなく，複数の診療科を受診し，多くの専門家が関わっている事例がある。このような事例においては特に入院病棟において継続した包括的なケアの提供を行うためには，外来との情報交換がケア

の提供をスムーズにする重要な要素となる．加えて，勝田が外来看護の特徴として，外来受診日にケアの評価を行いながら計画修正しケア提供を進めることが重要である[2]と指摘しているように，入院の場合も，その時点での外来看護師による評価・アセスメントが，病棟の看護師の推測によるずれを防ぎ，入院後の看護計画においての重要な情報となることを認識しなければならない．病棟においては外来から提供された情報に基づき，健康障害の解決とともに外来で行われてきた教育・指導の継続が可能であるかを評価し，入院によって生活の再構築が必要になった場合には，教育内容に修正を加え，継続することを忘れてはならない．

事例2：二分脊椎症による膀胱直腸障害のため清潔間歇導尿（以下CICと記す）を行ってきたBちゃんは，就学に向け清潔間歇自己導尿（以下CISCと記す）の教育を開始していたが，就学を前に父親の入院でショックを受け，精神的な症状を呈するようになっていた．また，母親の家庭での負担も大きくなったことで外来でのCISC教育の継続が難しくなり中断せざるを得ない状況であった．そのような状況にあるBちゃんが成長に伴い足部の変形が進み，整形外科での手術が必要になったことで入院してきたのである．

Bちゃんにとっては入院によって，落ち着いてCISC教育ができる環境となるため，教育の再開について整形外科の入院であったが泌尿器科外来から教育再開と継続の要請があった．病棟でも，今回の手術によりADLの変化に伴う生活の再構築の必要から，今まで行ってきたセルフケアの評価と再教育が必要になることが予測され，外来からの要請はちょうど，Bちゃんの術後，退院に向けての計画と一致していた．そのため早々に外来看護師とのカンファレンスをひらき，外来での教育の経過と現在の状況について情報を得たことで，病棟では，家族やBちゃんからの話だけではわかりにくい外来で提供していたケアが明確になった．そのことによって，CISC教育の方法，再開の時期などの検討を入院当初から具体化することができた．

2 退院時のケア

入院中のケアの継続・治療によって必要となった生活の再構築に向け，退院計画を立て進めてきたケアはスムーズに外来に継続されることが必要である．特に，ケアにあたる家族にとって，病院から家庭での生活への移行期である退院直後から最初の外来までの不安は大きい．病棟と外来間の看護継続によって，退院後の外来での関わりを明確にし家族に伝えることができる．そのことは，

退院後，外来受診までの家族や子どもの不安を軽減することにつながる。また地域への継続においても，この移行期の生活の再構築が重要なポイントになることを忘れてはならない。病院から医療処置のある子どものケアの視点で構築した生活が，実際どのように家族の日常生活のなかに取り込まれ営まれているか，その際の困難を地域の視点であらためて確認することが重要である。そのような支援がスムーズに行われるように継続していくことで，退院後の生活の再構築を促進したいものである。このような地域の支援と病院での支援をつなぐのも外来の役割と認識し，病棟においては退院計画を立てることが大切である。

当センターでは以前から地域と病院をつなぐ継続看護のシステムは整っていた。加えて数年前から外来との継続をよりスムーズにするためのシステムを整えてきた。受診する診療科が単科である場合はその診療科を担当する外来看護師への継続ですむが，重複した障がいのある場合は包括的に子どもの発達を支援するために，複数の診療科が必要になることが増えてきた。各診療科別に継続の情報を伝え，必要なケアを依頼するのは効率がよくないばかりでなく，子どもの全体像がみえなくなる恐れがある。そこで，看護外来を窓口に各診療科外来への継続をスムーズにできるようにしてきた。特に，複数の診療科に受診している二分脊椎症や骨系統疾患，脳性麻痺などでは，手術や治療に伴い，家庭での生活スタイルの変更や入院した診療科ではない診療科に関わる教育・ケアの継続が必要となることがある。当センターにおける看護外来や，二分脊椎症外来のように，効率よく包括的に関わり継続した看護の提供を可能とするシステムの構築は今後ますます必要となる。

事例3：Cさんは脳性麻痺で下肢変形が強く，成長に伴った体重の増加と二次性徴により家族のケアの困難感が増加していた。体重の増加は家での活動を少なくさせ，両親の介護負担を増し，腰痛という健康障害を引き起こしていたが，母親は家族内の問題として適切な相談をしていなかった。そのため外来でもその状況を把握できずにいたところに，下肢変形が進行し，整形外科手術適応と判断され，入院となった。

病棟でも，入院時の家族の話からはCさんの生活の実態はなかなかわからなかった。手術後「今回の入院は私たちの休息にもなるんです。」という母親の話から，家での生活の実態が初めて明らかになった。両親の介護負担は限界に近いこと，今の家の構造では，通学するために家から出るにも父親だけが頼りであり，外出はままならない状況であること，二次性徴を迎えたCさんのトイ

レは母親がひとりで引き受けていること，入浴は両親だけでは困難であることなどが明らかになった。手術の目的と理学療法の評価をもとにリハビリテーションゴールを検討し，家庭での生活の再構築を考え，退院計画を進めた。母親には，病院にも地域とつながるサポート体制があることを説明し，地域での支援に対する情報を提供，今の生活でのニーズを確認した。母親の相談窓口と介護環境全般の確認，両親の健康障害に対しては保健師の介入，緊急保護，障害者自立支援法下での介護者の休息などでの施設利用の可能性を考慮して，児童相談所，通学時の介助に関しては養護学校，入浴やケア介助については，訪問看護ステーションに支援を依頼することになった。このような体制を整えて退院することについては，病棟から外来にも伝え，看護の継続を依頼した。また，初回外来までの間のトラブルについての相談も外来看護師が受けられることを家族には伝え，退院から初回外来までの不安の軽減に努めた。退院後の初回外来で，外来看護師は家での生活の状況，導入した支援のためのシステムがうまく活用されているかを確認，学校に欠席することなく通学できていること，入浴支援など活用ができていることがわかった。

　外来からの看護を継続し，病棟での入院治療後，外来・地域へ継続していく。その流れのなかで，外来では気づかなかったことに病棟では気づくことがあり，ケアの視点が広がったり，ケアそのものが深まったりという経験をもつ。また，病棟ではわからない，地域での日常の生活があるのも事実である。外来看護を意識することにより，子どもと家族を包括的に捉え，一連の流れのなかで子どもと家族のニーズにかなう看護ケアの提供ができ，外来と病棟，双方での看護を共有する機会を積極的にもち，評価・修正しながら看護が継続されるようにしたいものである。

〔井阪　久美子〕

3　退院後の確認と指導・ケア

　医療依存度が高く，在宅での医療処置の必要な事例や，積極的な治療が望めず外来で症状のコントロールが必要な事例，療育環境に問題がある事例などでは，病棟から外来へ看護に関する情報の伝達がタイムリーに行われ，継続した看護が提供されることが重要である。

　病棟から外来への情報交換の手段として，サマリー以外にも，合同カンファレンスなどで，指導はどこまで行われ，どの程度達成できているか，子どもや

家族がどのように受け止めているか，家族を支えるサポート体制は整っているかなど，療養環境について，よりきめ細かな情報交換が行われることが望ましい。ケアの継続性を支える条件として，病棟と外来が，同じチームの一員として，子どもや家族のために何ができるのかを中心に，それぞれの立場を理解し，コミュニケーションを深め，同じ目標に向かって協力していくことが必要である。

退院後に確認すると，指導されたことができていなかったということもあるが，家族が数回の指導で習得できないのは当然であり，単純に指導に問題があると判断するべきではない。

不十分な点を確認できた時点で，問題点を明らかにして，家族の生活に見合った方法を検討し，根気強く，繰り返し指導していくことが必要である。

できていることや取り組んでいること自体を認め，毎日のことを継続して行うこと，休みも交代もなくケアの中心であり続けることの大変さを理解し共感しながら，子どもや家族と一緒に在宅療養を考えていく姿勢が求められる。

退院後初めての外来受診は，家庭での状況を確認し，病棟で行われた指導を評価するうえで重要である。子どもの生活時間とケアの時間，家族の生活時間が調整され，日常生活が無理なく営まれているか確認し，必要があれば調整すること。家族がストレスを抱えこんだり，療育上の負担感ばかりが増大し，在宅への移行を後悔することのないよう，在宅移行期ともいえるこの間のケアを重視し，家族の気持ちに配慮し，丁寧に関わることは，その後の家庭生活や，医療者との関係に大きな影響を与える。

病状が変化し不安定な状態や急変の可能性があることは，家族を最も不安にさせる。緊急時の対応や救急受診の方法について，家族に事前に伝達するとともに，急変の可能性がある事例は救急部門へも情報を伝達しておくことが望ましい。

また，慢性疾患など安定期にある場合でも長期にわたり外来受診が必要であることは，子どもや家族にとって精神的にも社会的にも負担が大きい。長い経過のなかで構築された，生活のパターンや医師との関係性など，看護介入が困難と思われる事例でも，病状や治療方針が変化したり，就園や就学など生活環境が変化する節目の時期には，成長発達と社会生活を視野に入れた支援が必要である。

事例4：Aさん，8歳，女性。拡張型心筋症。

今までの経過：3歳で急性骨髄性白血病を発症し，化学療法を受けた影響から，

4歳で薬剤性の心不全を併発。内服治療を継続していた。徐々に心機能が悪化し在宅酸素を要した。

現病歴：心機能の悪化を認め治療目的で入院するが，医師から慢性心不全の終末期で，残された時間が少ないことを説明された。家族間で相談した結果，自宅で家族と一緒に過ごす時間を大切にしたい，という結論に至り，退院となった。

看護の実際：治療による回復が望めず，症状のコントロールが中心になったことで，あらためて在宅へ向けた家族アセスメントを行った。Aさんのケアの中心が母親であり，母親の不安や疲労が予測されたため，退院前に訪問看護ステーションの導入など，療養環境の調整がされ，病棟看護師から外来看護師に情報伝達された。外来ではプライマリー看護師を中心に，Aさんと母親の話を十分に聴くことと，在宅での状況の確認に努めた。外出の好きなAさんに，残された時間を有意義に過ごしてほしいという思いから，主治医と情報交換を行い，主治医および看護師から家族旅行などを提案してみたが，母親からはっきりした返事が得られなかった。母親は症状の悪化や，緊急時の対応について不安が強くケアに自信をもてずにいた。症状に合わせて内服薬の量や酸素の流量をコントロールする必要があったため，データや観察のポイントを具体的に示しながら，母親の管理がきちんとできていることを一緒に確認していった。また，外来受診も貴重な外出の機会と捉え，院内の食堂の利用や寄り道をしてみることなど，身近なことから提案してみた。少しずつ母親も自信をつけ，日帰りの外出を楽しむなど，充実した生活をおくっている。

ケアのポイント

(1) 在宅に向けた家族アセスメント。
(2) 病棟から外来へのきめ細かな情報交換。
(3) ケアの時間や内容を子どもや家族の生活に合わせて調整する。
(4) 緊急時の対応について調整する。
(5) 主治医と情報交換しチームとして関わる。
(6) 子どもと家族の思いを尊重し一緒に考える。

〔渡辺　智子〕

3 キャリーオーバーへの対応

1 キャリーオーバーとは

キャリーオーバーとは，小児期に発症した慢性疾患を成人期へ持ち越した患者をさすが，どの年齢からキャリーオーバー患者とするかは明確には定義されたものはない。また，小児慢性特定疾患治療研究事業の対象年齢は20歳の誕生日を迎えるまでと規定されており，キャリーオーバー年齢を20歳としている医師が多数である。また，少なくとも年間1000例以上の小児慢性特定疾患患者が20歳を迎えてキャリーオーバー患者となっていることが推定され，患者総数は年々累積することになる。キャリーオーバー患者は，罹病期間が長くなるにつれ，進行する病態の悪化や障がい・後遺症の累積などの医学的問題のみならず，そのために生じる様々な社会経済的問題をも抱え込むことになる[3]，と武井らは述べている。

2 キャリーオーバー患者への看護

事例紹介：Aさん，22歳（大学生），女性。1型糖尿病（合併症なし）。

これまでの経過：出生後，大病をすることなく成長していたが，3歳時に多飲，多尿，倦怠感，不機嫌，体重減少を主訴に当院を紹介され受診。高血糖，尿糖，尿ケトン陽性，HbA_{1c} 13.1％にて入院。1型糖尿病と診断され，インスリン療法が開始された。3週間の入院後は毎月，外来通院している。

現病歴：発熱，下痢，嘔吐が続き，食事摂取ができないことを主訴に救急外来を受診。来院時，体温39.2℃，血糖54mg/dl，CRP2.8。

水様便が1日に6回前後，嘔吐は頻回であり，少量の水分摂取にて嘔吐してしまう状態であった。救急外来にて輸液を行うが，水分摂取にて嘔吐する状態は変わらず，輸液をしなければ血糖を保てない状態であった。そのため急性胃腸炎の加療目的で学童内科病棟に入院することになった。入院初日〜3日目までは個室であったが，入院4〜8日目の退院までは4人部屋での入院生活であった。

看護の実際：救急外来に来院する前に，カルテの医師記録や外来看護記録に目を通し，これまでの経過やAさんの気持ち，現在のインスリン治療を把握した。来院時にはAさんにシックデイルールの理解度と本日のインスリン注射量，食事摂取量を確認した。Aさんはシックデイルールを理解しているが，下痢，嘔吐が続き，食事摂取ができずに低血糖が頻発しているために救急外

来を受診したと話した．Aさん自身で限界まで自己管理をしていたことや自分で判断して救急外来を受診したことを称賛した．

　入院が決定した際には，個室に入室できるように配慮した．個室から大部屋へ転室する際には，可能な限り年齢が高い患者がいる部屋へ入室できるように調整を行った．大部屋ではカーテンを引き，プライバシーが保てるようにした．また，救急外来看護師から病棟看護師へAさんのこれまでの経過や外来看護師との関わりを伝え，病棟でも継続して関わってもらえるようにした．Aさんの体調が回復してきてからは，院内散歩を許可した．その際に，散歩に出かけるときには看護師に声をかけてほしいことや検温，食事の時間には部屋に戻っていてほしいことを約束事とした．また，22歳という年齢を考慮し，「○○ちゃん」という呼び方ではなく，「Aさん」「○○さん」と呼び，ひとりのおとなとして対等に向き合っていることを示した．そして，医師からの検査結果の説明などはAさんとご家族へは別に行い，Aさんの気持ちや1型糖尿病についての知識の確認を行った．退院時には病棟看護師から外来看護師へ情報伝達を行い，継続して関わっていけるようにした．

　退院後は，今回の入院から学んだことや日々の生活や療養行動についての話を聞きながら，大学卒業後の進路や小児専門病院であるため，今後の通院先をどうしていくかなど時期をみながら話を進めていった．その際，Aさんが成人の病院に望む条件を聞き，Aさんと医療者とで該当する病院を選定していった．
　今後就職するにあたり，社会人として役割を全うするためや今後の合併症予防のためにも自己管理がこれまで以上に必要なことを説明した．また，今後経験すると考える妊娠・出産について，計画妊娠の必要性や妊娠中・出産時の血糖コントロールの必要性についても説明した．
　小児慢性特定疾患の助成が切れてから毎月の医療費はAさんのアルバイト代とご家族からの援助で支払っているが，入院費用についてはご家族に支払ってもらったとのことだった．アルバイト代が少ないときは，医療費の支出は負担になるとのことだった．血糖コントロールが良好なため，通院は2か月ごとでもよいと医師から説明されたが「体調管理はきちんとしていたい」とのことで，毎月の通院を希望した．

3　ケアのポイント
(1) 子ども扱いをするのではなく，ひとりのおとなであることを意識して関わる．

（2）折をみながら就職や結婚時の周囲への病気の伝え方や計画妊娠の必要性，妊娠中・出産時の疾病のコントロールの必要性を伝えていく。

（3）今後予測される合併症やその予防について説明し，支援する。

（4）結果説明などは患者自身に行い，病気を自分自身のこととして受け止められるように支援する。

（5）プライバシーが保てるように配慮する。

（6）患者の気持ちを確認，尊重しながらケアを進めていく。

（7）新薬や診療報酬の改定などの新しい情報を提供し，患者にとってのメリット・デメリットを伝え，患者が選択できるようにする。

（8）患者が行っている療養行動を称賛し，自己管理を継続していけるように支援する。

（9）外来と病棟の看護師間で看護の継続をはかることができるように医師も交え合同カンファレンスを行う。

（10）小児慢性特定疾患の助成が切れた患者の医療費の支払い状況を確認し，経済的負担が大きい場合には，医師と通院間隔の調整を行う。

［春口　千賀子］

4 クリティカルパスを用いた関わり

　　クリティカルパスは，ケアの標準化，医療の質の向上と安全の確保，インフォームド・コンセントの充実が目的である。パスを活用することにより，外来受診から入院，退院までの期間，その後の外来に至る継続看護の一連の過程において，安全に配慮された一定の水準のケア提供ができる。外来の役割は，家族の入院に向けての準備と疾患・治療の理解を支援することであり，主体である子どもの年齢，発達段階，認知能力に合ったプレパレーションを取り入れた説明と同意（assent）を得ることで，一つひとつの体験に発達を促す看護介入をし，病棟に継続していくことである。子どもにとっては，クリティカルパスはその中のひとつの方法である。子どもや家族と情報を共有し，継続するうえでのパスの活用は，外来から子どもおよび家族に提示し，入院日数が短縮化された限られた時間を有効に活用するために，退院後の子どもの状態を家族がイメージできるよう，入院前から看護介入をしていくことが重要である。早期退院患者が増えてきたことによって，病棟と外来の連携はいっそう重要であり，退院後の子どもの安全な療養を支援していくためには，入院中の情報が一目でわかる機能がパスには求められている。

　　治療のエビデンスとコンセンサスが得られた疾患に，パスを外来から活用することには，以下のような利点がある。

（1）家族と協力して子どもが適切なタイミングで入院や治療を受け入れていく準備に役立つ。
（2）家族が退院後までの経過を予測でき，ケア参加が促しやすくなる。
（3）病棟との継続性のある統一した看護の提供と，責任とバリアンスを明確にし，入院から退院後までを外来・病棟が共に注意深く対応していくことができる。
（4）外来と病棟の連携に継続性をもたせることにより，無駄な待ち時間や検査・処置，説明や指導の重複を防げ，業務の煩雑さの整理と時間の短縮につながる。外来・病棟それぞれにチェック機能が働くことで，伝達や確認が円滑になり，リスクマネジメント効果が得られる。そして，子どもの個別性を考慮したケアの展開に発展し，家族と子どもの満足度の向上につながる。
（5）子どもや家族の早期退院による不安の軽減と在宅療養に対しての安全を保障する。

事例紹介：5歳，女児，右鼠径ヘルニア。
　現病歴：生来健康，右鼠径の腫脹に気がつき来院。日帰りの手術の日程で入院

予約をする。

外来での看護の実際：日帰り手術を受ける子どもの流れを図Ⅲ-1に示す。外来初診時に入院予約をし，鼠径ヘルニア用クリティカルパスを配布（**写真Ⅲ-1**）。術前検査日に医師，看護師からクリティカルパスを使用して入院・手術と退院後の生活について説明する。そして，検査や手術を初めて体験する子どもには，冊子「ココちゃんけんさをうけよう！」を家族と読み，術前検査の内容を知ってもらい，さらにスタンプラリーという遊びを取り入れて検査を受ける。入院については，実際の写真を使用したパンフレットを使用しながら入院から退院までの流れに沿って入院病棟，手術室の説明を行う。退院までのアウトカムが細かく設定されていることで，外来・入院・退院後それぞれの期間を通じて，継続してバリアンスに対して注意深く対応する。

ケアのポイント

（1）家族には，入院予約時，クリティカルパスを配布し，術前までの期間で，入院前から退院後までの経過を理解してもらう。術前検査までに自宅で家族から子どもに検査・手術について話をする機会をもつように説明する。

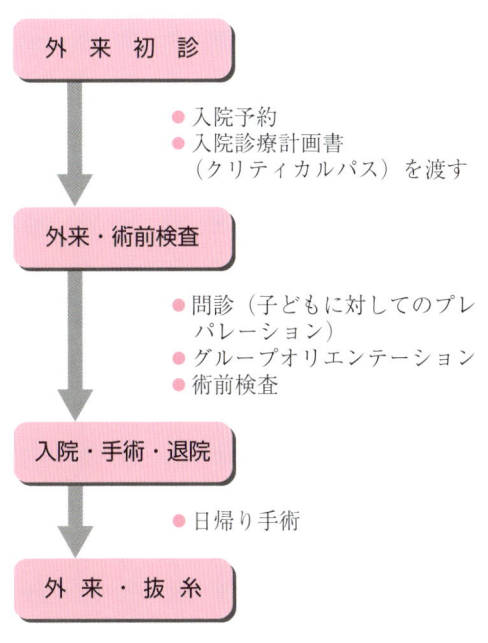

図Ⅲ-1 日帰り手術の流れ

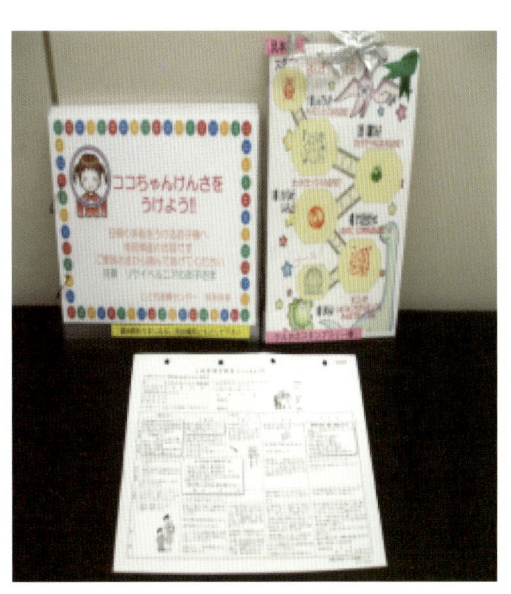

外来初診
- 入院予約
- 入院診療計画書（クリティカルパス）を渡す

外来・術前検査
- 問診（子どもに対してのプレパレーション）
- グループオリエンテーション
- 術前検査

入院・手術・退院
- 日帰り手術

外来・抜糸

写真Ⅲ-1 日帰り鼠径ヘルニア手術のクリティカルパスとプレパレーションツール

（2）術前検査時にパスの内容の確認を行い，家族の質問などに対応し，不安の軽減をはかり，その内容を記録に残し病棟に継続する。

（3）主体となる子どもに対しては，家族と協力して，入院前の検査や処置の一つひとつの体験が子どもの達成感や自己効力感につながるよう，子どもの年齢，発達段階，認知能力を考慮した方法を用いて説明と同意を得ながら支援を行う。

（4）それぞれの冊子は，実際の場所の写真を掲載しイメージしやすくし，子どもと家族が説明した内容をより具体化できるよう支援する。

（5）日帰り入院のため，退院後の生活をパス活用によって明確にし，退院後初回外来まで，家族が適切な対応がとれること，継続的にバリアンスに対して対応できるよう病棟と連携し支援する。

〔田中　奈々江〕

5 在宅療養指導

1992年の第二次医療法改定では，医療の担い手が「医師，歯科医師，薬剤師その他の医療従事者」であったのが，「医師，歯科医師，薬剤師，看護師その他の医療従事者」と変更され，看護師の役割が明確にされた。また，それまで医療の提供場所は，「病院，診療所などの医療提供施設」であったが，「医療を受ける者の居宅等」が加えられ［在宅医療］が明確に位置づけられたといえる。同じく第二次医療法改定で，「在宅療養指導管理料（表Ⅲ-1）」，「在宅療養指導料（表Ⅲ-2）」が新設された。それまで病院や診療所の外来での看護は，"診療の補助"が中心であった。しかし，これらの制度にも後押しされる形で，看護職が在宅における療養指導に携わるようになってきている。

「在宅療養指導管理料」は，在宅人工呼吸指導管理料，在宅自己注射指導管理料などの各条件を満たした患者を対象に算定され，全14種類ある。在宅療養指導管理料には，「当該指導管理が必要かつ適切であると医師が判断した患

表Ⅲ-1 在宅療養指導管理料

● 在宅自己注射指導管理料	● 在宅自己導尿指導管理料
● 在宅悪性腫瘍患者指導管理料	● 在宅酸素療法指導管理料
● 在宅自己腹膜灌流指導管理料	● 在宅人工呼吸指導管理料
● 在宅血液透析指導管理料	● 在宅持続陽圧呼吸療法指導管理料
● 在宅中心静脈栄養法指導管理料	● 在宅気管切開患者指導管理料
● 在宅成分栄養経管栄養法指導管理料	● 在宅自己疼痛管理指導管理料
● 在宅寝たきり患者処置指導管理料	● 在宅肺高血圧症指導管理料

表Ⅲ-2 在宅療養指導料（170点）

算定条件

① 在宅療養指導管理料を算定している患者または入院中の患者以外の患者であって，器具（人工肛門，人工膀胱，気管カニューレ，留置カテーテル，ドレーン等）を装着しており，その管理に配慮を要する患者に対して指導を行った場合に，初回の指導を行った月にあっては月2回に限り，その他の月にあっては月1回に限り算定する。
② 保健師または看護師が，個別に，30分以上，療養上の指導を行った場合に算定できるものであり，同時に複数の患者に行った場合や指導の時間が30分未満の場合には算定できない。なお，指導は患者のプライバシーが配慮されている専用の場所で行うことが必要であり，患家において行った場合には算定できない。
③ 療養の指導にあたる保健師または看護師は，訪問看護や外来診療の診療補助を兼ねることができる。
④ 医師は，診療録に保健師または看護師への指示事項を記載する。
⑤ 保健師または看護師は，患者ごとに療養指導記録を作成し，当該療養指導記録に指導の要点，指導実施時間を明記する。

者について，患者または患者の看護に当たるものに対して，当該医師が療養上必要な事項について適正な注意及び指導を行ったうえで，当該患者の医学管理を十分に行い，かつ在宅療養の方法，注意点，緊急時の措置に関する指導等を行い，併せて必要かつ十分な量の衛生材料または保険医療材料を支給した場合に算定する」と定められている。したがって，在宅療養指導管理料は，医師の指導管理と医療処置の必要な衛生材料を提供する診療報酬であり，多くの施設では，これらの医療処置を実施する患者・家族に対して医師の診療と必要な衛生材料の提供を行っている。

「在宅療養指導料」は，医師の指示に基づき，看護師または保健師が在宅療養上必要な指導を1回に30分以上個別に行った場合に算定できる。これは，在院日数が短縮化し，高度な医療処置が在宅で継続されることが急激に増加したなかで，医療処置が安全に自己管理できるように看護職が支援するシステムである。在宅療養指導料の算定の条件は，在宅療養指導管理料を算定している患者，もしくは人工肛門，気管カニューレ等の器具を装着しており，その管理に配慮を要するものがあてはまる。最近では，医療機関の看護師が指導を行う外来では，この在宅療養指導料の算定をめざすことが多い。

しかし，実際には在宅療養指導料が算定されない患者，家族に対しても同様の条件を満たした指導を実施している場合がある。例えば，疾病や障がいのある子どもに関する育児指導，哺乳障害に関する授乳指導などは，算定条件に当てはまらない。将来的には，このような小児看護特有の指導，相談に関して，外来看護師が積極的に関われるような診療報酬の見直しが期待される。

事例紹介：Aちゃん，7歳，女児。脳性麻痺，気管軟化症。

出生時より呼吸状態は不安定で，気管支炎や肺炎などを繰り返していた。6歳時に重篤な呼吸障害を生じ，気管切開術を受けた。

現病歴：Aちゃんは，術後3週間入院していた。入院期間中は，［気管内吸引］［気管カニューレ交換］［緊急時の対処］について指導を受けて退院している。

退院後は，耳鼻科外来の気管切開外来に定期的に通院している。

看護の実際：気管切開外来では，看護師が在宅での生活を家族から聴き取り，Aちゃんの状態から情報収集しアセスメントする。外来での課題を明らかにし，医師と共有し受診の際に診療の補助も実施したうえ，医療的な評価を行う。受診後は，看護師が家族と振り返り，課題が解決できたかを評価する。看護師は，専用の看護記録（**資料Ⅲ-1～2**：気管切開チャート）に必要事項を記載し，次回の外来受診の際に継続した看護実践が行えるように心掛ける。

- 診断名：

- 気管切開に至った経過：

- 気管切開した日：　　　　　　年　　　月　　　日（　　歳　　か月）
- 喉頭気管分離：　有り（　　　年　　月　　日）・　無し
- 気管カニューレ：種類（　　　　　　　）　サイズ（　　　　　　　　）

- 在宅医療　　□　在宅人工呼吸器　　機種名：　　　　　　　（　　　　　）
　　　　　　　　　　　　　　　　　　自発呼吸　　有　・　無
　　　　　　□　在宅酸素療法　　　機種名：　　　　　　　（　　　　　）
　　　　　　□　吸引器　　　　　　機種名：
　　　　　　□　経管栄養　　　　　チューブ種類：
　　　　　　□　その他　（　　　　　　　　　　　　　　　　　　　　）

- 家族構成

　　　　　　　　　父　　　　　母　　　　　　◆主な介護者：

　　　　　　　　　　　　　　　　　　　　　　◆家族支援者：

- 気管カニューレ　交換状況：
　　□　自宅　父・母・その他　が＿＿＿＿週間毎に　交換（訪問看護ステーションの同席　有・無）

　　□　センター　＿＿＿＿＿＿外来（　　　医師）で,＿＿＿週毎に＿＿＿＿＿が交換
　　　　　　　　　＿＿＿＿＿＿外来（　　　医師）で,＿＿＿週毎に＿＿＿＿＿が交換

- 診療材料　　　＿＿＿＿＿＿外来（　　　医師）で,＿＿＿毎にもらっている
　　　　　　　　＿＿＿＿＿＿外来（　　　医師）で,＿＿＿毎にもらっている
　　　　　　　　その他＿＿＿＿＿＿＿＿＿＿＿＿＿＿＿＿＿＿＿＿＿＿＿

　　　　　　　　　　　　　　　　　　　　　　　年　　月　　日　　サイン

資料Ⅲ-1　気管切開チャート

外来では,「在宅気管切開患者指導管理料」と「在宅療養指導料」を算定している。

<関係機関一覧>

関係機関	担当者名	連絡先	備考
連携医療機関			
訪問看護ステーション			
ヘルパー			
送迎ボランティア			
就園・就学・療育センター			

<緊急時の指導内容>　　　　　Dr から　　　　　へ説明（　　年　月）

＊カニューレ抜去時の対応：

＊呼吸・全身状態の悪化などの対応：

＊緊急の連絡先：

<治療方針・方向性など>

資料Ⅲ-2　気管切開チャート

ケアのポイント

在宅気管切開患者指導管理料に関して：耳鼻咽喉科の医師が診察をし，在宅療養に関する医学管理や指導を診察時に実施する．また，気管切開の医療処置に必要な衛生材料を病院から提供している．具体的には，気管内吸引に必要な吸引用カテーテル，気管カニューレを固定するバンドやガーゼ，気管カニューレに取り付ける人工鼻を1か月分提供している．

在宅療養指導料に関して：指導に関して，診療の補助を兼ねることもできるので診察時や，プライバシーが配慮された指導の部屋などで実施する．また，患者ごとに療養指導記録を作成し，指導の要点，指導実施時間を明記する必要がある．

（1）入院中に指導を受けている項目に関しても，改めて再確認する．
（2）家庭で実践するなかで困ったことがないか，生活の変化のなかでの工夫する点について，確認する．
（3）Aちゃんの成長発達のなかでのケアの変更点について確認し，専用の記録用紙に記載する．
（4）カンファレンス等を通して，外来スタッフの中で情報を共有する．

［萩原　綾子］

● 引用文献

1）看護学大辞典・第4版，メヂカルフレンド社，東京，2001，p.532.
2）勝田仁美：長期療養児のために必要な外来ケアの基本．小児看護，26(3)：323-326,2003.
3）武井修治，白水美保，佐藤ゆき，他：小児慢性疾患におけるキャリーオーバー患者の現状と対策．小児保健研究，66(5)：623,2007.

IV 地域連携と協働

　子どもたちが健やかに成長できるように支援していくうえでは，生活している地域において子どもに関わるすべての人々が協働することが必要である．医療機関だけでなく，訪問看護ステーション，市町村保健センターや学校・保育所，育児サークルなど，子どもたちに関わる人々が有機的に協働することで育児支援，学校での様々な問題，虐待へのより効果的な関わりが見いだせる．
　チーム医療を実践していくうえで必要なこととして，子どもや家族が見えること，情報を交換すること，他の専門職を知ること，子どもと家族の最善の利益を保証することがあげられている[1]．つまり地域における他機関それぞれの役割の違いを明確にし，お互いの専門性を理解しつつ，共通の目標を確認しながら，チーム医療を行っていくことが必要となる．

1 育児支援

　近年の少子化傾向とともに母親の育児不安や，地域社会の人間関係の希薄化により，育児支援の必要性はより重要なものになり，診療所などの医療機関においてもその役割を担うことを期待されるようになってきている．
　診療所における育児支援は，診療そのものが育児支援の一部であると金原ら[2]が述べているように，日々の診療や乳幼児健診のなかで育児不安や育児をしている過程での家族の困難感をキャッチすることも多い．風邪で受診した際に，「実は育児のことで相談したいのですが」と切り出されることもある．育児相談として，わざわざ受診するのは大変だが，このように風邪などの受診のついでとして相談できる点では，地域の診療所は親や家族に最も近いところにいるのかもしれない．
　育児不安ということばは，育児上の具体的な「疑問」や「相談」ということばと同じ意味で使われる場合と，無力感や疲労感，あるいは育児意欲の低下などの生理的現象を伴って，ある期間持続している情緒の状態のように，心の状態として定義されていることもある．育児不安の背景には，育児ということ自体が，常に行われなければならない特徴があり，共働き家庭が増えた今でもその主な責任がもっぱら母親に課せられることが多い．その他に母親自身が心配性であったり，核家族化や父親不在など母親を取り巻く環境も影響する．子ど

も側の要因として出生順位や子どもの年齢，低出生体重なども考えられる[3]。

「育児上の具体的な『疑問』や『相談』」の場合は，母親が抱く不安や疑問に耳を傾け，母親を認めたうえで，必要な情報を提供し，どのように判断していったらよいかを一緒に考えながら支援していくことが重要である。場合によっては，的確な情報や助言を与えてもらえる機関へつなぐことも必要となる。地域の診療所における人的資源には限界があり，常時，臨床心理士や栄養士が勤務している診療所は多くはないだろう。歯科に関する相談や栄養相談などは，市町村保健センターでの個別の歯科相談や栄養相談など，その地域の資源を十分に活用する。例えば，引っ越してきたばかりで家で子どもと2人の生活でつらそうな母親には，地域の育児サークルを紹介している。地域にある様々な機関からの支援を受けることで，親や家族は徐々に自分から必要な情報や支援が得られる機関を活用するようになり，育児上の不安を自らの力で解消する力をつけていく。

一方で，親が「無力感や疲労感，あるいは育児意欲の低下などの生理的現象を伴って，ある期間持続している情緒の状態」である場合には，適切な情報提供だけでは育児支援となりにくい。不安を解消するための情報提供を行っても，心理的な混乱のために育児が行えない，子どもがかわいく思えないなどの母親の心の不安定さがある[3]。対応の基本は，母親自身の思いに寄り添うことから始まるが，心理状態が不安定な場合には，精神科受診が必要になることもあり，虐待につながっていくことも視野に入れる必要がある。こうした場合には，1診療所のみで対応することは難しく，地域の様々な資源の活用が必要である。家族の状況に応じて育児サークルの紹介や保健センターの地区担当保健師へつなげる場合もある。

事例1は，診療所で慢性疾患として継続的に通院している子どもの母親からの相談である。事例2は，保健センターからの情報提供により関わりを始めた事例である。事例3は，診察中に母親の体調不良から育児への負担感を相談した母親である。事例1，2については，保健センター保健師や臨床心理士との連携を行い，事例3はまず診療所で支援を中心としたうえで，他機関と連携を検討した事例である。

事例1：2歳，4歳の姉妹をもつ母親の育児相談

最近，4歳の姉の様子が変であるとのことと，自分自身も上の子とうまく過ごせないのだが，どうしたらよいかという相談であった。2歳の妹は，食物ア

レルギーのために食事制限や定期的な受診もあり，母親自身がそのことを負担に感じているようであった．診察では，ゆっくりと母親からの話を聞いて，母親自身はなんとなく下の子どものことで余裕がなく，上の子どもへの対応が十分でないことも感じていた．話をするなかで母親自身の葛藤は整理されていったが，これからどうしたらよいのか，現在の子どもの反応は大丈夫かと不安も強かった．そのため，市町村保健センターで行われている臨床心理士と，保健師による育児ストレス相談を利用してはどうかと話した．心理士が子どもの反応や状況について，母親の状況と合わせて判断してもらえるので紹介した．母親の了解を得て市町村保健センターへ連絡し状況を伝えると，まず保健師が母親の話を聞いて子どもの様子を確認したうえで，育児ストレス相談へつなげることになった．その後，母親は姉とも落ち着いて関われるようになり，家庭のことも大変なときには夫や祖父母の助けを求めるようになった．

事例 2：生後 5 か月の乳児をもつ母親への育児支援
　　アレルギーが心配とのことで生後数か月のときに受診にきた母親である．子どもの顔に湿疹ができてから，アレルギーが心配でインターネットなどの様々な情報に振り回されており育児不安も強かった．診察時は，湿疹やアレルギーに関する病気への不安が強く，子どもの状態についての丁寧な説明と必要なケア方法について具体的に家庭でどう行うかの説明を行った．まだ，アレルギーかどうかの判断もつかないことや，根気よくやっていかないと症状が改善しないことを説明したが，母親自身はアレルギーかどうかの不安が強く，家庭でのスキンケアもひとりでは行えないと不全感が強かった．家族へ地域保健センターとの関わりを勧めたところ，集団健診の際に母親の様子が気になるとのことで，すでに地区担当の保健師が週 1 回の家庭訪問を行っていた．家族の了解を得て，保健センターと連携し，保健師とは，母親への関わりの方向性を確認しながら支援を行った．母親は，軽度のうつ状態になり，育児自体が十分にできないことも生じ，保育所への一時預かりなども利用し，子どもと家族のサポート体制を整えた．母親の体調は，徐々に回復し，今では育児を楽しめるようになってきている．アレルギーに関しての不安は，まだ続いているが，母親なりに情報を選び，相談することができるようになってきている．

事例 3：2 歳の子どもをもつ母親の育児支援
　　子どもの診察時に母親も体調不良があり，受診をした．母親は最近，動悸が

したり，体がだるくなることがあるとの訴えであった。風邪症状もあったので，診察により与薬を行い様子をみることになった。動悸に関する問診をしていると「子どもとの時間がつらい。多動でなかなか言うことを聞かない。甘やかしてはいけないと思い，子どもに厳しくするが，そうした対応を周囲の者にいろいろと言われ悩んでいる。」ということであった。周囲の同年齢の子どもの母親には，「大変な子ども」と言われ，赤ちゃん相談に電話した。電話相談では，「あなたの育て方が悪い」と言われてショックを受けたことも話した。診察では，この年齢でこの行動や反応は自然だということを医師や看護師から伝えた。診察後は，子どもが待合室で遊ぶのをみながら，これまでのことを一つひとつ聴いていった。そのうえで，子どもの遊ぶ様子や他の子どもとの関わりの様子，母親との距離とこちらからの声かけへの反応などから，本人の発達の状況を説明していった。母親は，今までの育児がいけなかったと言われ，かなり混乱していたので，これまでの育児を子どもの反応や行動から肯定できるものと説明していった。母親のストレスは高かったが，赤ちゃん相談で子どもの状況もわからず，否定されたことや同じ年代の子どもをもつ母親に不安をあおられた感覚があった。母親の希望もあり，まずは診療所を受診するときにフォローすることとし，他機関との連携は時間をおいてから検討することにして，母親には，受診時以外でも来院してよいことを話した。

　育児支援をしていくなかでより専門的に子どもの状況を判断したり，母親の話を聞いたりするうえで市町村保健センターや療育センターとの連携が必要になる。家族自身が困っている場合には，家族に対して他の機関への情報提供の了解を得て，必要となる機関に連絡し相談に行ってもらうこともある。特に心理的な問題や発達に関する問題の場合は，そうした機関を紹介するだけではなかなか行きにくく利用しないことも多いので，担当となる保健師への連絡を看護サイドで行うことでよりスムーズに連携が行える。

　診療所だけでの育児支援では，対象によっては限界がある。保健師により家庭訪問を通して家族全体の状況を確認するなどの関わりが必要な場合もある。一方で，診療所では母親が必要とする情報を母親が判断して使える形で提供し，氾濫する情報をその子どもに合わせて選び，一緒に整理することで子どものことが理解できるようになる。その場や職種ごとの専門性を活かして連携し，支援を行うことが必要である。

　育児不安は，これまで述べたように様々な要因が絡み合ってその状況を生み

出している。そのため，支援のあり方は，こうでなければとか，こうしたほうがベストという方法はない。必ずしも，多くの機関と連携することがよい場合ばかりでもない。母親や家族の状況，サポート資源，地域特性にもよるうえ，どの機関から，どういう時期に関わり始めたかにも関係する。

　育児支援の究極の目的は，最終的には家族が自信をもって子育てできるようにサポートを行うことである。診療所や外来では，日々の関わりの一つひとつが育児支援につながっていることを意識し，母親の思いを様々な面から考えてその個別性に配慮し，対応することが必要とされている。さらに，その個別性ゆえに1医療機関のみで対応する限界を知り，チームとして市町村保健センターや育児サークルなど他機関の役割や強みを理解し，支援のタイミングを逃さないように関わり，連携をとることが重要である。

〔石井　由美，関　京子〕

2 保育所や学校との連携

　地域で生活する子どもたちにとって，学校や幼稚園，保育所は，家庭とともに重要な生活の場である。しかし，共働き家庭の増加による集団保育の低年齢化や感染症への対応，アレルギー性疾患など慢性疾患の子どもたちへの対応，育児に悩む保護者への対応など，保育所や幼稚園でも医療機関との連携が不可欠な状況にきている。また，学校においても同様に，アレルギー性疾患など慢性疾患の子どもへの対応や複雑化する子どもたちの身体やこころの問題への対応に医療機関との関わりを求めている[4]。こうしたなかで地域の診療所として，子どもたちの生活の場である学校や幼稚園，保育所との連携は重要な時期にきている。現在の診療所での学校，幼稚園や保育所との連携として，流行性疾患への対策，気になる子どもたちへの地域支援，慢性疾患の子どもたちへの支援について述べる。

1　感染症対策

　保育所や学校との連携で，現在でも多く行われているものとしては流行性疾患情報の共有である。

　診療所での流行性疾患の発生状況を伝え，保育所や学校の欠席状況を報告してもらうことにより情報を共有することが可能である。流行性疾患への対応として，年少児を抱える保育所や幼稚園などは常に嘱託医の迅速な対応を望んでいるが，日常診療の多忙さによりなかなか相談しづらいという声もある[5]。麻疹やインフルエンザなど地域の流行情報を共有し，受診する子どもの親だけでなく幼稚園や保育所に対して感染を拡大させないための適切なアドバイスを行うことにより，地域のなかでの感染の拡大を食い止めることは，子どもたちのよりよい生活の場を保証していくうえで重要である。また，診療において地域での流行状況は，本人からの症状とともに重要な情報となる。

　一方で感染症対策として，日頃から地域の予防接種率をあげることは，重要な活動であり，診療のなかだけでなく，幼稚園や保育所の健診の場が活用できる。保育所においても予防接種勧奨は集団での保健活動として重要とされている。保育所での定期健診後は，保育所看護師の関わりにより「予防接種を勧められたが，かかりつけ医に相談するように言われた。何から接種したらいいか……」と家族が診療所に相談に訪れる。地域の診療所では，子どもの住む地域の疾患の流行状況やその子どもと家族の状況に応じた予防接種計画を立てる

ことも可能である．保育所などでは，両親が忙しくなかなか予防接種を受けに行けないといった家族もいるため，その家族の生活に合わせた計画が必要とされる．

2 気になる子どもたちの地域支援

　学校や保育所における健診では，日頃診療所に通ってくる子どもたちの日常の様子が見えることで，子どもたちの問題が見えてくることもある．保育所や学校側は，気になっている児童のことやアレルギー性疾患などの児童に関する学校生活上の配慮など，嘱託医や学校医に気軽に相談できるようになってほしいと望んでおり，医療機関との関わりは様々な面で行いたいと考えている[5]．健診などで学校や保育所を訪問したときにこうした相談を受けることも多い．「保育所で子どもの様子が気になるから発達について専門の機関でみてもらってはどうか」と言われた家族が診療所に来院した．日々の診療のなかでは，特別落ち着きがないということもなく，経過観察でよいと考えられたが，毎日見ている保育所からの助言とのことで母親に了解を得て，定期健診の際に保育所職員とその子どもに関する話し合いをもった．保育所では，入所時はなかなかなじめなかったが，最近では落ち着いて過ごせるようになってきているとのことだった．しかし，母親自身が兄に軽度発達障害があるかもしれないと言われた経験があり，妹の様子をかなり気にしていた．保育所側からも母親の不安を解消するためにも専門の機関でみてもらうこともよいかもしれないと，家族の意向に任せていこうと方針を確認した．専門の機関を受診した後は特に，現時点での問題はないと言われて母親も安心していた．この事例において，一方向からだけでみているとおのおのの関わりの意図がわかりにくかったが，健診後のほんの数分間の話で関わりの方向性が確認でき，連携して支援が行えた．特にこうした気になる子どもは，なかなか捉えにくく，様々な方向からの見方が統合されることで子どもの問題が見えてくることも多い．こうした面での連携も子どもを理解するうえで重要である．

3 慢性疾患の子どもたちの集団生活への支援

　慢性疾患の子どもたちが学校生活を送るうえでは，様々な問題が生じることもある．アレルギー疾患をもつ親の9割が学校生活上不安なことがあるとし，養護教諭も慢性疾患の子どもに対する対応に苦慮しているというアンケートもある[6][7]．このように疾病のある子どもたちが，集団生活を送るうえで必要と

なる支援について相談にのることも地域の診療所と保育所や学校との連携として重要な部分である。

事例紹介：小学校入学後，喘息発作が多い子ども

　小学校に入学した喘息の子どもを理解してもらうために，病気の説明や発作時の対処方法，日常生活上の必要とされる配慮点などがまとめられたパンフレットを活用した。母親により，養護教諭のほうへ出向き，パンフレットを渡したうえで今の子どもの状態や発作時の対処方法など話をしてきた。母親の反応では，「子どもの状況についてなかなか理解してもらうのは難しい。かえって構えられてしまうようだ」とのことであった。担任教師にも子どもの様子を理解してもらうことが難しく，本人がつらいと申し出てもなかなか理解してもらえないことが続いた。小1ではまだ自分の状態を他者にうまく伝えることが難しく，無理してしまうこともあった。そのため，小学校の養護教諭には，医療機関より直接的に子どもの現在の状態について，また担任に対しては，子どもが訴えてきたときの対処方法について具体的に説明を行った。訪問しての関わりが難しかったため，文書で行い，その後，養護教諭と担任に医療機関に来院してもらって説明を行った。子ども自身も症状があるときに担任へ伝えたり，友人に伝えたりすることができるようになり，学校の中での体調管理もできるようになってきた。

　慢性疾患の子どもへの支援として，学校での生活を円滑にするために養護教諭や教員，医療機関との連携の必要性はすでに指摘されている。しかし，実際には親を介した情報交換が多く，両者ともに子どもに関わるなかで困難を感じていることも多い。この事例では，母親が理解を求めるように学校への働きかけを行ったが，子どもの生活に必要な配慮がうまく伝わらなかった。アレルギー性疾患のある子どもの親を対象にした調査でも医療機関に期待することとして，学校への直接的な関わりを求めている[6) 7)]。

　学校との連携を考えるうえでは，お互いの場の難しさや強みを理解する必要がある。医療の場では，個という視点から子どもをみていく，その子にとって生活がより良いものになるように支援を考える。一方で学校という場では，個を大事にしつつも集団の中の個としての生活の支援を考える。集団の中での子どもとして捉え直し，その子にとって必要な支援を検討することが求められる。こうした場による価値観の違いを認識し，お互いを尊重した連携が必要である。そのためにも医療者が子どもたちの生活している場への理解を深めていく必要

があるだろう。

4　学校や保育所とのこれからの連携のあり方

　　学校や保育所と医療との接点はまだまだわずかなものである。子どもたちの大事な生活の場でありながら，実際の子どもたちやそのなかで子どもたちに関わる他職種の活動が十分に理解できていたとは言い難い。これまでにも慢性疾患の子どもの学校生活の支援では，学校などと医療との連携の必要性が言われてきた。学校や保育所などでも子どもたちの支援をしていくうえで相談したいことがあるが，医療の場とどう交流してよいかわからず相談できずにいることも多い。お互いの場の遠慮が壁を作ってきたと考えられる。しかし，少しずつ地域の診療所が学校や保育所，幼稚園での活動を増やしてきている。学校医や嘱託医の役割の見直しが始まり，保育所での読み聞かせや健康教育などの画期的な活動も報告されるようになってきている[8]。

　　看護としても地域のプライマリ・ケアを担う医療職として様々な機会を活用して，学校や保育所，幼稚園という場の理解を深めていく必要がある。そして今後は，保育所看護師や養護教諭の活動やその強みを理解したうえで，集団生活の場との連携を行いながら子どもたちの生活を支援していくという役割も求められていくだろう。

〔石井　由美，関　京子〕

3 訪問看護

　近年の高度医療の進歩により，様々な障害がありながら地域で生活する子どもたちが増えてきている。しかし，高齢者を中心とした在宅医療が徐々に整備されつつあるなかで，小児の在宅医療は地域の中ではまだ特殊なものという捉え方が強い。子どもの長期入院が成長発達へ及ぼす影響や親やきょうだいを含めた家族への影響などから考えても，今後さらに小児の在宅医療は積極的に推進される必要がある。こうした子どもたちは，小児専門病院や大学病院等の中核的な病院から家族が生活する地域へ戻る。そして，家族との生活のなかに医療行為を取り入れていかなければならない困難を抱えているのである。

　訪問看護ステーションにおいて小児への訪問を意欲的に取り組んでいこうとしている施設が増えてきている。しかし，訪問件数も少なく，小児看護の経験者が少ないことが小児在宅医療を難しくしている。そのなかで地域の診療所が子どもたちの在宅療養を支援する中心的な存在として役割を発揮することが望まれている。

　おとなと比較すると小児の在宅医療制度は煩雑である。乳幼児医療費，育成医療費の一部負担や小児慢性特定疾患治療研究事業の指定と援助など様々な制度がある。さらに市町村によってその対象年齢も異なっている。障がい者の福祉は，自立支援制度の利用を含め市町村が中心であるため地域格差も大きい。当地区（千葉県南部）でも小児の在宅医療に対する体制はまったくないのが実情である。しかし，今回，患者家族から希望があり，当院で訪問看護を初めて実施した。以下，その事例を紹介する。

1　事例紹介

　患児は，脳動静脈奇形の15歳男児（**写真Ⅳ-1**）で特別支援学校に在学中。3人きょうだいの第2子。両親，兄と弟，祖父母との7人家族。両親は共働き，祖母は脳梗塞の後遺症のため介護が必要である。両親の不在中は祖父が児と祖母の介護を行っていた。

　6歳頃よりけいれん発作があり，小児専門病院で脳動静脈奇形と診断される。奇形部分が脳幹部に近いため手術適応とならなかった。その後，けいれん重積になるたびに症状が進行。普通小学校に入学したが，歩行や坐位の困難，嚥下機能の低下も認められ，養護学校に編入になった。その後，肺炎をきっかけに状態が進行したため，吸入や吸引，経管栄養の回数が増えるなど，家庭で生活

するうえで必要な医療処置などのケアが増加した。このため，母親の就業の継続が困難になることが予想できたため，家族および小児専門病院より当院へ訪問看護の依頼があった。

　退院前に関係する諸機関が集まって2回のカンファレンスをもち，当院は適宜の往診と週2回の定期的な訪問看護の計画を立てた。その後，市の福祉課・特別支援学校・ヘルパー事業所とのカンファレンスをもち，情報交換や支援の方向性を確認した。現在は，肺炎により短期の入院をすることもあるが，比較的安定した生活が送れ，午前中に特別支援学校に通学している。

2　訪問看護の問題点
(1) 訪問看護師の確保

　　小児医療の経験のある看護師が確保できないことが大きな問題である。この事例でも同様であったが，家族を支えることを目標に診療所の小児医療の経験のある看護師が適宜，相談できる体制を整えたうえで訪問看護を実施した。訪問する看護師に小児医療の経験がなくても，小児科の医師や小児医療の経験がある看護師のサポート体制が存在することで訪問看護が可能となった。

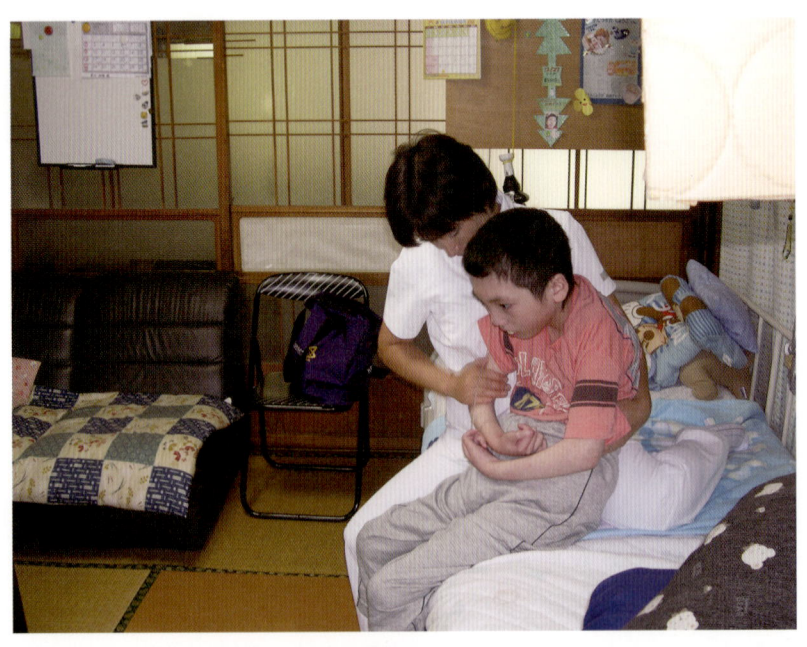

写真Ⅳ-1

（2）関連する地域の援助機関との連携〔エコマップ（図Ⅳ-1）を参照〕

　現在は小児に対して介護保険制度の利用が制限されることがある。障がい者には自立支援法によりヘルパーの利用や訪問入浴の利用が可能であるが，小児であることや医療処置のある子どものケアが必要な場合には，契約をする介護関係の事業所がみつからないことがある。教育の場も，障がい児にとっては日常的な処置である吸引や経管栄養などの医療処置が実施されるため制限されることがある。

　障がい児の場合は，ケアマネジャーがいないため，地域の中で中心となって調整する者が存在しないために，今回の事例では地域診療所が中心となり，市の福祉課と患児を支援できる介護事業所や特別支援学校との関係者会議をもち，患児の医療的な情報や訪問看護の計画を行った。このような会議をすることで，地域に患児を支援できる機関があるか，どのように利用するかを家族と考えていくことができた。

　関係機関に患者の医療的な情報や訪問看護の計画をわかりやすく提供するなど，地域の援助機関と連携をとることで各施設とも患児の受け入れがスムーズになり，生活環境が安定すると考えられた。

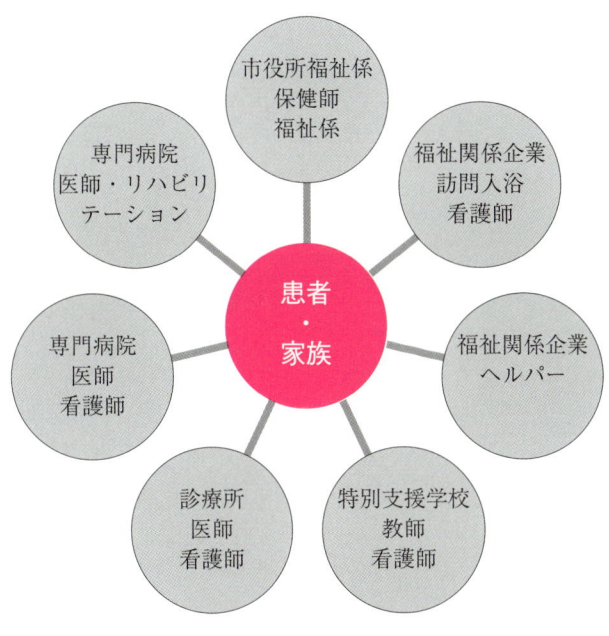

図Ⅳ-1　地域の援助機関のエコマップ

(3) 家族との連携

　　両親は患者に対する医療処置のケアに熟知し手技に問題はなかった。しかし，経管栄養の量・時間の変更や吸入など，患者の状態の変化に合わせて変更することは，難しい様子であった。家族と相談しながら，家での生活に合わせて吸入・吸引や経管栄養の量・時間の変更などを行い，家族が主体的に療育生活を送れるように連携することが自宅での生活を継続していくうえで重要である。

3　まとめ

　　実際に訪問看護を行うにあたり，市の福祉課や特別支援学校など，患児・家族を取り巻くエコマップを参照にカンファレンスをもつことにより種々の制度の活用ができ，各施設とも重症な障がいのある子どもを受け入れる不安を軽減し，制度の活用にも有効であった。障がいがあって自宅で生活する小児の増加に伴って，小児医療に関わる者として地域の中での在宅小児医療のシステムを整備するうえで，子どもを専門とする地域の診療所の役割の拡大が今後期待されている。

〔関　京子，石井　由美〕

4 虐待事例への関わり

　　親などの保護者からの虐待という行為は，子どもの成長や発達に様々な否定的影響を与える。

　　2000年に制定された児童虐待防止法は，日本の児童虐待に大きな変革を迫るものとなった。この法律の制定により，児童虐待への初期対応に関しては，格段の進歩を示すようになった[9]。法の改正に伴い社会全体に児童虐待の定義が示され，援助の方法が示唆されている。医療機関では虐待に対して予防・早期発見とその事例に対して適切な対応が求められている。さらに，児童相談所・市町村の児童福祉担当課に通告の義務さえある。

　　市町村や大きな医療機関では，虐待のマニュアルが整備されつつあるが，虐待の援助の現場では通告のタイミング，方法さえ十分なコンセンサスが得られていないのが現状である。そのため，筆者が経験した事例のいくつかを提示し，筆者が心掛けている医療現場での対応について述べることにする。

1　みつけられない看護師・みつけたくない看護師

　　一般の小児科外来ではネグレクトや軽い虐待の事例に出会うことが多い。何らかの疾病を原因とする身体的疾患で受診の際に少し気になる患児たちである。

　　子どもが多動気味であったり，母親がよく子どもを叱っていたり，時には手を上げていることもあるなど，ちょっと気になる親子は，すべてが虐待や育児過誤の親子というわけではない。しかし，どこからが虐待か？　ネグレクトか？と線引きができないうえ，そのまま様子をみると虐待の重症度が増すため，気になる親子には，医療とともにケアも必要であるという観点で目を向ける必要がある。外来での看護業務に忙殺され，気になる家族をみつけられない，対応のマニュアルがないので関わらないことが，子どもの不利益につながっていく。

　　事例1，2のように気になる親子を地域の保健師に連絡すると思わぬ情報を得られることが多い。養育過誤のような事例であれば，家族も他者との関係がうまくとれないことが多いので，看護師から声をかけることだけで信頼関係が結ばれていくことを実感できる。育児技術の指導をことばだけで行っても役に立たないことが多く，親子を支持的に支え気長に親子の成長を見守りつつ，気にかけ手をかけることが大切だと感じる。

2　他機関との連携

　　事例3，4，5は，小児専門病院での事例である。小児専門病院や地域医療支援病院，一般病院では，命に関わるような身体的虐待を受けて入院してくる子どもやNICUに入室して早期の家族分離を経験する。障がいがあり，かつ慢性的な疾患のある子どもなど虐待のハイリスクの子どもたちが多い。そのため，虐待の予防や虐待を疑うような事例に対する対応マニュアルをもうけ，他の機関とスムーズに連携できるように虐待防止委員会を設置している施設も増えてきている。しかし，現実には虐待通告をしても関係機関の対応が悪かったり，その後の関係者会議が煩雑であったり，家族との関係悪化を恐れて，「虐待の疑い」と通告したり家族に伝えることをためらう傾向がある。

　　児童相談所，市町村の児童福祉課に虐待の通報（相談）を行うことで虐待をする親にとっても，虐待を受ける子どもにとっても，それが援助の始まりとなる。そのため，虐待を少しでも疑ったら，虐待の通報（相談）を行うことが重要である。

　　通告のときは，医療者は警察でも児童相談所の職員でもないので「虐待である」と判断をする必要はない。誰がどのように虐待したかを明らかにする必要もない。

　　子どもの治療のために事故や受傷機転の情報を詳細に聞くことはもちろん，傷や皮膚のあざを写真に残すなど，事実を残しておくことは重要である。少しでも不自然な事故や状況は，具体的に記録しておくだけでよい。また，通告が間違ったとしても何の問題もない。児童相談所の通告は家族に伝える必要もなければ，通告者の氏名を名乗る必要もない。電話で児童相談所に連絡するだけでよい。

　　経験からいえば，入院し子どもの安全がはかられていれば，家族に児童相談所に連絡する必要性を伝えたほうが医療者との関係がうまくいく場合が多い。親の側も援助を必要としている存在であることを理解し，親への支援も合わせて検討していく必要がある。

事例1：3歳男児　養育過誤

　　嘔吐・下痢で診療所受診。整腸薬・吐き気止めを処方。経口補液を指導し帰宅させた。10代の母親で育児能力の不足が見受けられたため，翌日に電話連絡を行った。

　　連絡がとれないため，担当保健師に連絡し家庭に訪問を依頼した。保健師か

ら,「保育園に登園している,元気がなく水分も摂らない様子なので受診を働きかけた。」と連絡があり,午後には来院し,点滴を実施した。

　この親子は,若年妊娠で母子家庭であり保健師が関わっていた事例であったため,保健師とスムーズな連携がなされた。その後も母親は何かあると受診の必要性を確認してくるようになった。

事例2:3歳男児　養育過誤

　保健師が「近隣からよく怒鳴り声が聞こえてきて心配」と相談を受け,家庭訪問を行った。家庭内は乱雑で養育環境には不適な状態であり,子どもを保育所に預けさせたいが母親が同意しないと保健師より相談があった。診療所受診時の母親は,子どもに対し粗雑な言動がみられ,子どもも多動気味であった。胃腸炎での点滴中に母親の育児疲れをねぎらいながら,保育所の入所を勧めた。子育ての大変さに共感し,育児負担の軽減について話ができ,保育所入所となった。

事例3:2か月女児　硬膜外血腫

　頻回の嘔吐を主訴に近医の小児科より精査目的で小児外科に紹介された。上部消化管造影を行い,問題がないために少量頻回哺乳と上体の挙上を指導し,帰宅となった。その1週間後にけいれんで緊急来院。CTで新旧の脳挫傷と硬膜下血腫があり手術となった。

　児童相談所に虐待の疑いで通告し,10代で若く未熟な両親に対しても,虐待を疑って通告すると伝えた。

　両親と児童相談所との面談で,子どもはすんなりと乳児院の入所ができた。

事例4:4歳男児　熱傷

　Ⅱ・Ⅲ度40％の熱傷で救急搬送。本人が風呂場で遊んでいるときにシャワーが熱湯になっていた。

　受傷の様子と傷の状態が不一致であること,面会中の母子関係が疎遠なことがあり,児童相談所に通告。母親は,虐待に対しては強く否定した。そのため,保育所に入所,保健師・児童相談所の訪問を条件に在宅で経過観察となった。

　母親と姉の3人家族。母親は児だけを養育拒否している様子であった。保育所や学校の長期の休暇中は,保健師が児の様子を確認するために訪問した時期もあった。母親の了解がとれず家族分離ができなかったが,子どもの成長もあ

り児童相談所の時折の観察となった。

事例5：8か月男児　体重増加不良　養育過誤
　　　近医の小児科より体重増加不良で紹介された。体重は7.1 kg，母親の母乳が出なくなった頃から体重増加不良であった。経済的な問題でミルクが十分に購入できないために薄めたミルクを調乳していたなど，両親の生活能力不足が明らかになり，児童相談所・町の福祉課・保健師と調整会議を行った。保健師を中心に，離乳食指導として自宅で母親に調理実習を行い，家族全体に対してきめ細かに支援が行われた。病院受診の際は，ミルクや離乳食のサンプルを渡すこともあった。町の福祉課職員も生活保護など経済的支援を積極的に行った。

3　地域全体の支援力を高めること

　　　虐待者の調整連絡会議を経験すると地域の保健師や保育士の力量を知ることになる。地域と連携することで，保健師や保育所の実践的な家族支援の力を知ることになり，個々の事例の支援方法の確認だけでなく，様々な支援方法の可能性についても学べる場になる。おのおのが違う場にいることで目標の共有や情報交換がしにくい面があるが，顔と顔を合わせる会議が多くなると，それぞれの専門性や強み，関わりの範囲が明確になり，電話相談だけでも事例への関わりを依頼することが可能になる。どこに援助を求めて連絡をするべきかもはっきりとし，自分の診療所や外来の役割，実施できる支援も明確になる。
　　　事例を大切に，お互いの専門性を尊重しつつ，地域で連携するシステムを作ることで，地域全体の支援力を高めることになる。

〔関　京子，石井　由美〕

●引用文献
1) 飯村直子：子どもと家族を支援するチーム医療．筒井真優美・編，小児看護における技―子どもと家族の最善の利益は守られていますか，南江堂，東京，2003，pp.225-236．
2) 金原洋治，野澤正子，友田尋子，他：座談会／『育児子育てのなかでの家族支援』に求められるもの．現代のエスプリ，479：10-35，2007．
3) 吉永陽一郎：子育てのそばにいる人はだれ？　育児支援の明日のために，メディカ出版，大阪，2004，pp.78-102．
4) 中村幸義：園・学校との連携．小児内科，38(4)：717-720，2006．
5) 落合仁：Q8　いま園医に期待されていること．小児内科，38(3)：509，2006．
6) 宮島環，能條則子，高西和子，他：アレルギー疾患の子どもをもつ親の学校生活に対する実態調査，日本小児難治喘息・アレルギー疾患学会誌，5(2)：133，2007．
7) 伊藤龍子，及川郁子，加藤忠明，他：小児慢性特定疾患患者の療養環境の現状と今後の課題．小学校，中学校，高等学校の養護教諭の面接調査．平成15年度厚生労働科学研究難治性疾患克服研究

事業，2004，pp.31-44.
8）岩田祥吾，谷村聡，岡空輝夫，他・編著：学校医は学校へ行こう！，医歯薬出版，東京，2006，pp.194-199.
9）杉山登志郎：子ども虐待は，いま．そだちの科学，2：2-9，2004．

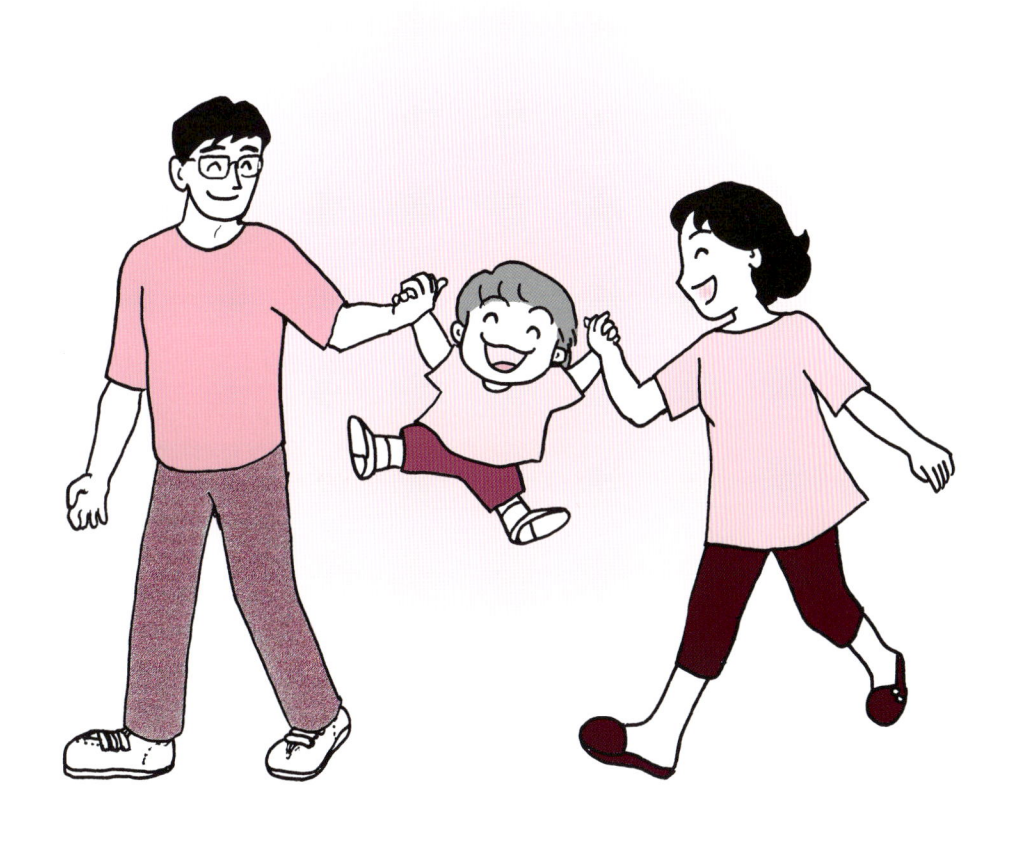

参考文献

1) 田中滋，二木立：保健・医療提供制度，勁草書房，東京，2006．
2) エリザベスT.アンダーソン，ジュデイス・マクファーレイン・編，金川克子，早川和生・監訳：コミュニティアズパートナー 地域看護学の理論と実際，医学書院，東京，2002．
3) 尾出真理子：小児専門病院外来における看護管理の実際・留意点．小児看護，30(8)：1108-1113，2007．
4) 飯野英親，他：特集／小児看護に求められる看護管理．小児看護，30(8)，2007．
5) 吉村仁志：WM臨床研修サバイバルガイド小児科，メディカル・サイエンス・インターナショナル，東京，2005．
6) 東京都医療社会事業協会：女性のためのソーシャルサポートハンドブック，新樹会創造印刷，東京，2001．
7) 勝田仁美：小児外来における看護技術．片田範子・監，実践看護技術学習支援テキスト(小児看護学)，第1版，日本看護協会出版会，東京，2005，pp.123-135．
8) 花房妙子：患児・家族との信頼関係の確立とフォローアップ．小児看護，18(1)：43-48，1995．
9) 広瀬幸美：外来受診時の患児・家族の不安に対する援助．小児看護，18(1)：62-65，1995．
10) 中川康子：小児科外来でのコミュニケーションと観察．こどもケア，2(4)：27-31，2007．
11) 塚本恵美子：診察時の介助と観察のポイント．小児看護，18(1)：53-56，1995．
12) 細田晃子：小児病院(小児泌尿器科)の看護．Urological Nursing，8(10)：929-933，2003．
13) 吉原いづみ，久米ひさ子，山田まち子：小児眼科外来における看護師の役割．眼科ケア，6(12)：1178-1183，2004．
14) 小野秋生，小島亮子，森川純代：外来通院している子どもに対するケアのポイント．小児看護，25(13)：1757-1760，2002．
15) 川城信子：こどもの耳鼻咽喉科疾患とその検査法．小児看護，22(13)：1654-1660，1999．
16) 宮崎和子・監，桑野タイ子・編：看護観察のキーポイントシリーズ；改訂版小児Ⅱ，中央法規出版，東京，2000．
17) 及川郁子：プレパレーション，日本小児看護学会・監・編，小児看護事典，第1版，へるす出版，東京，2007，p.735．
18) 田代弘子：プレパレーション実施のポイント．及川郁子，田代弘子・編，病気の子どもへのプレパレーション，第1版，中央法規出版，東京，2007，pp.10-17．
19) 及川郁子：プレパレーションとは．及川郁子，田代弘子・編，病気の子どもへのプレパレーション，第1版，中央法規出版，東京，2007，pp.2-9．
20) 楢木野裕美，鈴木敦子，片田範子，他：検査・処置を終えた子どもの思いに関する研究．研究代表者・蝦名美智子，平成9，10，11年度科学研究費補助金研究報告書「検査・処置を受ける子どもへのインフォームドコンセント；看護の実態とケアモデルの構築」，2000，pp.51-58．
21) 田中恭子：認知発達と病気の理解；プレパレーションとは．田中恭子・編，プレパレーションガイドブック，第1版，日総研，名古屋，2006，pp.31-35．
22) 田中恭子：プレパレーションのガイドラインと年齢別アプローチ方法．田中恭子・編，プレパレーションガイドブック，第1版，日総研，名古屋，2006，pp.66-73．
23) 二宮啓子：検査や処置，手術を受ける子どもの反応とプリパレーション．片田範子・監，実践看護技術学習支援テキスト(小児看護学)，第1版，日本看護協会出版会，東京，2005，pp.136-139．
24) 植木恵子，高橋佐智子，田代弘子：外来検査で必要な睡眠導入への援助，第32回日本看護学会集録(小児看護)，2001，pp.177-178．
25) JAPAN DRUGS編集委員会・編：JAPAN DRUGS(2003〜2004)日本医薬品総覧，メディカルレビュー社，東京，2003，p.1123．

26) 藤田和俊, 相田典子, 藤井裕太, 他：小児画像診断における鎮静；本邦での現状と問題点〈続報〉. 小児科医, 小児外科医へのアンケート結果から. 日本小児放射線学会雑誌, 23(1)：25-32, 2007.
27) 横田素美：発熱. こどもケア, 1(0)：60-67, 2006.
28) 田中大平：頭痛・痙攣. こどもケア, 1(0)：21-31, 2006.
29) 神奈川県看護協会：小児救急看護を通した家庭看護支援事業報告書, 2005.
30) 藤本保：ペリネイタル・ビジットから「ヘルシースタートおおいた」. 日医雑誌, 137 (6)：1232-1233, 2008.
31) 藤本保：産科・小児科医療機関と行政の連携「ペリネイタル・ビジット」. 保健師ジャーナル, 63 (1)：22-27, 2007.
32) 赤ちゃんの定期健診＆予防接種あんしんBOOK（小児看護学1）, 大分市乳児健診マニュアル, 2006.
33) 大橋均・編：小児のくすりと服薬管理, 南山堂, 東京, 2004.
34) 松下竹次・監, 駒松仁子・編：キャリーオーバーと成育医療；小児慢性疾患患者の日常生活向上のために, へるす出版, 東京, 2008.

●索引

●和文●

あ

愛着形成 …………………… 173
アセスメント ………………… 21
遊び ………………………… 67, 110
遊び方 ……………………… 110
遊びの種類 ………………… 110
アドボケーター …………… 67
アメニティ ………………… 72, 110
安全感 ……………………… 133
安全対策 …………………… 118
安全なシステム …………… 80
アンダー・トリアージ …… 142
育児支援 …………………… 67, 236
育児情報 …………………… 164
育児ストレス相談 ………… 238
意見表明権 ………………… 22
一類疾病 …………………… 32
1歳6か月健診 …………… 182
一般病院 …………………… 8, 27
医療安全管理体制 ………… 85
医療事故 …………………… 86
医療従事者 ………………… 63
医療処置のある子どものケア … 221
医療評価 …………………… 23
医療法 ……………………… 2, 10, 63
インシデントレポート …… 85

インフォームド・アセント … 27, 58
インフォームド・コンセント
　………………… 27, 58, 93, 228
インフルエンザワクチン … 207
エコマップ ………………… 247, 248
園医 ………………………… 37
嘔吐 ………………………… 163
オーバー・トリアージ …… 142
オープンクエスチョン …… 153
お薬手帳 …………………… 68, 187, 188
オタワ憲章 ………………… 18
親の心理的特徴 …………… 57

か

介護事業所 ………………… 247
外来看護実習 ……………… 117
外来看護の特徴 …………… 25
外来実習 …………………… 117
外来の環境 ………………… 118
かかりつけ医 ……………… 11, 29, 32, 181
かかりつけ薬局 …………… 68
隔離室 ……………………… 77
家族アセスメント ………… 224
家族関係 …………………… 112
家族の心理 ………………… 47, 55
学校医 ……………………… 37
学校保健安全法 …………… 36
家庭環境 …………………… 106
環境整備 …………………… 80

関係者会議	247	下痢	163
看護外来	20, 36, 221	健康教育	20, 126
看護基礎教育	117	健康診査	31
看護記録	92, 102	検査	133
看護計画	215	権利擁護	22
看護相談	152	誤飲	176
管針法	203	公衆衛生	121
感染症対策	241	合同カンファレンス	227
感染性疾患	74	コーディネーター	217
感染対策	80, 87, 141	コードブルー	82
カンファレンス	216, 222	コーピング	53
管理体制	81	個人情報保護法	94
気管切開術	232	コッホ現象	203
機能分化	3	子どもの権利	45
虐待	139, 166	子どもの権利条約	22
虐待防止	83	子どもの主体性	22
キャリア開発	121	子どもの心理	42
キャリーオーバー	7, 26, 61, 78, 225	子どもの発達	112
救急処置	143	子ども広場	78
救急処置物品	147	個別健診	180
救急薬品	147	個別接種	193
きょうだい	111	コミュニケーション技術	124, 155
協働	236		
苦情対応	86	**さ**	
クリティカルパス	228	最善の利益	42, 51
クリニカルパス	101	在宅移行期	223
クローズドクエスチョン	153	在宅医療	231, 245
ケア能力	118	在宅ケア	215
ケアプラン	21	在宅支援	113
ケアマネジャー	247	在宅生活支援	35
継続看護	7, 215	在宅療養	7
継続教育	121	在宅療養指導管理料	231, 232
ケースマネジメント	21	在宅療養指導料	231, 232

催眠薬	137	小児専門病院	5, 250
サポートシステム	154	小児総合医療施設	5, 26
3歳児健康診査	182	小児慢性特定疾患治療研究事業	225
三種混合ワクチン	194	処置	133
事故	77, 176	処置室	75
自己肯定感	125, 133	診察室	74
自己効力感	125, 133	新生児集中ケア認定看護師	66
施設・設備	72	診療介助	128
施設基準	80	診療記録	95
市町村保健センター	236, 238	診療所	2
シックデイルール	225	診療情報	92, 93, 116
実習指導	119	健やか親子21	18
実習方法	118	ストレス	53
実習目標	118	スモールパーツテスター	81
実践の評価	104	成育医療	7
児童虐待	249	生活の再構築	220
児童虐待防止法	249	成長・発達のスクリーニング	156
児童相談所	249	セルフケア	220
児童の権利に関する条約	22, 42, 58	セルフケア行動	124
就学	60	セルフケア能力	126
集団健診	180	先天性疾患のスクリーニング	180
集団接種	193	早期発見	182
主体性	133	総合病院	250
出産前保健指導	165	相談業務	152
受容のプロセス	219	ソーシャルサポート	175
受療率	12		
障害者自立支援法	222	**た**	
小児アセスメント・トライアングル	141	退院計画	221
小児医療保険制度	66	退院前カンファレンス	217
小児看護領域の看護業務基準	42, 104	脱水	160
小児救急電話相談事業	33	地域医療支援病院	8, 27
小児救急認定看護師	66	地域医療連携	13
小児専門看護師	66	地域支援病院	13

チーム	223	評価	21
チーム医療	22, 236	標準診療ガイドライン	101
鎮静薬	137	標準予防策	87
定期接種	195	病診連携	3, 13
ディジーズマネジメント	21	不活化ワクチン	208
電子カルテ	98	復学	60
伝染性疾患	141	福祉サービス	38
転倒・転落	176	副反応	31, 202
電話相談	33, 154, 157, 174, 182, 239, 252	服薬	187
特定機能病院	8	服薬指導	68, 187
特別支援学校	247	プライバシー	51
トリアージ	33, 65, 82, 139	プライマリ・ケア	4, 30, 67, 244

な

		プレパレーション	138, 144, 219, 228
生ワクチン	208	ペリネイタルビジット	165
日常生活	110	ヘルスアセスメント	118
日常的疾患	11, 25, 28	ヘルスプロモーション	18, 121
日本脳炎ワクチン	205	保育	106
乳幼児健康診査	180	保育士	64, 106
乳幼児健診	156, 181	保育所看護師	244
二類疾病	32	訪問看護	35
任意接種	195	訪問看護師	35
熱傷	176	訪問看護ステーション	216, 236, 245
熱性けいれん	158	保健教育	20
		保健師助産師看護師法	16

は

		保健指導	182
		保健婦助産婦看護婦養成所指定規則	117
発熱	156	母子健康手帳	172
パニック障害	166	母乳育児	168
ピアサポート活動	27	母乳性黄疸	169
日帰り手術	34, 229	ポリオ	194
日帰り入院	230		
病院	2		
病院のこども憲章	58		

ま

麻疹風疹混合ワクチン	194

待ち時間 ……………………… 78, 110
慢性疾患 ……………………… 53, 242
水ぼうそう ……………………… 206
三日はしか ……………………… 205
モニタリング ……………………… 21
問題志向型システムPOS ……… 96

や

養育過誤 ……………………… 249
養護教諭 ……………… 36, 243, 244
予防接種 …… 31, 156, 164, 172, 182, 193, 241
予防接種ガイド ……………… 213
予防接種スケジュール ……… 213
予防接種法 ……………… 32, 193

ら

ライフサイクル ………………… 38
リスクマネジメント ……… 116, 228
リハビリテーションゴール …… 222
療育センター ………………… 239
療養環境 ………………… 6, 223
療養指導記録 ………………… 235
倫理 …………………………… 51
倫理的配慮 …………………… 51

わ

ワクチン ……………………… 193

● 欧 文 ●

B
BCG …………………………… 194
BCGワクチン ………………… 203

D
DPTワクチン ………………… 195

H
Hibワクチン ………………… 207

M
MMRワクチン ………………… 206
MRワクチン ………………… 203
MYカルテ …………………… 101

S
SOAP ………………………… 96
standard precautions ………… 87

| JCOPY | 〈(社)出版者著作権管理機構 委託出版物〉 |

　本書の無断複写は著作権法上での例外を除き禁じられています。
複写される場合は，そのつど事前に，下記の許諾を得てください。
(社)出版者著作権管理機構
TEL. 03-3513-6969　FAX. 03-3513-6979　e-mail：info@jcopy.or.jp

子どもの外来看護
病院・診療所における外来看護の役割をめぐって

定価(本体価格 3,000 円＋税)

2009 年 8 月 25 日　第 1 版第 1 刷発行
2011 年 6 月 1 日　第 1 版第 2 刷発行

監　修　　及川　郁子
発行者　　岩井　壽夫
発行所　　株式会社　へるす出版
　　　　　〒164-0001　東京都中野区中野 2-2-3
　　　　　電話　(03)3384-8035(販売)　(03)3384-8155(編集)
　　　　　振替　00180-7-175971
　　　　　http://www.herusu-shuppan.co.jp
印刷所　　三報社印刷株式会社

©2009, Ikuko OIKAWA, Printed in Japan　　　　　〈検印省略〉
落丁本，乱丁本はお取り替えいたします
ISBN 978-4-89269-689-3